U0236743

中华医学百科全书

临床医学

生殖医学

国家出版基金项目
NATIONAL PUBLICATION FOUNDATION

中国协和医科大学出版社
北　京

图书在版编目（CIP）数据

中华医学百科全书·生殖医学 / 郁琦主编 . —北京：中国协和医科大学出版社，2023.11
ISBN 978-7-5679-2296-9

Ⅰ . ①生… Ⅱ . ①郁… Ⅲ . ①生殖医学 Ⅳ . ① R339.2

中国国家版本馆 CIP 数据核字（2023）第 198823 号

中华医学百科全书·生殖医学

主　　编：郁　琦

编　　审：吴翠姣

责任编辑：郭　琼

出版发行：**中国协和医科大学出版社**
（北京市东城区东单三条 9 号　邮编 100730　电话 010-6526 0431）

网　　址：www.pumcp.com

经　　销：新华书店总店北京发行所

印　　刷：北京广达印刷有限公司

开　　本：889mm×1230mm　1/16

印　　张：13.5

字　　数：390 千字

版　　次：2023 年 11 月第 1 版

印　　次：2023 年 11 月第 1 次印刷

定　　价：248.00 元

ISBN 978-7-5679-2296-9

《中华医学百科全书》编纂委员会

总顾问　吴阶平　韩启德　桑国卫

总指导　陈　竺

总主编　刘德培　王　辰

副总主编　曹雪涛　李立明　曾益新　吴沛新　姚建红

编纂委员（以姓氏笔画为序）

刘永锋	刘吉开	刘芝华	刘伏友	刘华平	刘华生	刘志刚
刘克良	刘迎龙	刘建勋	刘胡波	刘树民	刘昭纯	刘俊涛
刘洪涛	刘桂荣	刘献祥	刘嘉瀛	刘德培	闫永平	米 玛
米光明	安 锐	祁建城	许 媛	许腊英	那彦群	阮长耿
阮时宝	孙 宁	孙 光	孙 皎	孙 锟	孙少宣	孙长颢
孙立忠	孙则禹	孙秀梅	孙建中	孙建方	孙建宁	孙贵范
孙洪强	孙晓波	孙海晨	孙景工	孙颖浩	孙慕义	纪志刚
严世芸	严姝霞	苏 川	苏 旭	苏荣扎布	杜元灏	杜文东
杜治政	杜惠兰	李 飞	李 方	李 龙	李 东	李 宁
李 刚	李 丽	李 彤	李 波	李 剑	李 勇	李 桦
李 鲁	李 磊	李 燕	李 冀	李大魁	李云庆	李太生
李日庆	李玉珍	李世荣	李立明	李汉忠	李永哲	李志平
李连达	李灿东	李君文	李劲松	李其忠	李若瑜	李泽坚
李宝馨	李建兴	李建初	李建勇	李映兰	李思进	李莹辉
李晓明	李凌江	李继承	李董男	李森恺	李曙光	杨 凯
杨 恬	杨 勇	杨 健	杨 硕	杨化新	杨文英	杨世民
杨世林	杨伟文	杨克敌	杨甫德	杨国山	杨宝峰	杨炳友
杨晓明	杨跃进	杨腊虎	杨瑞馥	杨慧霞	励建安	连建伟
肖 波	肖 南	肖永庆	肖培根	肖鲁伟	吴 东	吴 江
吴 明	吴 信	吴令英	吴立玲	吴欣娟	吴勉华	吴爱勤
吴群红	吴德沛	邱建华	邱贵兴	邱海波	邱蔚六	何 维
何 勤	何方方	何志嵩	何绍衡	何春涤	何裕民	余争平
余新忠	狄 文	冷希圣	汪 海	汪 静	汪受传	沈 岩
沈 岳	沈 敏	沈 铿	沈卫峰	沈心亮	沈华浩	沈俊良
宋国维	宋经元	张 泓	张 学	张 亮	张 强	张 霆
张 澍	张大庆	张为远	张玉石	张世民	张永学	张先庚
张华敏	张宇鹏	张志愿	张丽霞	张伯礼	张宏誉	张劲松
张奉春	张宝仁	张建中	张建宁	张承芬	张琴明	张富强
张新庆	张潍平	张德芹	张燕生	陆 华	陆 林	陆 翔
陆小左	陆付耳	陆伟跃	陆静波	阿不都热依木·卡地尔		陈 文
陈 杰	陈 实	陈 洪	陈 琪	陈 楠	陈 薇	陈 曦
陈士林	陈大为	陈文祥	陈玉文	陈代杰	陈尧忠	陈红风
陈志南	陈志强	陈规化	陈虎彪	陈国良	陈佩仪	陈家旭
陈智轩	陈锦秀	陈誉华	邵 蓉	邵荣光	邵瑞琪	武志昂
其仁旺其格	范 明	范炳华	茅宁莹	林三仁	林久祥	林子强

林天歆	林江涛	林曙光	杭太俊	郁琦	欧阳靖宇	尚红
果德安	明根巴雅尔	易定华	易著文	罗力	罗毅	罗小平
罗长坤	罗颂平	帕尔哈提·克力木		帕塔尔·买合木提·吐尔根		
图门巴雅尔	岳伟华	岳建民	金玉	金奇	金少鸿	金伯泉
金季玲	金征宇	金银龙	金惠铭	周兵	周永学	周光炎
周利群	周灿权	周良辅	周纯武	周学东	周宗灿	周定标
周宜开	周建平	周建新	周春燕	周荣斌	周辉霞	周福成
郑珊	郑一宁	郑志忠	郑金福	郑法雷	郑建全	郑洪新
郑家伟	郎景和	房敏	孟群	孟庆跃	孟静岩	赵平
赵艳	赵群	赵子琴	赵中振	赵文海	赵玉沛	赵正言
赵永强	赵志河	赵彤言	赵明杰	赵明辉	赵耐青	赵临襄
赵继宗	赵铱民	赵靖平	郝模	郝小江	郝传明	郝晓柯
胡志	胡明	胡慧	胡大一	胡文东	胡向军	胡国华
胡昌勤	胡盛寿	胡德瑜	柯杨	查干	柏亚妹	柏树令
钟翠平	钟赣生	香多·李先加		段涛	段金廒	段俊国
侯一平	侯金林	侯春林	俞光岩	俞梦孙	俞景茂	饶克勤
施慎逊	姜小鹰	姜玉新	姜廷良	姜国华	姜柏生	姜德友
洪两	洪震	洪秀华	洪建国	祝庆余	祝㻋晨	姚霞
姚永杰	姚克纯	姚祝军	秦川	秦卫军	袁文俊	袁永贵
都晓伟	晋红中	栗占国	贾波	贾建平	贾继东	夏术阶
夏照帆	夏慧敏	柴光军	柴家科	钱传云	钱忠直	钱家鸣
钱焕文	倪健	倪鑫	徐军	徐晨	徐云根	徐永健
徐志云	徐志凯	徐克前	徐金华	徐建国	徐勇勇	徐桂华
凌文华	高妍	高晞	高志贤	高志强	高金明	高学敏
高树中	高健生	高思华	高润霖	郭岩	郭小朝	郭长江
郭巧生	郭庆梅	郭宝林	郭海英	唐强	唐向东	唐朝枢
唐德才	诸欣平	谈勇	谈献和	陶永华	陶芳标	陶·苏和
陶建生	陶晓华	黄钢	黄峻	黄烽	黄人健	黄叶莉
黄宇光	黄国宁	黄国英	黄跃生	黄璐琦	萧树东	梅亮
梅长林	曹佳	曹广文	曹务春	曹建平	曹洪欣	曹济民
曹雪涛	曹德英	龚千锋	龚守良	龚非力	袭著革	常耀明
崔蒙	崔丽英	庚石山	康健	康廷国	康宏向	章友康
章锦才	章静波	梁萍	梁显泉	梁铭会	梁繁荣	谌贻璞
屠鹏飞	隆云	绳宇	巢永烈	彭成	彭勇	彭明婷
彭晓忠	彭瑞云	彭毅志	斯拉甫·艾白		葛坚	葛立宏

董方田	蒋力生	蒋建东	蒋建利	蒋澄宇	韩晶岩	韩德民
惠延年	粟晓黎	程天民	程仕萍	程训佳	焦德友	储全根
舒 强	童培建	曾 苏	曾 渝	曾小峰	曾正陪	曾国华
曾学思	曾益新	谢 宁	谢立信	蒲传强	赖西南	赖新生
詹启敏	詹思延	鲍春德	窦科峰	窦德强	褚淑贞	赫 捷
蔡 威	裴国献	裴晓方	裴晓华	廖品正	谭仁祥	谭先杰
翟所迪	熊大经	熊鸿燕	樊 旭	樊飞跃	樊巧玲	樊代明
樊立华	樊明文	樊瑜波	黎源倩	颜 虹	潘国宗	潘柏申
潘桂娟	潘超美	薛社普	薛博瑜	魏光辉	魏丽惠	藤光生

B·吉格木德

《中华医学百科全书》学术委员会

顾景范　徐文严　翁心植　栾文明　郭　定　郭子光　郭天文
郭宗儒　唐由之　唐福林　涂永强　黄秉仁　黄洁夫　黄璐琦
曹仁发　曹采方　曹谊林　龚幼龙　龚锦涵　盛志勇　康广盛
章魁华　梁文权　梁德荣　彭小忠　彭名炜　董　怡　程天民
程元荣　程书钧　程伯基　傅民魁　曾长青　曾宪英　温　海
强伯勤　裘雪友　甄永苏　褚新奇　蔡年生　廖万清　樊明文
黎介寿　薛　淼　戴行锷　戴宝珍　戴尅戎

《中华医学百科全书》工作委员会

主任委员　姚建红

副主任委员　李　青

执行主任委员　张　凌

顾问　罗　鸿

编审（以姓氏笔画为序）

司伊康	吴翠姣	张　宇	张　凌	张之生	张立峰	张晓雪
陈　懿	陈永生	呼素华	郭亦超	傅祚华	谢　阳	

编辑（以姓氏笔画为序）

王　霞	尹丽品	孙文欣	李元君	刘　婷	沈冰冰	陈　佩
胡安霞	郭　琼					

工作委员

张晓雪	左　谦	吴　江	刘　华	卢运霞	栾　韬	丁春红
孙雪娇	张　飞					

办公室主任　吴翠姣

办公室副主任　孙文欣　王　霞

临床医学

杨冬梓　　中山大学孙逸仙纪念医院

吴　洁　　江苏省人民医院

何方方　　中国医学科学院北京协和医院

沈　浣　　北京大学人民医院

张　波　　广西壮族自治区妇幼保健院

张云山　　天津市中心妇产科医院

张学红　　兰州大学附属第一医院

陈　飞　　中国医学科学院北京协和医院

陈　蓉　　中国医学科学院北京协和医院

邵小光　　大连大学附属中山医院

郁　琦　　中国医学科学院北京协和医院

周灿权　　中山大学附属第一医院

赵晓苗　　广东省人民医院

郝艳芳　　中国医学科学院北京协和医院

郭艺红　　郑州大学第一附属医院

黄元华　　海南医学院第一附属医院

黄国宁　　重庆市妇幼保健院

梁晓燕　　中山大学附属第六医院

靳　镭　　华中科技大学同济医学院附属同济医院

前　言

《中华医学百科全书》终于和读者朋友们见面了！

古往今来，凡政通人和、国泰民安之时代，国之重器皆为科技、文化领域的鸿篇巨制。唐代《艺文类聚》、宋代《太平御览》、明代《永乐大典》、清代《古今图书集成》等，无不彰显盛世之辉煌。新中国成立后，国家先后组织编纂了《中国大百科全书》第一版、第二版，成为我国科学文化事业繁荣发达的重要标志。医学的发展，从大医学、大卫生、大健康角度，集自然科学、人文社会科学和艺术之大成，是人类社会文明与进步的集中体现。随着经济社会快速发展，医药卫生领域科技日新月异，知识大幅更新。广大读者对医药卫生领域的知识文化需求日益增长，因此，编纂一部医药卫生领域的专业性百科全书，进一步规范医学基本概念，整理医学核心体系，传播精准医学知识，促进医学发展和人类健康的任务迫在眉睫。在党中央、国务院的亲切关怀以及国家各有关部门的大力支持下，《中华医学百科全书》应运而生。

作为当代中华民族"盛世修典"的重要工程之一，《中华医学百科全书》肩负着全面总结国内外医药卫生领域经典理论、先进知识，回顾展现我国卫生事业取得的辉煌成就，弘扬中华文明传统医药璀璨历史文化的使命。《中华医学百科全书》将成为我国科技文化发展水平的重要标志、医药卫生领域知识技术的最高"检阅"、服务千家万户的国家健康数据库和医药卫生各学科领域走向整合的平台。

肩此重任，《中华医学百科全书》的编纂力求做到两个符合。一是符合社会发展趋势：全面贯彻以人为本的科学发展观指导思想，通过普及医学知识，增强人民群众健康意识，提高人民群众健康水平，促进社会主义和谐社会构建。二是符合医学发展趋势：遵循先进的国际医学理念，以"战略前移、重心下移、模式转变、系统整合"的人口与健康科技发展战略为指导。同时，《中华医学百科全书》的编纂力求做到两个体现：一是体现科学思维模式的深刻变革，即学科交叉渗透/知识系统整合；二是体现继承发展与时俱进的精神，准确把握学科现有基础理论、基本知识、基本技能以及经典理论知识与科学思维精髓，深刻领悟学科当前面临的交叉渗透与整合转化，敏锐洞察学科未来的发展趋势与突破方向。

作为未来权威著作的"基准点"和"金标准"，《中华医学百科全书》编纂过程中，制定了严格的主编、编者遴选原则，聘请了一批在学界有相当威望、具有较高学术造诣和较强组织协调能力的专家教授（包括多位两院院士）担任大类主编和学科卷主编，确保全书的科学性与权威性。另外，还借鉴了已有百科全书的编写经验。鉴于《中华医学百科全书》的编纂过程本身带有科学研究性质，还聘请了若干科研院所的科研管理专家作为特约编审，站在科研管理的高度为全书的顺利编纂保驾护航。除了编者、编审队伍外，还制订了详尽的质量保证计划。编纂委员会和工作委员会秉持质量源于设计的理念，共同制订了一系列配套的质量控制规范性文件，建立了一套切实可行、行之有效、效率最优的编纂质量管理方案和各种情况下的处理原则及预案。

《中华医学百科全书》的编纂实行主编负责制，在统一思想下进行系统规划，保证良好的全程质量策划、质量控制、质量保证。在编写过程中，统筹协调学科内各编委、卷内条目以及学科间编委、卷间条目，努力做到科学布局、合理分工、层次分明、逻辑严谨、详略有方。在内容编排上，务求做到"全准精新"。形式"全"：学科"全"，册内条目"全"，全面展现学科面貌；内涵"全"：知识结构"全"，多方位进行条目阐释；联系整合"全"：多角度编制知识网。数据"准"：基于权威文献，引用准确数据，表述权威观点；把握"准"：审慎洞察知识内涵，准确把握取舍详略。内容"精"："一语天然万古新，豪华落尽见真淳。"内容丰富而精练，文字简洁而规范；逻辑"精"："片言可以明百意，坐驰可以役万里。"严密说理，科学分析。知识"新"：以最新的知识积累体现时代气息；见解"新"：体现出学术水平，具有科学性、启发性和先进性。

《中华医学百科全书》之"中华"二字，意在中华之文明、中华之血脉、中华之视角，而不仅限于中华之地域。在文明交织的国际化浪潮下，中华医学汲取人类文明成果，正不断开拓视野，敞开胸怀，海纳百川般融入，润物无声状拓展。《中华医学百科全书》秉承了这样的胸襟怀抱，广泛吸收国内外华裔专家加入，力求以中华文明为纽带，牵系起所有华人专家的力量，展现出现今时代下中华医学文明之全貌。《中华医学百科全书》作为由中国政府主导，参与编纂学者多、分卷学科设置全、未来受益人口广的国家重点出版工程，得到了联合国教科文等组织的高度关注，对于中华医学的全球共享和人类的健康保健，都具有深远意义。

《中华医学百科全书》分基础医学、临床医学、中医药学、公共卫生学、军事与特种医学和药学六大类，共计144卷。由中国医学科学院/北京协和医学院牵头，联合军事医学科学院、中国中医科学院和中国疾病预防控制中心，带动全国知名院校、科研单位和医院，有多位院士和海内外数千位优秀专家参加。国内知名的医学和百科编审汇集中国协和医科大学出版社，并培养了一批热爱百科事业的中青年编辑。

回览编纂历程，犹然历历在目。几年来，《中华医学百科全书》编纂团队呕心沥血，孜孜矻矻。组织协调坚定有力，条目撰写字斟句酌，学术审查一丝不苟，手书长卷撼人心魂……在此，谨向全国医学各学科、各领域、各部门的专家、学者的积极参与以及国家各有关部门、医药卫生领域相关单位的大力支持致以崇高的敬意和衷心的感谢！

《中华医学百科全书》的编纂是一项泽被后世的创举，其牵涉医学科学众多学科及学科间交叉，有着一定的复杂性；需要体现在当前医学整合转型的新形式，有着相当的创新性；作为一项国家出版工程，有着毋庸置疑的严肃性。《中华医学百科全书》开创性和挑战性都非常强。由于编纂工作浩繁，难免存在差错与疏漏，敬请广大读者给予批评指正，以便在今后的编纂工作中不断改进和完善。

刘德培

凡　例

一、《中华医学百科全书》（以下简称《全书》）按基础医学类、临床医学类、中医药学类、公共卫生类、军事与特种医学类、药学类的不同学科分卷出版。一学科辑成一卷或数卷。

二、《全书》基本结构单元为条目，主要供读者查检，亦可系统阅读。条目标题有些是一个词，例如"精子"；有些是词组，例如"精子发生"。

三、由于学科内容有交叉，会在不同卷设有少量同名条目。例如《生殖医学》《妇产科学》都设有"子宫内膜增生"条目。其释文会根据不同学科的视角不同各有侧重。

四、条目标题上方加注汉语拼音，条目标题后附相应的外文。例如：

shēngzhí yīxué
生殖医学（reproductive medicine）

五、本卷条目按学科知识体系顺序排列。为便于读者了解学科概貌，卷首条目分类目录中条目标题按阶梯式排列，例如：

六、各学科都有一篇介绍本学科的概观性条目，一般作为本学科卷的首条。介绍学科大类的概观性条目，列在本大类中基础性学科卷的学科概观性条目之前。

七、条目之中设立参见系统，体现相关条目内容的联系。一个条目的内容涉及其他条目，需要其他条目的释文作为补充的，设为"参见"。所参见的本卷条目的标题在本条目释文中出现的，用蓝色楷体字印刷；所参见的本卷条目的标题未在本条目释文中出现的，在括号内用蓝色楷体字印刷该标题，另加"见"字；参见其他卷条目的，注明参见条所属学科卷名，如"参见□□□卷"或"参见□□□卷□□□□"。

八、《全书》医学名词以全国科学技术名词审定委员会审定公布的为标准。同一概念或疾病在不同学科有不同命名的，以主科所定名词为准。字数较多，释文中拟用简称的名词，每个条目中第一次出现时使用全称，并括注简称，例如：甲型病毒性肝炎（简称甲肝）。个别众所周知的名词直接使用简称、缩写，例如：B 超。药物名称参照《中华人民共和国药典》2020 年版和《国家基本药物目录》2018 年版。

九、《全书》量和单位的使用以国家标准 GB 3100—1993《国际单位制及其应用》、GB/T 3101—1993《有关量、单位和符号的一般原则》及 GB/T 3102 系列国家标准为准。援引古籍或外文时维持原有单位不变。必要时括注与法定计量单位的换算。

十、《全书》数字用法以国家标准 GB/T 15835—2011《出版物上数字用法》为准。

十一、正文之后设有内容索引和条目标题索引。内容索引供读者按照汉语拼音字母顺序查检条目和条目之中隐含的知识主题。条目标题索引分为条目标题汉字笔画索引和条目外文标题索引，条目标题汉字笔画索引供读者按照汉字笔画顺序查检条目，条目外文标题索引供读者按照外文字母顺序查检条目。

十二、部分学科卷根据需要设有附录，列载本学科有关的重要文献资料。

目　录

shēngzhí yīxué

生殖医学（reproductive medicine）

研究两性的生殖过程及相关疾病，以期揭示生殖奥秘、解决人类生育问题的学科。以男女生殖功能调节、人类生殖健康相关基础和临床问题、不孕不育症和辅助生殖技术等为主要研究内容，综合了解剖学、生理学、病理学、妇产科学、泌尿外科学等众多学科知识；涵盖的内容非常广泛，包括生殖生物学、生殖病理学、生殖免疫学、生殖药理学、生殖毒理学和生殖流行病学等所有与人类生育有关的学科，其目的是保障人类的正常繁衍，让每一个人依据自身愿望和社会需求，完成生育计划。

简史　人类早期历史上就认识到生殖现象。公元前，古希腊学者亚里士多德（Aristotle，公元前384~前322）提出胚胎是由简单的结构逐渐形成复杂的人体。1677年，荷兰人安东尼·菲利普斯·范·列文虎克（Antonie Philips van Leeuwenhoek，1632~1723年）第1次从精液中发现精子的存在。后来又发现了卵母细胞。直到19世纪人们才发现受精的本质是雌雄配子的结合。20世纪初发现了性染色体，1921年发现了男性和女性的染色体核型。第二次世界大战后，各国都出现了人口的快速增长，意识到人口的增长应是有计划的增长，计划生育逐渐深入人心。20世纪中后期，西方国家的一些非政府妇女组织提出，应对女性进行生育调节和为女性提供优质服务，呼吁关注女性的健康问题，尤其是与生殖相关的健康问题，提高女性地位、维护女性权益。同时，不孕症和反复妊娠丢失等影响生殖的状态逐渐增加，需生殖医学的介入，有些还需借助辅助生殖技术，解决不能自行完成生育计划的人群所需。

1978年人类第1例借助辅助生殖技术（体外受精-胚胎移植）婴儿的诞生，为生殖医学的进步开创了新的领域。随着技术的发展，在全球范围内，1990年后生殖医学迅速发展，是20世纪最有发展前景的学科之一。中国也迎来了生殖医学发展的重大契机，在国家的统一规划管理下，各地建立了大量的生殖医学中心。但应认识到，辅助生殖技术不是生殖医学的全部，只是解决生育问题的一种手段，由于其复杂性和相对高昂的费用，是其他方法不能解决生育问题前提下的终极解决之道。

研究范围与方法　生殖医学是研究两性生殖的学科。主要包括生殖医学基础和临床研究、流行病学研究、社会科学研究。①基础医学研究：有很多重大的理论突破，包括下丘脑-垂体-性腺轴的发现，促进新型促排卵药物和新机制口服避孕药的产生。②临床研究：精子体外获能的研究保证了精卵体外结合和体外受精技术的发展，是促进体外受精-胚胎移植技术有效安全的卵巢刺激方法，是胚胎评估更加准确的方法，特别是植入前遗传学检测（preimplantation genetic testing，PGT）的进展。③流行病学研究：确定了人类生殖系统和相关疾病的病因、发生率和危险因素，可更好地提出生殖相关问题的预防干预和保健策略，其中比较重要的研究包括对不孕症的发病状况和病因学的研究。

与邻近学科的关系　生殖医学包括男性生殖和女性生殖，同时也与生殖内分泌学、生殖流行病学、生殖生理学和生殖毒理学密切相关；从工作特点来说，又可分成临床生殖医学及辅助生殖配子和胚胎实验室两部分。在卵母细胞的生成和成熟，以及辅助生殖技术的控制下超促排卵过程中，一定伴随着性激素的分泌变化，同时这些性激素又反过来影响卵母细胞的发育，二者既互相依赖又相互促进，进行着微妙地调控；正常的生殖生理包括两性生殖细胞配子的生成、配子结合成为合子、胚胎早期发育和运输、胚胎植入这一系列过程，任何环节出现异常，都可能影响最终的生殖结局；在自然排卵和精子生成过程中，伴随着正常的性激素变化，而在某些疾病的状态下，排卵或精子生成障碍，可伴随或不伴随性激素的变化；某些食品、药品和环境因素也会影响上述整个过程中的1个或多个环节，从而导致生育障碍；为了解这些因素对生殖的不利影响的因果关系，了解整体不孕症和其他生育障碍问题的发生情况，同时指导生殖医学的发展方向，又需要生殖流行病学的研究。总之，这些学科相互关联，又相互制约，构成了生殖医学，而生殖医学又是整体生殖健康的一个重要组成部分。

此外，传统的医学教育体系中并没有系统的生殖医学教育，需生殖医学工作者关注其重要性。生殖医学要解决的问题不单是医学特别是妇产科学的问题，同时也涵盖了经济、社会、教育甚至国家前途。因此，应该在各级基础教育中引入生殖医学教育，在全民普及学科知识，从青少年开始，做到懂得生殖医学，了解生殖过程，为成年后的正确性知识和正确生殖选择打下良好的基础。

应用 生殖医学是为了研究两性的生殖过程及相关疾病，以期揭示生殖奥秘、解决人类生育问题的学科。以男女生殖内分泌功能调节、人类生殖健康相关基础和临床问题、不孕不育症和辅助生殖技术等为主要研究内容，针对的疾病主要是各种类型的男女两性生殖障碍性疾病。30 多年生殖医学的发展是转化医学的最佳诠释，生殖医学的临床医学实践发现了很多需要解决的问题，基础研究找到了解决的方法，理论研究和临床应用中又出现了众多新发现和新认识，这些研究也为临床应用提供了更加可靠的理论依据。各种促排卵药物解决了大量排卵障碍患者的不孕症问题，一些与生殖相关的实验室技术也迅速发展，出现了体外受精、卵胞质内单精子注射、PGT、克隆技术和胚胎干细胞技术等，这些技术与理论的出现促进了生殖医学的发展。

有待解决的课题 ①要向高科技探索：需通过深入基础和临床研究，确定解决生育问题的有效方法；开发更为便捷的 PGT 技术方法，降低出生缺陷，提高人的健康水平；探索新的辅助生殖手段和新型生殖医药器械。②促进适应现有社会需求状态的不孕症和辅助生殖政策和策略的制定，包括不孕症的诊断标准、辅助生殖技术的适应证，以及各种需求的生育力保存和保护的规范等。为了完成这些工作，需要与多学科进行密切的关联，包括与社会科学、法律、伦理、流行病学研究和生物医学的基础和临床研究的合作和交流，才能集多学科的力量，促进生殖医学的进步。

(郁 琦)

shēngzhí jiànkāng

生殖健康（reproductive health）

生殖系统及生殖功能和生殖过程所涉及的生理、精神、社会和环境等方面的健康状态，不只是没有疾病或功能失调，涵盖了人的整个生命阶段，并不是简单地涉及繁育后代，是对人类整个生殖活动进行研究的一个学科。享有生殖健康指涉及生殖系统和生殖功能的方方面面都有良好的精神状态和社会适应性。

生殖健康是人类健康的核心，生殖健康具有一些明显的特点：①终身性。涉及人的一生，不同年龄段的人群有不同的特点和需求。②社会性。涉及两性及子代，与社会发展和人类社会未来息息相关。③隐蔽性。性及生育是人的基本权利，又是人的隐私，与伦理、道德、法律、文化、宗教均有关系。

简史 近百年前，受过良好教育的女性逐渐认识到，应该让女性从无计划的生育中解放出来，采用生育控制或避孕手段，有利于女性承担社会角色，也有利于女性对家庭角色和社会角色进行规划。第二次世界大战后，各个国家都出现了人口的快速增长，中国 1970 年出现了人口生育高峰，大量同期出生的婴儿影响整个国家和社会的发展，带来好处的同时也带来一些弊端。世界各国都意识到人口的增长应是有计划的增长，计划生育这个概念逐渐深入人心。20 世纪中后期西方国家一些非政府的妇女组织开始提出，应对女性进行生育调节和为女性提供优质服务，呼吁关注女性的健康问题，尤其是与生殖相关的健康问题，提高女性地位、维护女性权益。

20 世纪后期性传播疾病的流

行及 80 年代获得性免疫缺陷综合征的出现，给生殖健康提出了更加重大的课题。一方面由于社会的进步，青少年的性成熟年龄逐渐提前；另一方面信息传播途径的多样化，互联网自媒体等手段的普及，青少年获得不正确性活动信息的途径更加广泛，性道德观念多元化，婚前性行为导致性传播疾病，婚前妊娠和计划外终止妊娠明显增多。青少年掌握生殖健康的知识和手段不尽完善，因此生殖健康的问题更加突出。

1988 年，世界卫生组织（World Health Organization，WHO）人类生殖研究发展培训特别项目主任巴泽拉图（J. Berzelatto）最先指出了"生殖健康"的概念，提出了相关政策和项目，涉及计划生育、孕产妇保健、婴幼儿保健和控制性传播疾病 4 个方面，是生殖健康的重要组成部分，缺一不可。1990 年，第七届世界人类生殖会议以公开发表形式提出的生殖健康包括下列基本要素：①人类有能力并能调节生育女性的安全妊娠并分娩。②妊娠得到母婴存活和健康的结局。③夫妻有和谐的性生活而不必担心非意愿妊娠和染上疾病。这些定义为生殖健康奠定了基本的基础，其中包括生殖健康的重要指标和相应的医疗服务要求，明确地把性健康列为生殖健康的重要组成部分，其中特意指出非意愿妊娠的问题，这正是百年来女性非常关注的问题。

1994 年，国际人口与发展大会再次引用了 WHO 对健康的定义，正式把生殖健康的概念、策略和行动列入了行动纲领，生殖健康的含义包括以下 6 个方面：①能够获得满意、安全的性生活。②有生育能力。③能够自由且负责任地决定是否生育、何时生育、生育多少。④夫妻都有权利知道或获得所选定的安全有效、负担得起和可接受的控制生育的方法。⑤有权利获得适当的保健服务。⑥女性能够安全地妊娠，安全地生育健康婴儿。行动纲领明确指出，2015年后人人享有生殖健康保健的目标。生殖问题从单纯的医学领域特别是妇科领域扩展到整个国家的各个方面，生殖健康和社会发展、人类有序增长、男女的生活素质、生活质量及人类的共同进步等重要问题密切地联系在一起。

中华人民共和国成立以来，生殖健康状况有了很大程度的改善，代表生殖健康状况的孕产妇死亡率和新生儿死亡率都有明显下降。中国人口基数大，中华人民共和国成立后不久，就采取了一定程度的人口限制措施，人口出生率、自然增长率均低于世界平均水平。随着人口的老龄化和经济水平的提高，人们的生育意愿、对家庭规模的期望都发生了巨大变化，中国人口增长的措施、政策进行了几次调整。为达到促进生育的目的，也需在生殖健康方面提供积极的保障措施，2022年中国共产党第二十次全国代表大会报告中，将生育支持的政策明确列入党和国家的重要任务之一。

研究范围与方法 从广义来看，生殖医学是研究两性生殖健康的学科。生殖健康包括四大要素，即妇幼保健、新生儿保健、计划生育和防治性病。不孕症、妊娠并发症、分娩避孕的健康问题、性传播疾病、非意愿妊娠、青少年的不良性行为和过早性行为、生殖道感染、月经相关疾病和绝经相关疾病的管理等是生殖健康面临的重要挑战。

生殖健康的研究主要包括生殖医学基础和临床研究、流行病学研究、社会科学研究。①基础医学研究：有很多重大的理论突破，包括下丘脑-垂体-性腺轴的发现，促进口服避孕药的产生，促进体外受精-胚胎移植技术的有效安全的卵巢刺激方法，以及缓解更年期症状的非激素治疗措施。②临床研究：精子体外获能的研究保证了精卵体外结合和体外受精技术的发展；男女两性在不同年龄段和不同生育和健康需求下，生殖内分泌功能衰退后如何进行相关地再激活，或补充所缺乏的激素以维持健康。③流行病学研究：确定了人类生殖系统和相关疾病的病因、发生率和危险因素，可更好地提出生殖相关问题的预防干预和保健策略，能最大程度地提高人类生殖健康的水平，其中比较重要的研究包括对不孕症的发病状况的研究、安全生殖事件的长期后果的研究、青少年的生殖健康状况和性传播疾病的调查和研究、生殖道感染的发病状况的流行病学研究，以及男女性腺功能衰退造成的相关疾病发生时间及发生率的研究。④社会科学研究：生殖健康的社会科学研究和环境与社会经济的发展密不可分，各种性行为、生殖行为和生殖健康的情况，都有社会文化的根源，因此生殖健康的社会科学研究能改善和支持健康保健，强化计划生育教育及其他对生殖健康问题的干预，改善生殖健康的不良状况，利于制定生殖健康相关的政策法律及社会措施。生殖健康的基础与临床研究、流行病学研究和社会科学研究相辅相成，并不完全独立。社会科学的研究结果可能会产生对某一问题的深入理解，从而指导该领域的

理论和实践，大规模的临床研究能够直接应用于临床治疗。

生殖健康的定义还衍生出"生殖健康促进"的概念，指一切能够促使生活条件向有益于性健康、生育健康改变的教育和生态学知识的综合体系，包括社会环境和自然环境。其中的教育是生殖健康教育生态学，是生殖健康与环境的整合，研究的是影响生殖健康的经济社会环境和自然环境。生殖健康促进，需在制定人口和计划生育、妇幼保健教育等与生殖保健相关的公共策略时，注意有利于生殖健康的促进，还需协调政府、社会团体和个人的行为。创造有利于生殖健康促进活动的支持环境，利用社区平台建立开展生殖健康促进活动的框架，通过教育和信息交流、生活技能培训等方式，使个人生殖健康意识和生殖保健能力得到不断的提高。对生殖健康促进的认识，不应仅限于医疗保健机构和专业服务人员，还包括家庭、学校、单位、社区乃至政府和非政府组织。

与邻近学科的关系 生殖健康涵盖范围很广，生殖医学是其中一个组成部分。生殖医学是为了解生育障碍的原因，解决适时生育和不孕症及反复妊娠丢失等医学问题的学科；生殖健康除解决生育障碍的医疗措施，还包括广义的与生殖系统相关的所有健康问题，包括教育学、伦理与法律、社会学、计划生育、生殖医学和生殖系统功能衰退后与老年医学相关的各种健康问题。统合这些相关学科的研究，促进人类生殖健康的发展，是生殖健康学的主要工作。

应用 生殖健康涵盖一生，是最能体现"全生命周期健康维

护"的学科。包含：①新生儿免疫和健康保健；②围妊娠期和围生期健康保健；③儿童和青春期健康保健和生殖健康基础教育；④青春期生长发育和性发育管理；⑤女性青春期排卵障碍相关异常子宫出血和相关月经问题的管理；⑥青少年性健康教育，预防性传播疾病，减少不孕不育症的发生；⑦育龄期合理避孕及相关措施的宣教和推广；⑧育龄期女性月经相关疾病的宣教和针对性的治疗；⑨不孕不育症和反复流产相关疾病的诊断和治疗；⑩男女性腺功能衰退后相关症状的治疗及老年慢性代谢性疾病的预防和治疗。

有待解决的课题 生殖健康的进一步发展需要：①要向高科技探索。需通过深入理论研究，降低出生缺陷，提高人的健康水平。探索新的避孕途径、节育措施和辅助生殖技术，提高人口质量和全民的健康水平。生育监测生殖健康的关键技术、生殖医药器械和保健品开发及安全有效避孕节育措施，同时预防性传播疾病、高效而无创的出生缺陷筛查检测和诊断技术等都是生殖健康相关基础理论研究的重要题目。②生殖健康的研究模式应由单纯的生物医学模式向社会心理-生物医学模式转变，生殖健康不是简单的生物医学问题，需与多学科进行密切的关联，包括与社会科学研究、流行病学研究和生物医学的基础和临床研究的合作和交流，才能从根本上促进人类的身体健康，如流行病学的研究探索病因学的线索，发现线索后需进行基础医学相关学科的参与，同时促进临床医学的相关进步。中国的生殖健康需以人为本，面向最多数人群的生殖健康，促进人口的健康有序增长，保障妇女和

儿童的健康权利，减少青少年计划外妊娠和性传播疾病的发生。

（何方方）

shēngzhí shēnglǐxué

生殖生理学（reproductive physiology） 研究机体生殖功能活动规律的一门学科。重点研究两性生殖细胞形成到受精、胚胎植入到子宫内膜、最后妊娠获得胎儿，直到新生儿出生的完整过程。生物体生长发育到一定阶段后，能够产生与其相似的子代，个体这种功能称为生殖。人的寿命有限，必然要经过衰老和死亡，人通过产生后代的方式延续种族，是重要的生命活动。人类的生殖为有性生殖，通过两性生殖器官的活动来实现，生殖过程包括两性产生生殖细胞、通过交配行为使配子在生殖管道中运行、两性生殖细胞相遇、精卵结合，以及形成胚胎及胚胎植入、发育等重要环节。

简史 现代生殖生理学的出现超过 100 年。1923 年，华盛顿大学圣路易斯分校的埃德加·艾伦（Edgar Allen，1892~1943 年）和爱德华·阿德尔伯特·多伊西（Edward Adelbert Doisy，1893~1986 年）首次在实验小鼠卵巢中分离出雌激素。1934 年，哈佛大学的格利戈里·平卡斯（Gregory Pincus，1903~1967 年）和恩特斯·恩兹曼（Ernst Enzmann）从暗灰色母兔体内取出卵母细胞，体外进行受精，继而将受精卵移植到另一个品种新西兰红兔的输卵管内，成功孕育出 7 只有暗灰色毛发的幼兔，这些幼兔是世界上最早的"试管"动物。1960 年 5 月9 日，美国食品药品监督管理局（FDA）批准了西尔公司的异炔诺酮-美雌醇（Enovid，伊诺维德）作为短效避孕药正式上市。

1977 年冬，英国剑桥大学教授、生理学家罗伯特·杰弗里·爱德华兹（Robert Geoffrey Edwards，1925~2013 年）为患不孕症的布朗夫妻进行体外受精-胚胎移植，从输卵管异常的布朗夫人体内取出卵母细胞，与布朗先生的精子体外受精后，再将受精卵移植入布朗夫人的子宫而获得妊娠。1978 年 7 月 25 日，世界上第 1 个"试管婴儿"路易丝·布朗（Louise Brown）通过剖宫产降临，爱德华兹被誉为"试管婴儿之父"。体外受精-胚胎移植技术的成功，说明人们对生殖生理学的理解已经达到一定深度，能够掌握监测和促使卵母细胞成熟、精卵结合、胚胎植入等一系列生殖生理的关键环节。

研究范围 传统的概念往往将生殖生理学的内容限定于研究生殖系统各部分的主要功能及机体对这些功能的调节，其中涉及生殖内分泌问题，但生殖内分泌方面的研究尚不够深入，内容不多。以生殖过程中的内分泌活动为主要研究对象的科学常称为生殖内分泌学，其中涉及生殖器官的功能问题。

生殖生理学的研究内容包括：①精卵发生、成熟和排放的调控机制。②受精的分子机制是精子、卵母细胞相互识别与激活的分子基础，受精过程中的信号转导。③胚胎植入的细胞与分子基础。④植入相关基因的克隆及其功能研究。⑤"植入窗口"启闭的调控机制。⑥胚胎滋养层细胞侵入的分子机制。

男性生殖器官包括睾丸和附属器官、附睾及输送精子的管道和性交器官阴茎。睾丸是最重要的生殖器官，产生精子；也是内分泌器官，睾丸内的间质细胞分

泌雄激素，支持细胞分泌抑制素。

女性生殖器官包括子宫、输卵管、卵巢、阴道和外阴等，卵巢是核心的生殖、内分泌器官。卵巢功能的周期性变化产生月经周期，是生殖生理学重要的组成部分。围绕下丘脑、腺垂体的功能，卵巢排卵的周期性变化是生殖生理学重要的研究部分，这部分研究为改善女性由于月经异常带来的健康问题、促进避孕新方法的研究、治疗不孕和辅助生殖技术有重要意义。

与邻近学科的关系 生殖生理学的研究是计划生育科学技术发展的基础，从避孕药物的研制成功到现代辅助生殖技术的突破性进展，均依赖于生殖生理学的发展。生殖生理学的发展为拓展避孕节育方法、促进辅助生殖技术进展及促进人类生殖健康，提供了新思路和新途径。

（何方方）

cùxìngxiànjīsù shìfàng jīsù
促性腺激素释放激素（gonadotropin-releasing hormone，GnRH）
由下丘脑弓状核等部位肽能神经元分泌的调节腺垂体活动的肽类物质。通过垂体门脉系统输送到腺垂体后，调节垂体促性腺激素（gonadotropin，Gn）包括卵泡刺激素（follicle-stimulating hormone，FSH）和黄体生成素（luteinizing hormone，LH）的合成和分泌。

结构和合成 由 9 种不同氨基酸残基组成的十肽激素，主要由下丘脑内侧基底区的弓状核及下丘脑前部内侧视前区等区域的肽能神经元合成，在核内先合成 GnRH 的前身 pre-pro-GnRH，经转录加工后在胞质内切酶作用下裂解为 GnRH，储存于囊泡内，由轴突纤维（结节漏斗束）运送到正中隆起处。受到刺激后释放，通过垂体门脉系统输送到腺垂体或通过脑室膜细胞持续释放进入第三脑室脑脊液中，由正中隆起处的多突室管膜细胞转运经垂体门脉系统进入垂体，与垂体促性腺激素细胞表面的 GnRH 受体结合，促进 Gn 释放。

分泌特征 GnRH 为脉冲式释放，脉冲 60~120 分钟 1 次，频率与月经周期时相有关，正常月经周期的生理功能和病理变化均伴有相应的 GnRH 脉冲式分泌变化。GnRH 的脉冲式释放可调节 LH 与 FSH 比值，脉冲频率减慢时，血中 FSH 升高，LH 降低，LH 与 FSH 比值下降；脉冲频率增加时，LH 与 FSH 比值升高。小剂量脉冲式释放的 GnRH 可使垂体 GnRH 受体上调；大剂量或连续外源性 GnRH 给药可使垂体 GnRH 受体下调，FSH、LH 水平降低。下丘脑是下丘脑-垂体-卵巢轴的启动中心，GnRH 的分泌受垂体 Gn 和卵巢性激素的反馈调节（包括起促进作用的正反馈和起抑制作用的负反馈），通过多种神经递质（包括去甲肾上腺素、多巴胺、内啡肽、5-羟色胺和褪黑素等）共同调节 GnRH 的分泌。

促性腺激素释放激素类似物 GnRH 第 1~3 位的氨基酸与其生物学活性有关；第 5~6 位、第 6~7 位和第 9~10 位氨基酸链稳定性差，极易受肽链内切酶作用裂解。通过置换或去除某些氨基酸，得到化学结构相似、生物学功能或稳定性不同的化合物，称促性腺激素释放激素类似物，依据其对垂体 GnRH 受体的作用性质分为 GnRH 激动剂（GnRH agonist，GnRH-a）及 GnRH 拮抗剂（GnRH antagonist，GnRH-ant）。

GnRH-a 不同的氨基酸、酰胺取代天然 GnRH 十肽中第 6 位、第 10 位的氨基酸合成的药物，有长效和短效两种剂型，对 GnRH 受体有高度的亲和力，生物学效应较天然 GnRH 增加 50~200 倍。GnRH-a 用药初期刺激垂体产生 Gn 高峰，即激发作用，此后 GnRH-a 对受体有更高、更持久的亲和力，半衰期延长。大剂量或连续给予 GnRH-a，垂体细胞表面 GnRH 受体下调，对 GnRH 刺激不敏感，发生降调节作用，垂体分泌 FSH 和 LH 显著减少，卵巢内卵泡停止生长和发育，雌激素处于卵泡早期甚至绝经期水平，这种垂体脱敏状态随 GnRH-a 作用的消失而恢复。

GnRH-ant 对天然 GnRH 第 1 位、第 2 位或第 3 位氨基酸修饰合成的药物，有长效和短效两种剂型，与垂体 GnRH 受体竞争性结合，产生抑制效应，不具有刺激 Gn 释放的功能，不存在垂体激发作用，其作用呈剂量依赖性。

（杨冬梓 李琳）

cùxìngxiànjīsù
促性腺激素（gonadotropin，Gn）
由腺垂体促性腺激素细胞分泌，以性腺为靶器官的糖蛋白激素。包括卵泡刺激素（follicle-stimulating hormone，FSH）、黄体生成素（luteinizing hormone，LH）。对促性腺激素释放激素的脉冲式刺激起反应，自身呈脉冲式分泌，并受卵巢激素和抑制素等调节，FSH 和 LH 与胎盘分泌的人绒毛膜激素（human chorionic gonadotropin，hCG）为协同作用，并调控性腺的类固醇生存，在卵子发生、精子发生、排卵和早期妊娠维持中起重要作用。

结构 FSH、LH、hCG 和与其高度相关的促甲状腺激素均属于糖蛋白激素，通过非共价键结合形成异源二聚体，由相同的 α 亚基及同源的激素特异性 β 亚基组成。相同的促性腺激素 α 亚基由 *CgA* 基因编码，包含 92 个氨基酸残基；LH、FSH 及 hCG 的 β 亚基分别包含 121 个、110 个、145 个氨基酸残基；β 亚基决定激素的抗原特异性和特异功能，需与 α 亚基结合才具有生物学活性。

生理作用 青春期前儿童促性腺激素处于低水平。青春期时受下丘脑促性腺激素释放激素的调控，FSH 先于 LH 上升，约在阴毛发育 P_2 期开始上升，P_4 期达高峰；LH 于青春期开始时只出现夜间脉冲式分泌，青春期后期白天也出现脉冲分泌，随着发育成熟，LH 分泌逐渐增加，在谭纳分期（Tanner stage）Ⅳ~Ⅴ期达高峰。生育年龄时 FSH 和 LH 的分泌随月经周期出现周期性变化。FSH 在卵泡早期维持较低水平，随卵泡发育至晚期，雌激素水平升高，FSH 略下降，至排卵前 24 小时达最低，随即迅速升高，排卵后 24 小时又下降，黄体期维持低水平。LH 在卵泡早期处于较低水平，后逐渐上升，至排卵前 24 小时左右达高峰，24 小时后迅速下降，黄体后期逐渐下降。

在女性，FSH 的主要作用是促进卵泡的生长发育；激活颗粒细胞芳香化酶，促进雌二醇的合成与分泌；调节优势卵泡的选择和卵泡闭锁；卵泡晚期与雌激素协同，诱导颗粒细胞生成 LH 受体，为排卵及黄素化作准备。LH 的主要生理作用是在卵泡期刺激卵泡膜细胞合成雄激素，为雌二醇的合成提供底物；排卵前促使卵母细胞进一步成熟及排卵；黄体期维持黄体功能，促进孕激素、雌激素的合成与分泌。

检测时间 基础 FSH、LH 测定时间为月经规律，自然周期第 2~3 天抽取新鲜血清。检测基础 FSH、LH 前至少 1 个月停止性激素类（包括孕酮、雌激素类）药物使用，否则结果不可靠（治疗后需要复查除外）。月经稀发及闭经者、尿妊娠试验阴性、阴道 B 超检查双侧卵巢无≥10mm 卵泡及子宫内膜厚度<5mm，也可作为基础状态随时抽血检查。

检测方法 包括放射免疫测定、酶联免疫吸附试验和化学发光免疫分析法（chemiluminescent immunoassay，CLIA）。第 3 代 CLIA 在临床广泛应用（表 1），检测灵敏度高达 0.2IU/L。

临床意义 正常月经周期中，卵泡早期 FSH、LH 均维持在低水平，排卵前迅速升高，LH 高达基础值的 3~8 倍，可达 160IU/L 甚至更高；FSH 只有基础值的 2 倍左右，很少 > 30IU/L，排卵后 FSH、LH 迅速回到卵泡期水平。监测卵泡早期的 FSH、LH 水平，可初步判断性腺轴功能。FSH 和 LH 升高和降低均有重要的临床意义。FSH 在判断卵巢潜能方面比 LH 更有价值。

FSH 和 LH 升高 ①生理性 FSH 和 LH 同时升高：见于围绝经期和绝经后期。生理性 LH 升高可见于排卵期，排卵常发生在血 LH 峰值后 24~38 小时，临床常测定尿或血的 LH 水平预测排卵发生，指导不孕症的治疗和避孕药物的应用。②病理性 FSH 和 LH 同时升高：见于双侧卵巢切除术后、卵巢发育不良和卵巢早衰等。基础 FSH≥12IU/L，预示卵巢储备功能可能下降；基础 FSH>40IU/L、LH 升高或>40IU/L 为高促性腺激素性腺功能减退，提示病变部位在卵巢，卵巢功能衰竭。女性 40 岁前出现 FSH>40IU/L 称卵巢早衰；2 次基础 FSH>25IU/L 提示早发性卵巢功能不全（premature ovarian insufficiency，POI）；基础 FSH 在 15~25IU/L 提示患者处于卵巢功能不全的亚临床期，为 POI 的高危人群。

FSH 和 LH 降低 妊娠期由于高雌激素水平负反馈抑制，FSH、LH 水平极低。非妊娠状态基础 FSH<5IU/L 为低促性腺激素性腺功能减退症，提示病变部位在下丘脑或垂体，可进一步行垂体兴奋试验，常见于下丘脑或垂体病变引起的低促性腺素性闭经，也可见于高催乳素血症、口服避孕药后、药物性垂体降调节后等。

激素比值 ①FSH 与 LH 比值：基础 FSH 与 LH 比值可作为评估卵巢反应性的指标之一，基础 FSH 及雌激素的上升处于正常范围内时，基础 LH 下降引起 FSH 与 LH 比值增高可预警卵巢储备功能减退或卵巢低反应。基础 FSH≤15IU/L，FSH 与 LH 比值≥2 时提示卵巢储备功能减退，是早期表现，常提示患者对控制性超排卵治疗（controlled ovarian hyperstimulation，COH）效果不佳，

表 1 CLIA 测定血清 FSH 和 LH 参考值　单位：IU/L

参考组	FSH	LH
男性	0.96~11.55	0.63~11.70
正常月经周期女性		
卵泡期	3.08~7.98	2.00~11.42
峰值	2.76~16.06	7.69~88.04
黄体期	1.44~5.37	0.66~13.80
绝经期女性	27.20~131.41	5.71~60.24

应及时调整 COH 方案和 Gn 的剂量，提高卵巢的反应性。②LH 与 FSH 比值：基础 LH 水平>10IU/L 为升高或 LH 维持正常水平，而基础 FSH 相对低水平，就形成了 LH 与 FSH 比值升高。无优势卵泡的情况下，LH 与 FSH 比值>2 时见于多囊卵巢综合征。

（杨冬梓 李 琳）

luǎnpàocìjīsù

卵泡刺激素 （follicle-stimulating hormone，FSH）

由腺垂体嗜碱性细胞合成和分泌的一种糖蛋白类促性腺激素。又称促卵泡激素。分子结构与黄体生成素类似，均由 α 亚基和 β 亚基组成，二者的 α 亚基结构相同，β 亚基的结构不同。β 亚基决定激素的抗原特异性和特异功能，但需与 α 亚基结合成完整分子才具有活性。

FSH 对男性的生理作用：促进生精上皮发育，包括生精小管增长和生精上皮分裂，刺激精原细胞增殖，并在睾酮的协同作用下促进精子形成。

FSH 对女性的生理作用：直接促进窦前卵泡及窦卵泡颗粒细胞增殖与分化，分泌卵泡液，使卵泡生长发育；激活颗粒细胞芳香化酶，促使雌二醇合成与分泌；在前一周期的黄体晚期及卵泡早期，促使卵巢内窦卵泡群的募集；促使颗粒细胞合成分泌胰岛素样生长因子及其受体、抑制素和激活素等，协同调节优势卵泡的选择与非优势卵泡的闭锁退化；卵泡晚期与雌二醇协同，诱导颗粒细胞生成黄体生成素受体，为排卵及黄素化作准备。

（杨冬梓 李 琳）

huángtǐshēngchéngsù

黄体生成素 （luteinizing hormone，LH）

由腺垂体嗜碱性细胞合成和分泌的糖蛋白类促性腺激素。分子结构与卵泡刺激素类似，均由 α 亚基和 β 亚基组成，二者的 α 亚基结构相同，由 4 个外显子和 3 个内含子组成；β 亚基位于第 19 号染色体，由 3 个外显子和 2 个内含子组成。LH 的生理功能是通过分布于性腺细胞膜上的 LH 受体介导，LH 受体为 G 蛋白偶联受体，具有 7 个跨膜区、4 个胞质区及由 3 个环状区和 N 端组成的细胞外区。

LH 对女性的生理作用：卵泡期刺激卵泡膜细胞合成雄激素，通过激活 P45017α 酶活性，提供雌二醇合成的底物雄烯二酮；排卵前血 LH 峰能促进卵母细胞最终成熟及排卵；黄体期促进并维持黄体的功能，促进孕激素、雌二醇和抑制素 A 的合成与分泌。

LH 对男性的生理作用：刺激睾丸间质细胞合成和分泌睾酮，对性腺发育和精子形成有重要作用。

（杨冬梓 李 琳）

lèigùchún jīsù

类固醇激素 （steroid hormone）

具有 3 个六元环及 1 个五元环稠合而成的环戊烷多氢菲结构的高效能脂溶性生物活性物质。又称甾体激素。由胆固醇合成，主要包括雌激素、孕激素、雄激素、糖皮质激素及盐皮质激素。其中雌激素、孕激素与雄激素属于性类固醇激素。类固醇激素在维持人体生命活动、调节机体物质代谢、促进性器官发育、维持生殖健康等方面具有明确的作用，是人体重要的组成部分。

化学结构 以环戊烷多氢菲为骨架的脂类，按碳原子数目分为 3 组：①含 21 个碳原子为孕激素，如孕酮，基本结构为孕烷核。②含 19 个碳原子为雄激素，如睾酮，基本结构为雄烷核。③含 18

个碳原子为雌激素，如雌二醇，基本结构为雌烷核。

生物合成 类固醇激素的生物合成可通过 2 条途径：孕烯醇酮途径，即 Δ^5 途径；孕酮途径，即 Δ^4 途径。不同组织中，不同酶系统合成不同的最终产物。

酶的参与 类固醇激素的产生涉及多种酶的联合作用，主要有细胞色素 P450 （cytochrome P450，CYP450）酶系，包括血红素蛋白混合功能氧化酶、羟类固醇脱氢酶、还原酶和类固醇激素合成急性调控蛋白（steroidogenic acute regulatory protein，StAR）等。CYP450 酶系是一组主要存在于肝、肾、小肠细胞光面内质网上的膜蛋白。CYP450 酶在类固醇激素生物合成及代谢清除过程中起关键作用，类固醇激素也可影响 CYP450 酶的表达及代谢活性，二者之间的作用决定了临床多种疾病（如肿瘤、炎症或自身免疫病）发生的易感性及药物疗效。CYP450 酶系催化固醇框架上的主要改变，包括催化侧链的裂解及羟基化和芳香化等。产生类固醇激素的 *CYP450* 基因家族的每个成员都被指定以 CYP 表示，其后用数字表示唯一性，数字代表该酶作用部位碳原子的位置。

类固醇激素生成过程中的主要关键酶与其基因定位如下。

StAR 胆固醇从线粒体外膜向固醇相对较少的内膜转运是类固醇激素产生的关键步骤。StAR 蛋白可明显加速该过程，是性腺和肾上腺类固醇激素产生的主要调节因子。StAR 由 285 个氨基酸残基组成，生物半衰期很短。*StAR* 基因由 7 个外显子组成，定位于 8p11.2，该基因突变引起 StAR 的缺乏或产生的蛋白质无生物活性。

CYP11A1 基因编码的

P450scc。*CYP11A1* 基因有 9 个外显子，定位于染色体 15q23-24，表达通过环腺苷酸（cyclic adenylic acid，cAMP）介导的信号传导级联系统调节，该基因突变引起胆固醇侧链裂解活性降低。

17α-羟化酶/17, 20-碳链裂解酶（P450c17） P450c17 是一种微粒体酶，能催化 2 个反应：碳 17 上羟化孕烯醇酮和孕酮，以及将孕烯醇酮转化为碳 19 的类固醇激素。*CYP17A1* 基因位于 10q24.3，含有 8 个外显子，该基因突变引起单独的或联合的 P450c17 活性的缺陷。

芳香化酶［P450 芳香化酶（cytochrome P450 aromatase，P450 arom）］ 芳香化酶蛋白质由单个大基因 *CYP19A1* 编码，该基因定位于 15q21.1，可引发不同启动子从而驱动产生细胞特异性转录产物。

11β-羟化酶（P450c11β 和 P450c11AS） 人类基因组 8q42.3 含有 2 个基因，编码有关线粒体的酶，分别参与 11β-羟化和醛固酮合成。P450c11β 由 *CYP11B1* 基因编码，P450c11AS 由 *CYP11B2* 基因编码。2 个基因相距 40kb，每个基因有 9 个外显子，编码的蛋白质仅有 33 个氨基酸残基的不同。

21-羟化酶 *CYP21A2* 基因编码的 P450c21，该基因定位于 6p21.1，与人类白细胞抗原基因族紧密连锁。P450c21 是肾上腺微粒体酶，盐皮质激素和糖皮质激素的生物合成路径中催化孕酮或 17α-羟孕酮进行 21-羟化。*CYP21A2* 基因在束状带表达的主要调节因子是促肾上腺皮质激素（adrenocorticotropic hormone，ACTH），通过 cAMP 介导的信号级联途径进行。

17β-羟基类固醇脱氢酶（17β-hydroxysteroid dehydrogenase，17β-HSD） 羟类固醇脱氢酶的一种亚型，有特异合成和分解代谢作用的多种酶。肾上腺、性腺和胎盘将 17-酮类固醇激素还原为 17β-羟类固醇激素，靶组织通常氧化 17β-羟类固醇激素使其失活。17β-HSD 还包含许多种亚型，其中编码Ⅰ型、Ⅱ型、Ⅲ型、Ⅴ型和Ⅷ型酶的基因分别定位于 17q11、16q24、9q22、10p15-14 和 10p11.2。

还原酶 与膜相关的酶，分为 5α-还原酶Ⅰ型和Ⅱ型及 5β-还原酶。5α-还原酶Ⅰ型和Ⅱ型的氨基酸序列 50% 相同，分子量约为 29000。Ⅰ型的基因 *SRA5A1* 位于 5p15，带有 1 个位于 Xq24-qter 的假基因，Ⅱ型基因 *SRA5A2* 位于 2p23。

肾上腺合成的类固醇激素 肾上腺皮质分泌多种类固醇激素，包括糖皮质激素、盐皮质激素和性激素 3 类。肾上腺皮质能够以胆固醇为原料，由多种酶参与，经多个步骤的生物转化合成以上 3 种激素（图 1）。其中，球状带中合成以醛固酮为主的盐皮质激素，束状带和网状带中主要生成皮质醇、皮质酮、少量雄激素及雌激素。

每个步骤都有特殊酶的参加，若一种类固醇激素生成的与皮质醇生物合成有关的酶，或其电子提供因子 P450 氧化还原酶缺陷就会导致先天性肾上腺皮质增生症，21-羟化酶是先天性肾上腺增生症中最常见的类型。

卵巢合成的类固醇激素 卵泡膜细胞为排卵前雌激素的主要来源，排卵后黄体细胞可分泌大量的孕激素及雌激素。雄激素主要由卵巢门细胞产生（雄激素大部分来自肾上腺，小部分来自卵巢）。卵巢组织可直接摄取合成类固醇激素的前体物质孕烯醇酮。孕烯醇酮合成雄烯二酮有 Δ^4 和 Δ^5 2 条途径（图 2）：卵巢在排卵前以 Δ^5 途径合成雌激素，排卵后

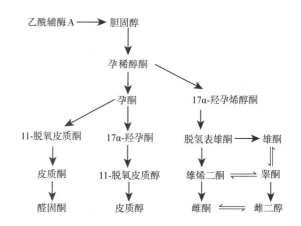

图 1 肾上腺皮质激素的主要合成路线

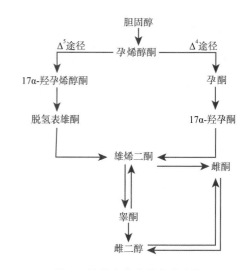

图 2 性激素的生物合成途径

可通过 Δ^4 和 Δ^5 2 条途径合成雌激素。孕酮通过 Δ^4 途径合成。

经典的"两细胞-两促性腺激素"学说（图3），明确了卵泡刺激素（follicle-stimulating hormone，FSH）与黄体生成素（luteinizing hormone，LH）协同作用是卵泡正常发育和成熟的基础。卵巢雌激素的合成由卵泡膜细胞与颗粒细胞在 FSH 与 LH 共同作用下完成。卵泡膜细胞上有 LH 受体，LH 与 LH 受体结合，可使胆固醇形成睾酮和雄烯二酮，进入颗粒细胞内成为雌激素合成的前体。FSH 与颗粒细胞上的 FSH 受体结合后激活芳香化酶，将睾酮和雄烯二酮分别转化为雌二醇和雌酮，进入血液循环和卵泡液中。

生物降解 类固醇激素主要在肝内降解。雌二醇和雌酮可相互转化，但多向雌酮转化，后进一步转化成雌三醇。肝内，雌三醇可与硫酸盐等结合形成水溶性物质，大部分经肾自尿排泄；少部分经粪便排泄；还有部分可经过胆道重回肠腔，大部分可被重新吸收进入新的循环。孕激素在肝内首先降解为孕二醇，之后结合葡糖醛酸盐，最后经肾自尿排泄。睾酮代谢为雄酮、本胆烷醇酮，主要以葡糖醛酸盐的形式经肾排出体外。皮质类固醇的代谢产物与葡糖醛酸或硫酸结合后失去生物活性，代谢产物经肾排出体外。

类固醇激素的周期性变化
肾上腺束状带及网状带分泌的皮质激素，主要由 ACTH 激活的相关信号通路介导。ACTH 受下丘脑促肾上腺皮质激素释放激素及中枢神经介质的影响，呈脉冲式分泌、昼夜节律周期性变化，也可因应激、外伤、手术及情绪焦虑等因素发生变化。卵巢分泌的类固醇激素呈周期性变化，使子宫内膜周期性脱落，出现周期性阴道出血，形成女性生殖周期，这种现象称月经。

雌激素的周期性变化 卵泡刚发育时只分泌少量雌激素，月经第 7 天卵泡分泌雌激素量迅速增加，排卵前达高峰。排卵后卵泡液中雌激素释放使循环中的雌激素暂时下降。排卵后 1~2 天，黄体开始分泌雌激素使循环中的雌激素又逐渐升高，至排卵后 7~8 天黄体成熟时雌激素达到第 2 个高峰，此高峰一般低于排卵前高峰，其后伴随黄体的萎缩，雌激素水平急剧下降，月经期达到最低水平。

孕激素的周期性变化 卵泡期早期类固醇激素合成为 Δ^5 途径，不合成孕酮。出现 LH 峰，预示在 24~36 小时会有排卵。排卵前卵泡颗粒细胞黄素化，类固醇激素转为 Δ^4 合成途径，使胆固醇转化为孕酮，开始分泌少量孕酮。排卵后孕酮分泌开始增加，至排卵后 7~8 天分泌量达最高峰，后逐渐下降，月经来潮时降至卵泡期水平。

雄激素的周期性变化 女性血液循环中的雄激素大部分由肾上腺分泌，小部分由卵巢分泌，另有少量从外周组织中转化而来，使女性在整个月经周期中雄激素浓度保持相对恒定。卵巢在整个月经周期中均能产生雄激素，其分泌的峰值与卵泡的成熟度一致。排卵前卵泡膜细胞在 LH 的作用下合成作为雌激素前体的雄激素，排卵后逐渐减少，颗粒细胞在 FSH 的作用下将雄激素转化成雌

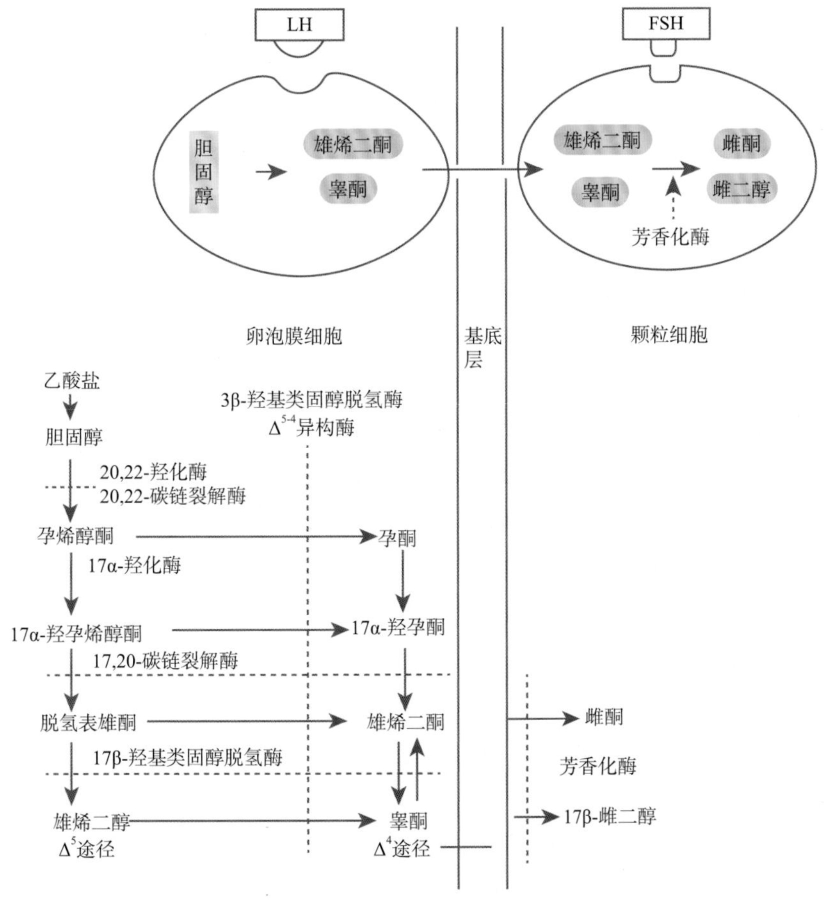

图3　雌激素合成的"两细胞-两促性腺激素"学说示意

激素。

作用机制 弥散方式通过细胞膜进入细胞质内，与胞质内受体蛋白结合形成激素-受体复合物，进入细胞核，作用于特定DNA分子的激素应答元件，调节靶基因转录合成信使核糖核酸，信使核糖核酸进入核糖体在核糖体内翻译成蛋白，发挥特异性作用，是类固醇激素经典地发挥其生理作用的途径。雌激素、孕激素、雄激素及肾上腺分泌的皮质激素均遵循以上作用机制并发挥生物学作用。

临床应用 来源于卵巢的类固醇激素以雌激素和孕激素为主，作用广泛，除作用于女性生殖道及乳腺，还作用于骨骼、肌肉和心血管系统。雌激素促进子宫内膜腺体增生，使子宫肌层增厚，增进血运，促使和维持子宫发育，增加子宫平滑肌对缩宫素的敏感性，提高平滑肌张力；孕激素促进子宫内膜由增殖期转变为分泌期，降低子宫平滑肌的敏感性，降低子宫平滑肌张力，有利于胚胎植入和胚胎发育，孕激素还可调节体温中枢，排卵后在孕激素的作用下可使基础体温升高0.3~0.5℃。

生殖内分泌疾病如中枢性性早熟、青春期延迟、排卵功能障碍性异常子宫出血、更年期综合征等可用类固醇激素治疗。治疗过程须规范严谨，评估类固醇激素使用的适应证和禁忌证，结合患者情况及需求，制订有针对性的治疗方案，并做好综合管理，治疗期间动态监测，更好地维护女性生殖内分泌的健康。

来源于肾上腺皮质的类固醇激素如糖皮质激素对物质的代谢有重要作用：通过增加糖原异生作用使血糖升高；可抑制蛋白质合成并促进其分解；促进脂肪分解及脂肪氧化；抑制机体免疫功能，具有抗休克和解毒的作用。盐皮质激素主要促进肾远曲小管潴钠排钾，维持体液容量和渗透压平衡。肾上腺皮质与人类生殖系统存在相互调节的关系，突出的表现是育龄期女性处在应激状态时，正常月经周期会受到干扰。

注意事项 类固醇激素的产生涉及各种酶的联合作用。合成酶的缺乏会导致出现相关的特异性与非特异性表现，如出生后外生殖器性别不清、同性与异性性早熟、青春期后原发与继发闭经及乳房不发育等。临床应考虑相关酶的缺乏，从临床表现、激素测定、细胞水平与基因水平等方面明确诊断。

（郁 琦 郝艳芳）

cuīrǔsù

催乳素（prolactin，PRL） 腺垂体催乳细胞分泌的由198个氨基酸组成的多肽激素。主要作用是促进乳腺发育和乳汁分泌；参与机体的多种功能，特别是对生殖功能的调节。垂体与血液循环中的PRL有小PRL（非糖基化单体PRL）、异型PRL（糖基化单体PRL，G-PRL）、大分子PRL和大大分子PRL 4种异构体，生物学和免疫活性不同，小PRL最高。

生理特性 PRL分泌有节律性，受睡眠、季节、进餐及食物成分等的影响，应激状态下分泌增加。女性血中PRL分泌随不同生理阶段而变化，新生儿期PRL水平相对较高，是受胎盘分泌激素影响所致；出生后3个月PRL下降并在儿童期维持在低水平；青春期随着卵泡发育和雌激素水平上升，PRL水平升高；生育期正常月经周期女性血PRL浓度波动与雌激素水平变化一致，正常

值为5~25ng/ml；妊娠期垂体和胎盘均产生催乳素，随妊娠周数增加逐渐升高，足月达200~400ng/ml；不哺乳者产后3周恢复正常，哺乳者受婴儿吸吮刺激作用产后半年至1年恢复正常；绝经期PRL处于低水平。

生理作用 PRL与PRL受体结合产生生物学效应，PRL受体除分布在乳腺，还广泛分布于下丘脑、垂体、子宫内膜、羊膜、卵巢、睾丸和肾上腺等部位。PRL主要生理作用是促进乳腺发育、乳汁生成及泌乳的启动与维持；妊娠期PRL在雌激素、孕激素、生长激素、皮质醇、胎盘PRL和胰岛素的协同作用下，促进乳腺腺泡小叶的生长发育和乳汁中酪蛋白、乳清蛋白、脂质的生成及产后泌乳。妊娠期孕激素抑制PRL受体而无乳汁分泌；产后胎盘娩出，雌孕激素水平降低，PRL受体增多，促进乳汁生成与分泌。

人胎盘催乳素（human placental lactogen，HPL） 由胎盘合体滋养层细胞合成释放，又称人绒毛膜生长催乳素。妊娠6周可在母血中检测出来，随妊娠的进展和胎儿重量的增加而升高，妊娠36~37周时达到高峰，胎盘催乳素在分娩后24小时内消失。HPL具有促进蛋白质合成和胎儿生长、促进乳腺发育、促黄体生成、促糖原合成和红细胞生成等作用。

卵泡发育成熟时，PRL含量渐增，卵泡期晚期颗粒细胞有PRL受体，PRL与其受体结合促进黄体生成素（luteinizing hormone，LH）受体生成，间接影响卵巢激素的合成。正常生理水平PRL可促进卵巢雌激素、孕激素合成，高水平PRL通过抑制垂体

促性腺激素从而抑制雌孕激素合成。随着女性血 PRL 水平升高，雌激素水平逐渐降低，出现排卵障碍、闭经和不孕。PRL 水平随月经周期变化不明显，一些女性在月经周期的中期 PRL 水平高，卵泡期水平低。

分泌调控 妊娠期由于雌激素刺激垂体 PRL 细胞的增殖，PRL 分泌显著增高，同时胎盘也会产生大量催乳素，催乳素随妊娠周数增加逐渐升高，到足月时，PRL 水平可上升 10 倍，胎盘催乳素超过 200ng/ml，为泌乳作准备。妊娠期由于雌激素、孕激素水平很高，PRL 的泌乳作用被抑制，PRL 只促进乳腺发育，不溢乳；分娩后，雌激素水平下降，PRL 的泌乳作用显示；哺乳时婴儿吸吮乳头导致 PRL 分泌反射性增加，泌乳作用显著。

PRL 分泌受下丘脑、垂体自分泌和旁分泌及外周激素的综合调控。下丘脑有抑制与促进 PRL 分泌及释放的两类物质，对 PRL 起双向调节作用，前者为催乳素释放抑制因子，包括多巴胺和 γ 氨基丁酸；后者为催乳素释放因子，包括促甲状腺素释放素、血管活性肠肽和缩宫素等。抑制因子的影响占优势。血清 PRL 及垂体局部 PRL 可通过作用于下丘脑正中隆起 PRL 受体，促进多巴胺而抑制其自身分泌，维持血中 PRL 水平的相对恒定。

PRL 可影响下丘脑-垂体-卵巢轴，血中 PRL 水平过高时通过短路反馈作用于下丘脑，使多巴胺浓度升高，抑制促性腺激素释放激素及卵泡刺激素、黄体生成素的分泌，影响卵泡发育和性激素合成，引起月经紊乱或闭经。卵母细胞及黄体细胞和卵泡液中的 PRL 有助于卵泡发育及维持黄体功能。PRL 可刺激胸腺细胞增殖，参与免疫调节，与皮质醇协同调节脂肪储存与动员，作用于肾上腺促进硫酸脱氢表雄酮的生成并抑制 5α-还原酶活性，可能参与调控胎儿组织分化和器官发育及水盐平衡、肺成熟功能。

检测时间和方法 血清 PRL 水平受其脉冲式分泌及昼夜醒睡周期的影响，采血应在一天最低谷的时相，即上午 9：00～11：00 为宜。高蛋白质食物中氨基酸的影响使进食半小时内循环中 PRL 水平增加 50%～100%，血样采集应在空腹下进行。精神紧张、应激状态导致 PRL 水平升高可达 2～3 倍，但持续不超过 1 小时，急剧的运动属于应激状态。因此采血要求为上午 9：00～11：00，空腹静坐 30～60 分钟后采集静脉血液 3ml。

PRL 显著升高者，1 次检查即可确定；PRL 轻度升高者，应行第二次检查，不可轻易诊断高催乳素血症而滥用溴隐亭治疗。PRL≥25ng/ml 或高于本单位检验正常值为高催乳素血症。需注意血中 PRL 分子结构有小分子 PRL、大分子 PRL、大大分子 PRL 及异型 PRL4 种形态，仅小分子 PRL 具有激素活性，占分泌总量的 80%，临床测定的 PRL 是各种形态 PRL 的总和，PRL 的免疫测定水平与生物学作用不一定平行。

化学发光免疫分析法测定非妊娠女性血清催乳素的参考值范围（表1）。

临床意义 有以下几方面。

生理性变化 PRL 的分泌有昼夜规律，入睡后 60～90 分钟开始升高，早晨睡醒前可达到峰值，醒后 1 小时迅速下降，上午 9：00～11：00 进入低谷，睡眠

表1 化学发光免疫分析法测定非妊娠女性血清催乳素正常参考值 单位：ng/ml

年龄	参考值
绝经前（<50 岁）	3.34～26.72
绝经后（≥50 岁）	2.74～19.64

注：PRL 常用单位换算 1μg/L = 1ng/ml = 21.2mIU/L。

时间改变时 PRL 分泌节律随之改变。受母体雌激素水平的影响，新生儿的血清 PRL 水平可达 100ng/ml 左右，之后逐渐下降，出生 3 个月后降至正常水平。PRL 水平在青春期轻度上升至成人水平。成年女性血清 PRL 水平始终比同龄男性高。女性绝经后的 18 个月内，体内 PRL 素水平逐渐下降 50%；老年男性与年轻人比较，血清 PRL 水平约下降 50%。

不哺乳的女性在分娩后 4 周，血清 PRL 水平降至正常；乳头被吸吮时可触发垂体 PRL 快速释放，分娩后 4～6 周内哺乳女性基础血清 PRL 水平持续升高，此后 4～12 周基础 PRL 水平逐渐降至正常，随每次哺乳发生，PRL 升高幅度逐渐减小。哺乳减少会导致基础和哺乳刺激情况下 PRL 水平的下降。非哺乳状态下刺激乳房也可刺激女性体内 PRL 水平上升。

进餐 30 分钟内 PRL 分泌增加 50%～100%，尤其是进餐高蛋白、高脂饮食。应激（如情绪紧张、寒冷、麻醉、手术、低血糖、性生活、运动等）时，PRL 分泌有短暂性升高，PRL 水平升高数倍，通常持续时间不到 1 小时。

PRL 升高 见于催乳素腺瘤，是最常见的垂体功能性腺瘤，约占全部垂体腺瘤的 45%，是临床病理性高催乳素血症最常见的原因，行垂体 CT 或磁共振检查确

诊。PRL 兴奋或抑制试验有助于鉴别下丘脑、垂体功能失调或垂体肿瘤引起。若 PRL>100ng/ml，且卵泡刺激素、黄体生成素水平偏低，应检测促甲状腺激素，排除甲状腺功能减退导致的 PRL 增高。10%~30%的多囊卵巢综合征患者伴有 PRL 轻度增高，可结合卵泡刺激素与黄体生成素比值鉴别。

PRL 升高还见于原发性甲状腺功能减退症、下丘脑肿瘤、颅咽管瘤和闭经泌乳综合征。创伤、手术、带状疱疹、吸乳、肾衰竭及性交后也可增高。鼻咽癌放疗后垂体功能减退以甲状腺激素分泌减少和高催乳素血症为最常见的表现。一些药物可引起 PRL 水平升高，如氯丙嗪、抗组胺药、甲基多巴、利血平、多巴胺受体拮抗剂、含雌激素的口服避孕药、某些降压药、阿片制剂及 H_2 受体拮抗剂等。也有部分患者无器质性病变的证据而被诊断为特发性高催乳素血症。

PRL 降低　见于功能失调性子宫出血、单纯性催乳素分泌缺乏症和腺垂体功能减退如希恩综合征等。另见于使用抗 PRL 药物如溴隐亭、左旋多巴和维生素 B_6 等。

(杨冬梓　李　琳)

性激素（sex hormone）　主要由卵巢、睾丸、肾上腺皮质等分泌，对生殖器官的生长和功能及对第二性征的发育产生作用的一组类固醇激素。又称性类固醇激素。包括雌激素、孕激素和雄激素。性激素促进生殖器官的分化发育及第二性征的发育、维持其功能，对生殖健康和人体生命活动、调节机体物质代谢等方面具有明确的作用。性激素主要由卵巢、睾丸、肾上腺皮质分泌，此外，也有源于胎盘和腺外（如神经系统、脂肪组织、血管树等）；后者的产生水平很低，但在雌激素依赖性肿瘤如子宫内膜癌、乳腺癌的病理状况下，腺外类固醇激素的作用也不可忽略。

性激素依含有碳原子数目分为 3 组。①21-碳类固醇：包括肾上腺皮质激素和孕酮，基本结构是孕烷核；②19-碳类固醇：包括所有雄激素，基本结构是雄烷核；③18-碳类固醇：为雌激素，基本结构为雌烷核。

(杨冬梓　李　琳)

雌激素（estrogen，E）　主要由卵巢和胎盘产生的带有芳香 A 环的含 18 个碳原子的类固醇激素。无 19-甲基，3 位带有酚羟基，17 位带有羟基或羰基。

组成　内源性雌激素主要包括雌酮（estrone，E_1）、雌二醇（estradiol，E_2）、雌三醇（estriol，E_3）和雌四醇（estretrol，E_4）。①E_2：生物活性最强的雌激素（图 1），分子式为 $C_{18}H_{24}O_2$，有 α、β 两种类型，可经皮吸收。E_2 能促进女性生殖器官及第二性征的发育，维持其正常状态，对骨代谢、脂质代谢、血管平滑肌细胞及血管内皮细胞的功能等有重要调节作用。②E_1：主要由卵巢颗粒细胞合成，少量来自雄烯二酮转化后生成，生物活性明显低于 E_2。③E_3：E_2 和 E_1 的代谢产物，非妊娠期其值很低，主要由肝合成；妊娠期主要由胎盘合成，E_3 在调节胎儿宫内发育的过程中起重要作用，影响妊娠子宫对缩宫素的敏感性。④E_4：仅在妊娠期由胎儿肝合成，通过胎盘到达母体循环，在妊娠高血压或妊娠毒血症时，血浆 E_4 水平是预测胎儿预后的有价值指标。出生后新生儿肝迅速丧失其合成 E_4 的能力。

存在方式　雌激素在血中存在的方式有以下两种：

游离型　占 1%~3%，具有生物活性。

结合型　占 97%~99%，无生物活性。该型又分两种：>97% 的雌二醇与血浆蛋白结合，包括与血浆白蛋白的非特异性结合以及与性激素结合球蛋白（sex hormone binding globulin，SHBG）的特异性结合。

与白蛋白的非特异性结合雌二醇与血浆白蛋白的结合约占 40%，其亲和力低（约 3×10^4 mol/L），可快速解离，易于渗入组织，可看作是游离的、有生物活性的类固醇。

与 SHBG 的特异性结合　SHBG 是血浆中的一种特殊 β₂ 球蛋白，由肝产生。雌二醇与 SHBG 相结合（约 58%），其亲和力高（0.5×10^9 mol/L），虽然 SHBG 含量较少，但仍有较大的结合量。睾酮对 SHBG 的亲合力比雌激素更高，两种激素的代谢可相互影响。激素与蛋白的结合一方面可减少激素代谢的清除率，另一方面可防止激素的过强作用，保持激素的适当浓度。

合成代谢　主要由卵巢合成分泌，少量由其他组织合成，如肾上腺等。排卵前卵泡膜细胞是雌激素的主要来源，排卵后黄体

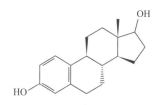

图 1　雌二醇结构示意

细胞分泌大量的孕激素及雌激素。雌激素的代谢转化主要在肝（首过效应）进行，也可由局部靶组织转化。E_2 代谢包括转化为活性相对较低的 E_1 和 E_3，在肝中与硫酸盐和葡糖醛酸结合后经肾排出，一些水溶性的结合物由胆管排出，部分水解后从肠道重吸收，肝肠循环有助于 E_2 水平的保持。

雌激素受体 有两种：雌激素 α 受体（estrogen receptor-α，ER-α）和雌激素 β 受体（estrogen receptor-β，ER-β）。两种受体由不同的基因编码，结构上高度同源，广泛分布于全身，不同组织中分布也有所不同。

作用机制 ①经典的基因途径见类固醇激素。②通过基因途径的信号传导新模式：雌激素与受体结合，受体构型改变而被激活；2 个 ER-α 或 2 个 ER-β 可分别形成同型二聚体，1 个 ER-α 与 1 个 ER-β 也可形成异型二聚体。首先雌激素与细胞内辅助调节因子形成复合物，复合物再与雌激素反应元件或其他转录因子结合，启动或抑制转录，产生效应。整个过程需数小时或数天。③非基因途径：通过改变细胞膜的流动性，调节质膜上其他神经递质受体发挥效应。

生理作用 雌激素的靶器官包括生殖系统（外阴、阴道、子宫、输卵管和卵巢）和非生殖系统（皮肤及其附属物、骨骼、心血管系统、中枢神经系统和肝）。雌激素与生长因子共同作用促进各组织和器官的生长及分化，对生殖系统、神经系统和骨骼系统都有重要作用。

对生殖系统的作用 女性月经初潮到绝经的这一段时间，相对高水平的雌激素可维持女性第二性征、促进卵母细胞发育和排出、保障妊娠的发生和延续。①青春期：体内卵泡刺激素增多，刺激卵巢内卵泡发育并产生大量 E_2，卵巢、子宫、输卵管、阴道和乳腺在 E_2 的作用下开始发育。②育龄期：妊娠过程中雌激素对子宫内膜免疫系统有一定调节作用，为胚胎植入提供不受免疫攻击的环境。妊娠期女性体内 E_3、E_4 占主导地位，水平是非妊娠期女性的 1000 倍，E_4 与高水平 E_2 有相似的作用，可引起水电解质潴留和一系列妊娠改变。③绝经过渡期：女性生殖系统和非生殖系统功能逐渐衰退的时期，表现为排卵障碍相关异常子宫出血，该时期称绝经前期，此时孕激素合成明显下降，E_2 的降低相对缓慢。随卵巢功能的进一步衰退直至衰竭，E_2 水平显著降低，不足以刺激子宫内膜增生和继发的月经出血，女性进入绝经后期。

对非生殖系统的作用 ①雌激素可促进青春期骨骼的生长和骨骺的闭合，对维持骨矿物质及有机物成分如 I 型胶原的含量有重要意义。绝经后雌激素水平下降，骨折风险显著增加，皮肤也会受相应的影响，膀胱和尿道对外伤的易感性增加。②雌激素对心血管系统和中枢神经系统有保护作用，绝经后女性应用雌激素药物可增强语言、记忆和学习新知识的能力。③雌激素对代谢的作用广泛，可促进水钠潴留，促进肝高密度脂蛋白合成，抑制低密度脂蛋白合成，降低循环中胆固醇水平，维持血管张力，保持血流稳定，维持和促进骨基质代谢。绝经后期雌激素水平减低后动脉粥样硬化斑块形成会明显加速，进而增加心肌梗死或脑栓塞的风险。

临床应用 体内雌激素降低会导致潮热、出汗、骨质疏松和泌尿生殖道萎缩等症状，严重影响女性的生活质量。适宜人群中雌激素的应用非常重要，应注意适应证和禁忌证。

绝经激素治疗（menopause hormone therapy，MHT） 围绝经期是女性从有生育能力过渡到无生育能力的生命阶段，此时卵巢功能逐渐减退，体内激素水平发生较大的变化，尤其是雌激素。雌激素降低会导致生殖、循环、神经及内分泌系统等改变，表现为绝经、血管舒缩症状、精神神经症状、泌尿生殖道症状以及心血管疾病发生率增加和骨质疏松等。绝经过渡期行 MHT 有利于缓解和消除围绝经期症状。MHT 对心血管、骨骼和中枢神经系统等均有保护作用。

应用 MHT 时需注意以下几点：①雌激素治疗时间的选择对其疗效有影响。绝经 10 年之内，年龄<60 岁，心血管系统和神经系统的退化还未发生本质性改变前，采取雌激素治疗效果较好；绝经超过 10 年，年龄>60 岁，应用效果则不明显，收益风险比随绝经时间的延长逐渐下降，该理论称"窗口期"学说。②子宫未切除的绝经后女性，为保护子宫内膜，使用雌激素的同时应加用孕激素。③MHT 是医疗措施，应注意适应证和禁忌证，应用过程中每年定期体检，根据体检结果评估利弊风险。

月经失调的治疗 治疗排卵障碍性异常子宫出血和闭经。排卵障碍性异常子宫出血是异常子宫出血的常见类型，多见于青春期和围绝经期。排卵障碍导致孕激素缺乏，子宫内膜仅受雌激素的作用而发生不同程度的增生，常表现为突破性出血、月经量增多或月经期延长。大剂量雌激素可促使子宫内膜迅速生长，短期内修复创面止血，后加孕激素，使子宫内膜转化。闭经的原因复杂，其中中枢源性和卵巢源性雌激素缺乏导致闭经的患者，可用人工周期疗法，通过雌激素和孕激素不仅可维持患者第二性征、管理月经，更重要的是雌激素对神经系统、心血管系统、骨骼系统等的保护作用。保证体内正常的雌激素水平，可维持子宫的正常功能，为妊娠作准备。

其他临床应用　预防子宫腔粘连、哺乳期结束时抑制乳汁分泌、稽留流产与过期妊娠时用于引产、绝经后取宫内节育器时软化子宫颈、绝经后阴道手术前作盆腔环境准备等，根据具体情况选择药物和用量。

药物不良反应　雌激素对许多器官和系统都有保护作用。过度应用的不良反应不容忽视，如子宫长期暴露于单一雌激素作用下可导致子宫内膜过度增生，甚至有发生子宫内膜癌的风险，治疗过程中应严密随诊。

注意事项　雌激素对机体各系统的生长、发育及人类生殖繁衍具有重要意义。维持体内正常雌激素水平，有助于维持女性的生殖健康及全身健康。不同患者要解决的问题不一样，对各种药物的反应也不一样，需个体化治疗，根据患者的具体情况选择药物和应用时间。

(郁　琦　郝艳芳)

xióngjīsù

雄激素（androgen，A）　主要为睾丸产生的以环戊烷多氢菲为骨架含 19 个碳原子的类固醇激素。俗称男性激素。

结构　天然的雄激素称睾丸素，又称睾酮（testosterone，T），

化学结构是 Δ^4-3-酮-17α 羟雄烷，C-3 和 C-17 位的氧是雄激素活性所必需，Δ^4 的双键易被酶还原，产生不对称的 C-5-5α 雄烷和 5β 雄烷，5α 雄烷具有雄激素和同化激素活性，5β 雄烷无此活性但有促进血红细胞生成的作用（图 1）。

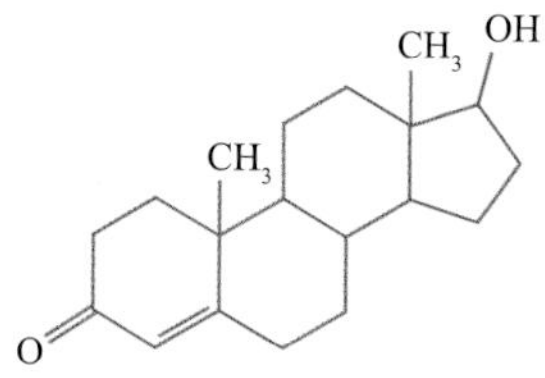

图 1　睾酮结构示意

来源　雄激素主要由睾丸间质细胞产生，肾上腺皮质和卵巢也有少量分泌。女性体内的雄激素主要来源于卵巢和肾上腺皮质，有睾酮、雄烯二酮（androstenedione，ASD）、硫酸脱氢表雄酮（dehydroepiandrosterone sulfate，DHEA-S）、脱氢表雄酮（dehydroepiandrosterone，DHEA）和双氢睾酮（dihydrotestosterone，DHT）5 种，主要受促性腺激素（卵泡刺激素、黄体生成素作用于卵巢）和促肾上腺皮质激素（作用于肾上腺）控制及腺体内的旁分泌、自分泌的调节。

正常成年男性的睾酮水平为 12 ~ 34nmol/L，成年女性为 0.4 ~ 3.6nmol/L。女性体内的睾酮 25% 来源于肾上腺束状带，25% 来源于卵巢基质直接合成，每天各 50μg，50% 来源于循环中的 ASD 经由肾上腺外组织（如卵巢）转化，细胞内也可由 DHEA-S（经 DHEA）转化而来。DHEA-S 来源于肾上腺网状带，每天产生 3.5 ~ 20.0mg，循环中 DHEA-S 水平在月经周期中无显著波动，

与更年期和绝经的关系不大。DHEA 80% 来自肾上腺网状带（其中 30% 由循环中的 DHEA-S 经类固醇硫酸酯酶水解产生），20% 来自卵巢膜细胞，每天产生 6 ~ 8mg。ASD 来源于肾上腺和卵巢基质，各占 50%，每天产生 1.4 ~ 6.2mg，细胞内也可由 DHEA-S 经 DHEA 转化生成。ASD 和睾酮的生理浓度呈生理性节律，早晨浓度最高；20% DHT 由 T 在 5α-还原酶的作用下转化而来，其余由 ASD 还原生成，肾上腺束状带可直接分泌少量的 DHT。

代谢　DHEA 是评价肾上腺雄激素水平的指标，睾酮是评价卵巢雄激素分泌的指标，DHT 是评价女性周围组织雄激素水平的指标。正常情况下，卵巢每天分泌 T 0.1 ~ 0.4mg，ASD 1 ~ 2mg，DHEA < 1mg。肝是雄激素的代谢场所，80% 以上的睾酮在肝内降解，大多以葡糖醛酸化合物或磺酸盐形式经尿排泄。

女性雄激素增多提示患多囊卵巢综合征、卵泡膜细胞增殖症或分泌雄激素的卵巢肿瘤，如性索间质细胞瘤、类固醇细胞瘤、先天性肾上腺皮质增生症、高催乳素血症以及肾上腺分泌雄激素的肿瘤等。

作用机制　人体内雄激素主要通过两种途径发挥作用：①细胞内直接以 T 或将 T 转化为 DHT 形式使雄激素受体活化发挥作用。T 直接作用的靶器官是中肾管、毛囊、尿生殖窦和尿生殖结节的衍生结构，需先将 T 转化为 DHT，出生前男性与女性体内睾酮水平的差异，会导致男女在青春期乃至整个生命周期的生物学差异；②细胞内将 T 芳香化转化为雌二醇使某些雌激素受体活化发挥作用，雌激素对人体心脑血管系统、

骨骼系统和中枢神经系统等具有重要作用。

女性体内的雄激素按血清中浓度由大到小依次为 DHEA-S、DHEA、ASD、T 和 DHT，前 3 种不能直接发挥作用，必须在靶器官中转化为 T 及 DHT，与雄激素受体（androgen receptor，AR）结合后发挥作用。AR 存在于细胞核中，基因编码位于 X 染色体。AR 的 DNA 结合区中的氨基酸序列有超过 80% 与孕激素受体氨基酸序列相同。AR 与 T 和 DHT 都有较强的亲和力，T 受体或血清 DHT 受体会进行结构性的转变，并进入细胞核，与染色体 DNA 内特定的核苷酸结合，影响某些基因的复制活动，产生雄激素效用。女性体内的雄激素 80% 与性激素结合球蛋白结合，19% 与血白蛋白结合，只有 1% 是游离状态，游离状态的雄激素具有活性，其余结合状态的雄激素作为循环中的雄激素储备池。

生理作用 雄激素在男女体内都有，男性更突出。①促进男性生殖器官的形成和第二性征的发育，刺激雄性附属性器官的生长、发育及成熟，维持正常性欲，促进精子发育成熟。②促进蛋白质的合成与骨骼肌的生长，刺激红细胞的生成，使肌肉发达，抑制体内脂肪增加，刺激长骨的生长，使骨密度及骨强度增加，促进骨骼成熟。

对女性生殖系统的影响 雄激素是合成雌激素的前体物质，也是维持女性生殖功能的重要激素。①从青春期开始，雄激素分泌增加，雄激素与雌激素配合促使阴蒂、阴唇和阴阜的发育，促进阴毛、腋毛的生长。②雄激素主要作用于颗粒细胞，卵泡形成早期，雄激素可促进卵泡生长。③增强卵泡刺激素调节颗粒细胞的分化，增加孕酮和雌二醇的产生使其在卵泡发育中发挥作用。雄激素增多易对雌激素产生拮抗，可减缓子宫生长及子宫内膜增生，抑制阴道上皮的增生和角化；可影响卵泡生长发育，影响排卵，导致月经失调。

对机体代谢功能的影响 ①能促进蛋白合成及肌肉生长，刺激骨髓中红细胞的增殖。②性成熟前，促使长骨骨基质生长和钙的保留；性成熟后可导致骨骺的闭合，生长停止，刺激骨骼成熟。③促进肾远曲小管对 Na^+、Cl^- 的重吸收，引起水肿。④增加基础代谢率。⑤大剂量雄激素可刺激骨髓造血，促进红细胞生成。

不良反应 ①女性男性化，出现痤疮、多毛、阴蒂肥大及声音粗哑。②甲睾酮偶可引起黄疸型肝炎，应用期间注意监测肝肾功能。③加速骨骺愈合，干扰正常下丘脑-垂体-卵巢轴的功能，青春期女性不宜使用。④男性长期用雄激素治疗，促性腺激素分泌会受到抑制，可发生阳痿及无精子症。

临床应用 早在 11 世纪，中国北宋科学家沈括（1031～1095 年）成功地从大量人尿中提取出雄激素，并应用于医疗实践。医疗应用的雄激素均为人工合成品，如甲睾酮、丙酸睾酮等。由于止血等作用已有成熟药物代替，已较少使用。

疾病治疗 ①更年期子宫出血：雄激素有对抗雌激素的作用，使子宫肌肉及血管平滑肌张力增强，减轻盆腔充血。丙酸睾酮可减少出血量，其止血效果差。更年期月经过多者行丙酸睾酮周期治疗，可减少月经出血量。②子宫肌瘤、子宫内膜异位症：甲睾酮有对抗雌激素的作用，控制肌瘤发展，减少出血及缓解子宫内膜异位症引发的痛经。③女性性欲低下：甲睾酮能增强女性性欲。④睾丸功能不全：雄激素替代治疗，促进性器官和第二性征发育、成熟并维持其功能。⑤男性更年期综合征：睾丸功能随年龄增长逐渐衰退，T 分泌减少，引起性欲降低、性功能减退、失眠和易激动等症状，可用雄激素替代治疗。⑥晚期乳腺癌或乳腺癌有骨转移者：有缓解作用。⑦身体虚弱、贫血和消耗性疾病：同化激素促进蛋白质合成及红细胞生成，可增强体质，治疗贫血。

抗雄激素药物 阻断雄激素对靶组织（包括睾丸、副性腺、皮肤及其附属物和骨骼等）的作用，影响性功能、各种代谢过程和胚胎分化。临床用于治疗前列腺肥大、前列腺癌、痤疮皮脂溢出、女性多毛症、男性脱发和性早熟等。

注意事项 雄激素能刺激红细胞生成，引起红细胞增多，是临床应用最常见的不良反应，红细胞增多会增加静脉血栓栓塞疾病风险。治疗期间需定期监测血常规。男性应用雄激素治疗还可能使前列腺体积增大，血清前列腺癌特异性抗原水平升高，甚至加重部分良性前列腺疾病患者排尿困难的症状，选择雄激素治疗需谨慎，启动治疗前及治疗过程中都需体检，定期评估用药安全性。外源性雄激素补充不利于精子产生，有生育意愿应谨慎选择雄激素补充治疗。

（郁 琦）

yùnjīsù

孕激素（progestogen，P） 主要由卵巢黄体细胞分泌的含 21 个碳原子的类固醇激素。在 C-3 上连有酮基，在 C-4 与 C-5 之间为双键连接。血清中孕激素包括孕酮（图 1）和 17α-羟孕酮。孕酮具有生物活性；17α-羟孕酮为性激素合成过程中的中间产物，无生物活性。孕激素的主要作用是诱导子宫内膜的分泌期变化、在子宫肌层对抗雌激素的刺激作用及促进乳腺发育等，在人体中起不可或缺的生理作用。孕激素类药物在临床应用非常广泛，涉及内分泌代谢、妇科内分泌、药物避孕、辅助生殖和围生医学等领域。

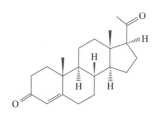

图 1 孕酮结构示意

孕酮主要与皮质类固醇结合球蛋白、性激素结合球蛋白和白蛋白结合，血液循环中绝大部分孕酮为结合型，仅有循环总浓度的 2%～10% 为游离型。结合状态下的孕酮无生物活性，可避免激素过快地被破坏和排出。有生物活性的游离型激素与无生物活性的结合型激素维持着动态平衡。

合成代谢　孕酮是机体内的天然孕激素，可作为一种独立的激素被分泌入血发挥作用，也可作为类固醇激素合成的中间体。黄体生成素（luteinizing hormone，LH）高峰出现前，颗粒细胞在 LH 的作用下发生黄素化，开始分泌孕酮，由于颗粒细胞内缺乏 17α-羟化酶，只能停留在孕酮阶段，不能进一步转化成雄激素和雌激素；可借弥散作用进入相邻

的卵泡膜黄体细胞，在 17α-羟化酶和其他酶的催化下形成雄激素，再进入颗粒细胞内转变成雌激素。排卵后，在 LH 排卵峰的作用下颗粒细胞和黄素化形成两种黄体细胞，即颗粒黄体细胞和卵泡膜黄体细胞。胆固醇在卵泡膜细胞中经线粒体内细胞色素 P450 侧链裂解酶催化，形成孕烯醇酮。LH 与卵泡膜细胞上的 LH 受体结合，促进孕烯醇酮转化，孕烯醇酮在卵泡期通过 Δ^5 途径合成 17α-羟孕烯醇酮，在黄体期通过 Δ^4 途径合成孕酮，进而合成 17α-羟孕酮。17α-羟孕烯醇酮和 17α-羟孕酮均可转化为雄激素，作为雌激素前体进入颗粒细胞，卵泡刺激素（follicle-stimulating hormone，FSH）作用于颗粒细胞膜上的 FSH 受体激活芳香化酶，使雄激素转化为雌激素。其代谢产物主要与葡糖醛酸结合，从肾排出。人工合成的炔诺酮、甲地孕酮等作用较强，在肝破坏较慢，可口服。

孕激素制剂　从来源分天然孕激素和人工合成孕激素两大类。天然孕激素由植物萃取后制成，制剂主要有孕酮针剂、口服微粒化孕酮胶囊、阴道用孕酮缓释凝胶等。合成孕激素多为孕酮或睾酮衍生物，主要有 4 大类。①天然孕激素的逆转孕酮衍生物：又称逆转孕酮的地屈孕酮。②孕酮衍生物：包括 17α-羟孕酮类的甲羟孕酮、甲地孕酮、环丙孕酮、氯地孕酮；19-去甲孕酮类的曲美孕酮、普美孕酮、诺美孕酮等。③睾酮衍生物：包括 19-去甲睾酮类的左炔诺孕酮、炔诺酮、去氧孕烯、孕二烯酮、诺孕酯和地诺孕素。④螺内酯衍生物：如屈螺酮。

天然孕酮和人工合成孕激素有 2 个共同的特性：①抑制下丘

脑-垂体系统和转化子宫内膜。②合成类孕激素的来源不同，发挥孕激素作用时，还可表现出其他类固醇激素的作用，特别是长期使用或大量使用时，19-去甲睾酮类可同时表现出雄激素样的作用，17-羟孕酮类可有糖皮质激素样的作用。临床上根据某些合成类的孕激素具有较强的抗雄激素作用，用于对抗高雄激素血症；螺旋内酯衍生物具有抗盐皮质激素作用，对稳定血压有益。孕激素来源不同，生物学活性也不同（表 1）。

孕激素受体　存在于核内，是单一多肽链，其结构、转录活化的调节机制与雌激素受体相似。孕激素受体（progesterone receptor，PR）主要分 2 个蛋白亚型：PR-A 和 PR-B，二者来源于同一编码基因，由不同的启动子和转录起始点所致。还有一种 PR-C 亚型，是 PR-B 的 N 端截短的形式。PR 在卵巢、子宫、乳腺、神经系统和胸腺中表达。已发现多种孕激素受体膜组分，其中孕激素受体膜组分 1（progesterone receptor membrane component，PGRMC$_1$）为跨膜受体，属于膜相关孕激素受体蛋白家族。与膜相关的孕激素受体在所有的组织中都有表达，但活性不同，表现出不同的功能。PGRMC$_1$ 在激素相关性肿瘤如乳腺癌、卵巢癌、子宫内膜癌的发生发展中起重要作用，其蛋白在多种乳腺癌中高表达，表达发生改变时，可导致肿瘤对化疗产生抵抗，监测 PGRMC$_1$ 可作为指导乳腺癌治疗及预后的新指标；PGRMC$_1$ 参与调控子宫内膜癌细胞的增殖；PGRMC$_1$ 高表达可能与卵巢癌的发生、发展有关，并可能促进血管生成，且体内外 PGRMC$_1$ 均与卵巢癌细胞对顺铂

表 1 孕激素的生物学效应

类别	制剂	孕激素作用	抗 Gn 作用	抗雌激素作用	雌激素作用	雄激素作用	抗雄激素作用	糖皮质激素作用	抗盐皮质激素作用
天然孕酮		+	+	+	−	−	±	+	+
逆转孕酮									
	地屈孕酮	+	−*	+	−	−	±	−	±
17α-羟孕酮类									
	甲羟孕酮	+	+	+	−	±	−	+	−
	甲地孕酮	+	+	+	−	±	+	+	−
	环丙孕酮	+	+	+	−	−	++	+	−
	氯地孕酮	+	+	+	−	−	−	+	−
19-去甲睾酮类									
	左炔诺孕酮	+	+	+	−	±	−	−	−
	炔诺酮	+	+	+	+	±	−	−	−
	去氧孕烯	+	+	+	−	±	−	−	−
	孕二烯酮	+	+	+	−	±	−	−	+
	地诺孕素	+	+	+	−	−	+	−	−
	诺孕酯	+	+	+	−	±	−	−	−
19-去甲孕酮类									
	诺美孕酮	+	+	+	−	−	±	−	−
普美孕酮		+	+	−	−	−	−	−	−
曲美孕酮		+	+	−	−	−	±	−	±
螺旋内酯衍生物									
	屈螺酮	+	+	+	−	−	+	−	+

注：Gn 表示促性腺激素；+表示有活性；−表示无活性；±表示弱活性；*表示地屈孕酮在常规使用的日剂量在 30mg 或以下时不抑制 Gn。

的敏感性密切相关。

生理作用 包括对生殖系统、非生殖系统作用和与雌激素相互作用。

对生殖系统作用 ①孕激素常在雌激素的基础上发挥作用，月经中期具有增强雌激素对垂体 LH 排卵峰释放的正反馈作用；黄体期对下丘脑和垂体有负反馈作用，抑制促性腺激素分泌。②使增殖期子宫内膜转化为分泌期子宫内膜，为胚胎植入作准备。③降低子宫平滑肌兴奋性及其对缩宫素的敏感性，抑制子宫收缩，有利于胚胎及胎儿子宫内生长发育。④抑制输卵管肌节律性收缩的振幅。⑤使子宫颈口闭合，黏液分泌减少，性状变黏稠。⑥加快阴道上皮细胞脱落。⑦孕激素是妊娠建立和维持必不可少的类固醇激素，可负反馈调节下丘脑-垂体-卵巢轴，抑制 FSH 和 LH 的分泌，使妊娠期间无排卵发生。孕激素与子宫内膜孕激素受体结合，使增殖期内膜向分泌期转化，为胚胎植入和发育作准备。诱导内膜间质细胞增殖、分化，促使子宫内膜蜕膜化。⑧妊娠过程中，孕激素可通过与 Ca^{2+} 结合，提高子宫平滑肌兴奋阈值，抑制子宫收缩，维持妊娠。⑨除内分泌效应，孕激素还具有免疫效应，可直接参与调解母胎界面微环境，促使母胎耐受。一定水平的孕激素对维持妊娠至关重要，是维持早期妊娠必需的激素。

对非生殖系统作用 ①促进乳腺腺泡发育。②促进水钠排泄。③增强能量代谢，兴奋下丘脑体温调节中枢，使基础体温在排卵后升高 0.3~0.5℃，临床可将基础体温的双相变化作为判断有无排卵的标志之一。

与雌激素相互作用 孕激素在雌激素作用的基础上，进一步促进女性生殖器和乳房发育，为妊娠准备条件，二者有协同作用；雌激素和孕激素又有拮抗作用，雌激素促进子宫内膜增生及修复，孕激素限制子宫内膜增生并使增殖期的子宫内膜转化为分泌期。其他拮抗作用表现在子宫收缩、输卵管蠕动、宫颈黏液变化、阴道上皮细胞角化和脱落以及水钠潴留的调节与排泄等方面。

临床应用　在育龄期参与维持女性的生殖能力，青春期和绝经过渡期避免子宫内膜的异常增生，且在辅助生殖、围生医学等方面有广泛应用。

调经　孕激素对异常子宫出血患者，可起止血和调整月经周期的作用，常见治疗包括雌孕激素序贯法、雌孕激素连续联合治疗和后半周期疗法等。对闭经患者，孕激素撤退试验可评估体内雌激素水平，确定闭经程度。

避孕　各种合成类孕激素与雌激素一起组成复合制剂用于避孕，通过干扰下丘脑-垂体-卵巢轴的正常功能达到抑制排卵、抑制下丘脑释放促性腺激素释放激素（gonadotropin-releasing hormone，GnRH），使垂体分泌 FSH 和 LH 减少，同时直接影响垂体对 GnRH 的反应，不出现排卵前 LH 峰，抑制排卵。孕激素使子宫颈口黏液量变少，高度黏稠，拉丝度减少，不利于精子穿透；还可干扰雌激素作用，抑制子宫内膜增生，腺体变小变直，螺旋动脉发育不良，使子宫内膜不适于胚胎植入。

治疗先兆流产及复发性流产　先兆流产指妊娠 20 周前，出现少量阴道流血和/或下腹疼痛，子宫口未开，胎膜未破，妊娠物尚未排出，子宫大小与停经周数相符者，若阴道出血量多，腹痛加剧可发展为难免流产。复发性流产指连续≥2 次妊娠 20 周前的流产。国际上对先兆流产及不明原因复发性流产患者是否给予黄体支持及孕激素补充存在争议，其用法和用量是经验性的，需综合考虑患者年龄、体检和实验室结果。妊娠期适量采用天然孕酮和逆转孕酮进行黄体支持是安全的，

并不增加妊娠高血压、产后出血、早产、新生儿先天性畸形和低出生体重儿的发生率。

预防早产　某些特殊类型的孕激素对预防早产有效，肌内注射或阴道用孕激素能够显著降低有自发早产史或子宫颈缩短患者的早产率，且在有自发早产史患者中能够降低新生儿患病及死亡率。能预防早产的特殊类型孕酮主要有 3 种：17α-己酸羟孕酮、微粒化孕酮胶囊及孕酮缓释凝胶。

治疗子宫内膜不典型增生　年龄小、未生育或要求保留子宫的子宫内膜不典型增生者，可采用大剂量高效孕激素治疗，密切随访子宫内膜的变化。PR 阳性的子宫内膜腺癌患者也可应用孕激素治疗，多用于晚期、复发患者，或年龄小、早期以及要求保留生育功能者。以高效、大剂量、长疗程为好。

辅助生殖　辅助生殖技术中，黄体支持及孕激素补充主要用于：①超促排卵方案体外受精、卵胞质内单精子注射-胚胎移植（intracytoplasmic sperm injection-embryo transfer，ICSI-ET）等辅助生殖治疗，ICSI-ET 后可出现一定程度的内源性黄体功能不足。②自然周期排卵后实施冻融胚胎移植（frozen-thawed embryo transfer，FET）时，部分女性存在自身黄体功能不足的可能。③促排卵周期实施 FET 时，存在潜在的内源性黄体功能不足。④雌激素、孕激素药物替代周期（人工周期）FET，完全使用外源性雌激素、孕激素药物替代黄体功能。黄体支持中，最常用孕激素，分为肌内注射、局部应用（阴道用药）和口服等。孕酮注射液可达到较高的血药浓度，价格便宜，剂量

为每天 40~100mg；阴道制剂能避免长期局部注射的不适，应用广泛。

（郁　琦　郝艳芳）

yizhisù

抑制素（inhibin，INH）　由 α 和 β 亚基组成的多肽激素。因其对垂体细胞卵泡刺激素的抑制作用而得名。

结构　抑制素为转化生长因子-β（transforming growth factor-β，TGF-β）超家族成员，由一种 α 和两种 β 亚基通过二硫键连接而成。相同的 α 亚基与不同的 β 亚基（βA、βB）结合后分别形成抑制素 A（αβA）和抑制素 B（αβB）。编码 α 亚基的基因 Inha（定位于 2 号染色体）。编码 βA 及 βB 亚基的基因分别为 Inhba（定位于 7 号染色体）和 Inhbb（定位于 2 号染色体）。

作用机制　抑制素通过血液循环，以经典的内分泌形式发挥调节作用。卵巢来源的抑制素 A 和抑制素 B 在整个月经周期中以不同的方式分泌，较小的卵泡产生抑制素 B，优势卵泡和黄体产生抑制素 A。抑制素的经典功能是阻断腺垂体促性腺细胞中激活素的信号传导。未发现抑制素的特异性受体，抑制素的作用与糖基有关，β 糖基属 TGF-β Ⅲ 型受体，糖基与抑制素高亲合力结合后再与 ActR Ⅱ 形成三元络合物，阻止 ActR Ⅱ-ACT-ActR Ⅰ 三元络合物的形成，拮抗激活素的作用，抑制卵泡刺激素（follicle-stimulating hormone，FSH）的合成。

生理功能　抑制素在外周血中的水平随月经周期和生殖活动的各阶段变化有较大变动，对垂体-性腺轴起调节作用。抑制素的主要生理作用是选择性地抑制垂体 FSH 的合成和分泌，但不影响

黄体生成素（luteinizing hormone，LH）的分泌。

内分泌作用　正常月经周期中，抑制素与FSH的负反馈调节有关。生理环境下抑制素能调节FSH，即绝经后女性服用生理水平的促性腺激素不能使FSH恢复到正常水平。LH上升或雌激素下降前，与年龄增长相关的FSH上升与抑制素B下降呈负相关。

卵泡发育调节　抑制素自卵巢颗粒细胞产生后，释放入血液，选择性抑制垂体FSH的合成与分泌。抑制素在月经周期中具有特征性的周期性变化，并通过内分泌调节作用维持女性正常生殖功能。抑制素A分泌的特点是围排卵期开始上升，黄体期达到最高水平；而抑制素B在黄体期达到最低点，在黄体-卵泡转换期开始上升，早卵泡期和中卵泡期达到最高水平，晚卵泡期开始下降，围排卵期有短暂上升。抑制素与促性腺激素和雌二醇的关系不易确定任何一种抑制素在调节FSH中有预期的内分泌作用。抑制素B与FSH呈正相关而非负相关，尤其在黄体-卵泡转换期；然而抑制素A对FSH有负反馈，易被认为是抑制素A的变化平行改变雌二醇的作用。黄体期和黄体-卵泡转换期，雌二醇对FSH的负反馈起到关键作用。随卵泡期的进展抑制素的作用变得越来越重要，而黄体期FSH并未升高到绝经水平说明抑制素A对其有抑制作用。对FSH分泌的调控不仅依赖于抑制素和雌二醇，激活素和卵泡抑素系统也起作用。

激活素与抑制素的作用　抑制素和激活素存在于包括肾上腺、骨髓和中枢神经系统等中，作用不仅局限于性腺，在组织细胞生长分化、骨形成、胚胎发育、免疫调节、组织损伤修复及炎症反应过程中发挥重要作用。①激活素A适度表达有助于组织损伤修复，过度表达可促进组织纤维化。②激活素增加胎儿肾上腺细胞增殖和促肾上腺皮质激素刺激的皮质醇生成。③骨髓和脾生成激活素A，激活素A导致幼红细胞系增殖并加速幼红细胞分化，而骨髓生成的抑制素和卵泡抑素可阻断此作用。④在中枢神经系统，激活素改善神经元功能，抑制神经元分化，调节下丘脑促性腺激素释放激素的生成。⑤抑制素和激活素在正常器官发生方面有重要作用。妊娠晚期胎儿的睾丸和卵巢存在抑制素、激活素和卵泡抑素。在雌性发育过程中，亚基的存在对正常生殖功能起关键性作用。缺乏激活素B、激活素AB和抑制素B将引起死亡。抑制素、激活素和卵泡抑素共同组成复杂的相互作用系统，在垂体影响FSH分泌，在性腺影响类固醇激素生成和配子的发育，在非生殖组织中也有生成，并有局部调节作用。

临床应用　随着对抑制素认识的深入，在女性生理中的作用越来越多被挖掘，在卵泡发育、生殖、妇科多种疾病等方面越来越广泛的应用。

对卵巢储备功能的预测　抑制素直接反映颗粒细胞的功能并能够调节FSH的合成与分泌，可作为卵泡发育状况及卵母细胞数量的标志物。超促排卵治疗后卵泡期抑制素水平的动态变化对卵巢储备功能及体外受精结局有一定预测价值。基础抑制素B水平对卵巢储备功能的预测价值优于基础FSH，基因重组FSH注射第5天抑制素B水平的预测价值优于基础抑制素B。血抑制素A水平测定可能有助于体外成熟培养取卵时机的选择。

在人类妊娠的应用　早期流产过程中存在抑制素A水平的急剧下降。病理妊娠如21-三体综合征、先兆子痫和多胎妊娠时，抑制素水平高于正常妊娠。水泡状胎块患者血清抑制素A和激活素A水平明显升高，清除水泡状胎块组织后，抑制素A浓度迅速下降较人绒毛膜促性腺激素更敏感，可用于此类患者预后的评价。

在妇科肿瘤中的应用　①卵巢颗粒细胞肿瘤患者血清中所有类型的抑制素水平均显著升高，手术切除肿瘤后抑制素水平下降，肿瘤复发则再次升高。抑制素可作为颗粒细胞肿瘤的标志物，用于肿瘤的早期筛查及复发的预测。间质细胞瘤患者血中抑制素水平升高，与颗粒细胞瘤类似。②卵巢癌患者的血清、囊液及腹水中抑制素A水平明显上升，提示抑制素与卵巢癌有相关性。抑制素在卵巢癌尤其黏液性囊腺癌患者中升高，糖类抗原125往往在卵巢非黏液性囊腺癌尤其是浆液性卵巢癌患者中升高，抑制素和糖类抗原125具有互补性，二者联合测定可提高卵巢癌术前诊断率。③绝经后女性体内抑制素水平通常极低或不能检测到，如出现血清抑制素水平的异常上升要怀疑早期颗粒细胞瘤或黏液性上皮癌的可能，抑制素水平的测定有利于肿瘤的早期发现及肿瘤复发的监测。育龄女性的抑制素水平在月经周期中存在显著波动，诊断价值尚待探讨。

在多囊卵巢综合征（polycystic ovary syndrome，PCOS）中的应用　PCOS患者卵泡液抑制素A、抑制素B浓度明显低于正常女性水平，提示抑制素在正常卵泡发育过程中的重要作用，卵巢局部微环境中抑制素缺乏可能导致卵泡发育障碍。

在男性不育中的应用 组成抑制素各亚基单体在雄性的性腺中表达，抑制素主要来自睾丸的支持细胞，激活素则多分布于间质细胞。抑制素 B 是睾丸支持细胞与分化后期的生精细胞共同产生，能直接反映睾丸的精子发生，可作为临床评价男性生育力的重要指标。抑制素 B 的检测在男性不育病因诊断、监测放化疗对男性生精功能的损伤、儿童隐睾症及精索静脉曲张疗效评估方面均有其潜在应用价值。在辅助生殖技术中，抑制素 B 的检测对睾丸精子抽吸的结果有一定预测作用。

（郁 琦 郝艳芳）

jīhuósù
激活素（activin，ACT）
由 2 个抑制素的 β 亚基组成的二聚体多肽激素。主要由垂体促性腺细胞产生，通过自分泌或旁分泌机制发挥作用，刺激卵泡刺激素（follicle-stimulating hormone，FSH）的分泌。

结构 激活素为转化生长因子 - β（transforming growth factor-β，TGF-β）超家族成员，由构成抑制素的 2 个 β 亚基通过二硫键结合而成，其产物有 3 个亚型，分别为激活素 A（βAβA）、激活素 B（βBβB）和激活素 AB（βAβB）。

作用机制 激活素通过旁/自分泌途径影响邻近细胞的生理活动。旁分泌指一种细胞通过产生生物活性物质影响相邻细胞的活性。自分泌指细胞产生的活性物质作用于本身调节其活性。TGF家族的信号传导过程始于与细胞表面的 Ⅰ 型及 Ⅱ 型受体的结合及相互作用，激活素的 Ⅰ 型和 Ⅱ 型受体均为丝氨酸/苏氨酸激酶型受体，二者结构不同。在经典激活素信号通路中，ACT 与 ActR Ⅱ A 或 ActR Ⅱ B（结合形成二聚体，再与 ActR Ⅰ 结合通过磷酸化激活 Ⅰ 型受体，聚合形成 ActR Ⅱ-ACT-ActR Ⅰ 三元络合物，进一步激活 TGF-β 的胞质递质 SMADs，通过 SMADs 蛋白系统向细胞核传导信息。

功能 血清中激活素水平相对较低，在生殖周期中较稳定。激活素在垂体局部通过自分泌作用，增加垂体细胞的促性腺激素释放激素受体数量，提高垂体对促性腺激素释放激素受体的反应性，刺激 FSH 的产生。激活素与排卵和黄体形成有关，可促进卵泡发育，抑制黄体生成素对卵泡内膜细胞分泌雄激素的作用。激活素还可抑制垂体催乳素、促肾上腺皮质激素和生长激素的反应。

旁/自分泌作用 育龄女性月经周期中，游离激活素水平无周期性改变，激活素 B 水平在卵泡期和黄体期没有差别，卵泡发育过程中卵泡液中的激活素 A 水平也未见变化，对下丘脑-垂体-卵巢轴无调节作用，而主要通过旁/自分泌作用影响 FSH 的分泌：①直接刺激腺垂体细胞促性腺激素的合成与分泌。②上调垂体细胞促性腺激素释放激素受体的表达，促进促性腺激素释放激素受体调节下的促性腺激素的合成与分泌。③促进下丘脑神经元促性腺激素释放激素受体的释放。

卵泡发育调节作用 激活素最初是从卵泡液分离得到，与卵泡发育密切相关。卵泡形成过程中卵泡环境由激活素主导向抑制素主导过渡，激活素在卵泡生长的早期阶段起着重要作用，通过诱导 FSH 受体信使核糖核酸的表达在卵泡形成的早期阶段刺激无腔卵泡的生长。

子宫内膜蜕膜化的作用 激活素 A 是子宫内膜蜕膜反应环磷酸腺苷通路的必需组成部分，并通过特定的旁/自分泌作用，调控内膜基质蜕膜反应、滋养细胞侵入和胚胎植入等过程。

临床意义 ①人类妊娠：妊娠期女性体内胎盘、胎膜和蜕膜组织可产生大量激活素释放入母体血液循环及羊水中，病理妊娠情况下激活素分泌发生改变，对母体血清水平进行检测有助于妊娠滋养细胞疾病、病理妊娠及胎盘功能的诊断及监测。②多囊卵巢综合征（polycystic ovary syndrome，PCOS）：特征性的改变是卵巢内有多个发育受阻但不发生凋亡的窦卵泡。PCOS 患者中，激活素水平过高与 PCOS 高雄激素血症发生有关。

（郁 琦 郝艳芳）

luǎnpào yìsù
卵泡抑素（follistatin，FS）
富含半胱氨酸的单链糖基化蛋白。又称卵泡休止素。含有转化生长因子 - β（transforming growth factor-β，TGF-β）超家族结合位点，与激活素、肌生成抑制素、骨形态发生蛋白质具有高亲和力，通过与激活素结合发挥抑制卵泡刺激素（follicle-stimulating hormone，FSH）分泌的作用。

来源 1987 年首次从牛和猪的卵泡液中分离出卵泡抑素，分子量 31000 ~ 39000。FS 在组织中分布广泛，主要来源于性腺外的多种组织，如脑、肝、肾、骨、胎盘等，在激素调节、肌肉增殖分化和能量代谢等方面发挥重要作用。肝是血液循环中 FS 的主要供体，FS 分泌受胰高血糖素与胰岛素比值的调节，高胰高血糖素血症和/或胰岛素敏感性下降可导致肝分泌 FS 增加，在妊娠、胰岛素抵抗、多囊卵巢综合征和多种应激情况下血 FS 水平升高。在垂体局部，垂体促性腺细胞或滤泡星状细胞是 FS 主要的产生部位，FS 通过旁分泌/自分泌途径影响邻近细胞的生理活动，通过与激活素特异结合阻断激活素促进内分泌中枢垂体合成和释放 FSH 的作用，进一步影响女性性激素的分泌。FS 和激活素共同构成维持组织器官正常生长、发育和代谢的自动平衡系统。

结构和组成 FS 编码基因定位于第 5 号染色体，长约 6kb，包含 6 个外显子和 5 个内含子，第 1 个外显子编码信号肽序列，接着的 4 个外显子分别编码 FS 的 4 个功能区，最后 1 个外显子编码 344 个氨基酸前体 C 端的 27 个氨基酸。转录后修饰过程中的不同剪切，可产生两种不同的蛋白亚型，含有 344 个氨基酸的 FS344 和去除了由第 6 个外显子编码的 C 端 27 个氨基酸的 FS317。成熟多肽是去除了信号肽后的含 315 个氨基酸的 FS315 和含 288 个氨基酸的 FS288，第 3 种亚型 FS303 由 FS315 翻译后 C 端截断产生。对 FS 的氨基酸序列进行分析后发现，FS 的第 95 和 259 个氨基酸残基是天冬氨酸，是引起 FS 不同剪切、酶切和糖基化、分子量不等的原因。组织中，编码 FS288 的信使核糖核酸占编码 FS 总信使核糖核酸的不到 5%，但 FS288 比 FS315 更强烈地抑制激活素信号转导和 FSH 释放，FS88 的生物活性较 FS315 强 6~10 倍。FS 的启动子包含 3 个转录起始位点，每个转录起始位点分别位于 TATA 样序列下游 30bp 处，启动子活性受蛋白激酶 A 和蛋白激酶 C 调节。

FS 的信使核糖核酸经翻译拼接后产生 3 种形式的单聚体糖蛋白，分别由 288 个、303 个和 315 个氨基酸残基组成，所有 FS 异构体都有 1 个含 63 个残基的 N 端结构域和 3 个 FS 结构域，分别为 FSD1、FSD2 和 FSD3，这 3 个结构域包含 73~77 个氨基酸残基，并以 10 个保守半胱氨酸残基的排列为特征。FS 与抑制素/激活素的 α、β 亚基无结构同源性。

作用机制 FS 在未成熟卵的胞质及透明带均有表达，卵母细胞成熟后显著减少，受精后无改变。FS 为一种激活素特异结合蛋白，能够以 1:2 的比例与激活素不可逆结合并使之失活，间接抑制 FSH 分泌。FS 不仅与激活素特异性结合，还可与其他 TGF-β 超家族成员如肌生成抑制素、骨形态发生蛋白质相结合。FS、激活素和抑制素是参与卵泡发育的主要卵巢内部因子。FS 与激活素的相互作用是调控卵巢排卵和卵巢损伤上皮的修复与细胞增殖，二者共同存在、共同表达构成维持卵巢正常生长的平衡系统，该系统的失衡将出现卵巢生理过程的失调和肿瘤的发生。

生理作用 ①抑制垂体分泌 FSH，影响卵泡和黄体的发育。②调控卵母细胞成熟和胚胎早期发育、植入。③促进精子发生。④促进骨骼肌增殖、分化。⑤调节棕色脂肪细胞分化和产热、调节能量平衡。⑥降低胰岛素抵抗。⑦控制炎症反应。⑧维持肝细胞生长平衡。

临床应用 尚未成熟，但有以下潜在治疗靶点，需后续研究进行安全性和有效性的评估。①复发性流产孕妇妊娠早期子宫内膜和子痫前期患者的母体血清、胎盘滋养层细胞中 FS 表达降低。

FS 参与调控卵母细胞成熟，提高胚胎早期卵裂率，在胚胎正常的植入及子宫蜕膜反应过程中至关重要，可应用于辅助生殖技术领域，如卵母细胞体外成熟、促进胚胎发育和胚胎植入等。②FS 调节棕色脂肪细胞分化。棕色脂肪促进机体脂质和葡萄糖代谢，对于肥胖和 2 型糖尿病可能有潜在的治疗和预防价值。③FS 通过结合并中和肌生成抑制素活性，促进肌肉增殖生长，为治疗肌病提供新思路。FS 可改善肌病症状，如肌少症、杜氏肌营养不良和 1 型糖尿病引起的肌肉再生能力下降。FS 在治疗与衰老、获得性免疫缺陷综合征和癌症相关的肌肉消耗性恶病质方面可能具有潜在治疗用途。④FS 控制炎症反应。FS 用于治疗哮喘、内毒素血症、囊性纤维化样肺部炎症、吸烟引起的炎症和实验性自身免疫性睾丸炎等炎症免疫性疾病。FS 可减轻心肌、肾和肝缺血再灌注损伤。⑤FS 与激活素共同构成调控组织器官生长代谢的平衡系统，二者不仅能调节组织器官的损伤后再生，在纤维化的发生发展中也起着重要作用。激活素-卵泡抑素系统可调节肝细胞的正常生长，激活素具有抑制作用，FS 通过阻断激活素而发挥促进作用，这一系统发生异常将影响细胞正常生长。肝肿瘤细胞系具有无限制生长特性，常伴有激活素-卵泡抑素系统改变。激活素-卵泡抑素系统的失衡是肿瘤发生的原因或肿瘤形成后的结果。正常肝受到致病因子损伤时，内源性或外源性的 FS 增加有利于肝的再生，激活素-卵泡抑素系统具有维持肝细胞生长平衡的作用。激活素及 FS 表达失衡在糖尿病肾病的进展、调控人胚肺成纤维细胞活性的异常和肺纤维化疾病中发挥重要作用。FS 功能失调与多种癌症有关，包括垂体腺瘤、胃癌、肺癌、肝细胞癌、卵巢癌和黑色素瘤，在实体肿瘤的发生、转移和血管生成中发挥作用。在肿瘤的诊断、预后和治疗方面，FS 显示出良好应用前景。FS 在卵巢癌患者外周血中高表达，与糖类抗原 125 联合应用有助于提高卵巢癌诊断的特异性。

（郁 琦 郝艳芳）

kàngmǐlèguǎn jīsù

抗米勒管激素 （anti-Müllerian hormone，AMH）

二硫键连接的糖蛋白二聚体，属于转化生长因子-β 超家族成员。又称米勒管抑制激素（Müllerian-inhibiting hormone，MIH）、米勒管抑制因子（Müllerian-inhibiting factor，MIF）、抗中肾旁管激素（anti-paramesonephric hormone，APH）。与抑制素、激活素、骨形态发生蛋白和生长分化因子等共同构成转化生长因子-β（transforming growth factor-β，TGF-β）超家族。AMH 蛋白于 1953 年由法国胎儿内分泌学家阿尔弗雷德·约斯特（Alfred Jost）首先发现，其编码基因于 1986 年首次被克隆。在男性中，AMH 主要由睾丸的支持细胞分泌，诱导中肾旁管的退化。在女性中，AMH 主要由卵巢的颗粒细胞分泌，调控卵泡生成。在月经周期中，AMH 水平无显著变化。

结构 AMH 编码基因定位于 19 号染色体短臂 p13.2-13.3，具有 5 个外显子，是编码含 560 个氨基酸的多肽，C 端为活性作用端，与膜受体结合发挥生物学活性。AMH 是 TGF-β 超家族的一员，由 2 个相同的分子量为 70000 单体亚基通过二硫键连接组成的二聚糖蛋白，分子量为 140000。

每个单体由 560 个氨基酸排列而成。一般同型二聚体或其他低聚体的亚基对称排列。AMH 蛋白的合成首先是作为 1 个大的前体，包含 18 个信号氨基酸序列，再加工成前激素原，最终生成同型二聚体。分泌前，成熟的激素经历糖基化和二聚体化，形成分子量为 140000 的二聚体。二聚体由 2 个完全一样的分子量为 70000 单体亚基通过二硫键链接形成，每个单体由 N 端（即 pro 区）和 C 端（即 mature 区）组成。在细胞质转运过程中，分子量为 70000 的 AMH 单体会在 pro 区和 mature 区之间的特定位点水解形成两段多肽：分子量为 58000 的 pro 区和分子量为 12000 的 mature 区。水解后，这两段多肽仍会以非共价键形式结合。

作用机制 AMH 通过与靶细胞膜上的特异性受体结合发挥作用，受体有米勒管抑制因子受体 I（AMHR I）和米勒管抑制因子受体 II（AMHR II），为单次跨膜的丝氨酸、苏氨酸激酶受体。AMH 通过与 AMHR II 及活化素受体样激酶 2、3 和 6 共同形成异聚体受体复合物，活化细胞内底物蛋白 1（drosophila mothers against decapentaplegic protein，Smad1）、Smad5 或 Smad8，被磷酸化的各受体特异性 Smad 与共有的 Smad4 相结合形成复合物进入细胞核，调节下游基因表达。

临床应用 AMH 与两性生殖系统生长发育，女性卵泡发育、卵巢储备功能评估，辅助生殖技术中促排卵药物使用，女性生殖功能障碍性疾病及卵巢肿瘤存在密切的相关性。

在两性生殖系统发育中的作用 人胚胎第 6 周，两性胚胎都具有 2 套生殖管道，即中肾旁管

和中肾管。性腺分化为睾丸时，睾丸支持细胞产生的 AMH 主要与中肾旁管上皮中的 AMH II 型受体特异性结合，引起细胞凋亡和上皮间质转化，导致中肾旁管的退化。中肾管在睾丸分泌的雄激素作用下发育形成男性的输精管、射精管及精囊。性腺分化为卵巢时，无 AMH 及雄激素的产生，缺乏对中肾旁管发育的抑制，中肾旁管分化发育形成女性的输卵管、子宫、子宫颈及阴道的上部。

在卵泡发育中的应用 AMH 的合成和分泌不受严格的反馈调控，由其本身的基因表达所决定。最初卵泡的募集依赖于卵泡刺激素（follicle-stimulating hormone，FSH）的调控，AMH 是卵泡生长微环境中的微观调节因素，对调节卵泡的早期生长及对 FSH 反应有重要作用。AMH 在小的生长卵泡上产生，对原始卵泡发挥旁分泌的作用，抑制原始卵泡被募集进入生长卵泡池。在卵泡周期性募集、选择的过程中，AMH 可降低卵泡对 FSH 作用的敏感性，抑制卵母细胞退化及卵泡闭锁。AMH 可通过抑制芳香化酶的产生从而抑制颗粒细胞中 FSH 诱导的雌激素产生，同时降低颗粒细胞中 FSH 受体的表达。

在卵巢储备功能中的应用 卵巢储备功能取决卵巢中可募集原始卵泡的数量和卵母细胞质量，反映了女性生殖内分泌功能和生育潜能。卵巢储备功能与生育年限受遗传基因、生活方式、基础疾病等多因素影响。AMH 是与绝经年龄相关的独立影响因素。尽管没有固定的参考阈值，同一年龄段的女性中 AMH 较低者提早绝经的风险更大。评价卵巢储备功能的主要指标有年龄、窦卵泡计数（antral follicle count，AFC）、

基础 FSH 水平、基础抑制素 B 水平和基础雌二醇水平等。

卵巢颗粒细胞自身分泌 AMH 不受 FSH 的影响，青春期启动后下丘脑-垂体-卵巢轴逐步成熟，FSH 与颗粒细胞中 FSH 受体结合，促进卵泡的生长发育。卵泡池募集前，AMH 抑制卵巢颗粒细胞雌激素的产生，抑制原始卵泡的发育及成长，其含量的增加将减少卵巢原始卵泡的耗竭，增加卵巢的储备功能。AMH 水平的变化是更敏感且稳定的女性卵巢储备功能的评价指标。

在辅助生殖技术中的应用 辅助生殖技术中，良好的卵巢储备功能意味着通过促排卵可获得更多、更高质量的卵母细胞。作为评价卵巢储备功能的敏感指标，AMH 水平的变化与辅助生殖技术结局存在明显的相关性，同时不能忽视输卵管积水、子宫腺肌病、子宫内膜异位症和男性精液等其他影响妊娠因素的干扰。

在女性生殖功能障碍性疾病中的应用 多囊卵巢综合征（polycystic ovarian syndrome, P-COS）患者血清 AMH 水平是正常女性的 2~3 倍，血清 AMH 水平是反映月经周期早期 AFC 的精确指标，无 AFC 超声结果时，AMH 可替代 AFC 作为 PCOS 的诊断标准之一。

在卵巢肿瘤中的应用 辅助诊断卵巢颗粒细胞瘤。颗粒细胞瘤分泌雌激素是其主要特点，AMH 仅由颗粒细胞表达的特异性使其成为卵巢颗粒细胞瘤的诊断标志物，并对肿瘤的复发有预测价值。体内其他组织也可表达 AMH 受体，如下丘脑和垂体，提示 AMH 可能在其他方面发挥作用。

（郁 琦 郝艳芳）

nánxìng shēngzhí xìtǒng
男性生殖系统（male genital system） 男性内、外生殖器的统称。由内生殖器和外生殖器两部分组成。内生殖器由生殖腺（睾丸）、输精管道（附睾、输精管、射精管和尿道）及附属腺（精囊、前列腺、尿道球腺）组成。外生殖器包括阴茎和阴囊（图 1）。

人类受精卵形成的胚胎发育至 3 个月末决定性别的性腺保留并发挥作用。男性染色体为 46, XY，Y 染色体上的基因决定了性腺原基分化为睾丸。胎儿睾丸于胚胎第 9 周开始分泌睾酮，至第 16 周时到达高峰，第 24 周降至低水平，并维持到青春期，保证了男性生殖系统器官发育形成。男性青春期（12~18 岁）开始后，下丘脑产生的促性腺激素释放激素与垂体产生的黄体生成素、卵泡刺激素及睾丸产生的睾酮之间的生物反馈重新启动，男性出现第二性征，生殖系统各器官发育成熟，具有生育能力。

（毛全宗）

gāowán
睾丸（testicle） 位于阴囊内的男性生殖腺体。左右各一，呈扁椭圆形。左右两侧睾丸的重量和体积略有不同，通常右侧睾丸稍大一些。睾丸每个重 10~15g，平均长 3.34cm，宽 2.23cm，厚 1.74cm，体积为 15~25ml。

睾丸表面包被致密的结缔组织称白膜，是睾丸内层鞘膜与睾丸的固有膜构成的致密膜层结构。睾丸后缘，白膜增厚并突入睾丸实质内形成放射状的小隔，把睾丸实质分隔成 100~300 个睾丸小叶，每个小叶内含 1~3 条生精小管，每条生精小管拉长可达 30~80cm。生精小管是精子发生的场所，其间的疏松结缔组织称睾丸间质。各叶的生精小管向睾丸后缘汇集成直精小管，直精小管相互吻合为睾丸网，再汇合成

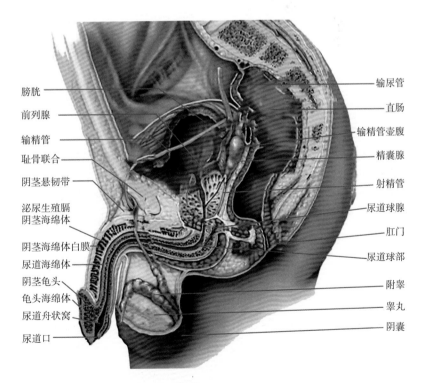

膀胱
前列腺
输精管
耻骨联合
阴茎悬韧带
泌尿生殖膈
阴茎海绵体
阴茎海绵体白膜
尿道海绵体
阴茎龟头
龟头海绵体
尿道舟状窝
尿道口

输尿管
直肠
输精管壶腹
精囊腺
射精管
尿道球腺
肛门
尿道球部
附睾
睾丸
阴囊

图 1 男性生殖系统解剖示意

8～15 条输出小管，从睾丸后上缘穿出与附睾头部连接（图1）。睾丸内具有 3 种特殊功能的细胞，即生精小管壁的生精细胞、支持细胞及睾丸间质细胞。

（毛全宗）

fùgāo

附睾（epididymis）

紧贴睾丸的上端和后缘而略偏外侧，呈新月形的男性生殖器官。由曲折细小的管道构成，借睾丸输出小管与睾丸相连。精子离开睾丸时，进入附睾继续生长成熟。附睾分为头、体、尾 3 部分。头部圆钝，由输出小管迂回盘曲而成。头部以下呈圆柱状为附睾体（睾丸图1）。附睾末端逐渐变细与输精管连接部位称附睾尾。附睾管接受来自输出小管的精子。从附睾头开始，单根附睾管盘绕成大小不等的簇团，直达附睾尾并移行于输精管。附睾除储存精子，还能分泌附睾液，其中含有激素、酶和特异的营养物质，有助于精子的成熟。

（毛全宗）

yīnjīng

阴茎（penis）

由 2 个阴茎海绵体和 1 个尿道海绵体组成的男性外生殖器官。主要承载排尿与性交功能。阴茎包括端膨大部分的阴茎头、中部的阴茎体及后部的阴茎根。阴茎体由 3 个平行的长柱状海绵体组成，上面 2 个称阴茎海绵体，下面 1 个称尿道海绵体。海绵体外面包有厚而致密的纤维膜称海绵体白膜。海绵体之间通过结缔组织紧密连接，外面共同包有浅、深阴茎筋膜和皮肤。海绵体由许多网络状小梁和小梁腔隙构成。小梁腔隙汇合形成海绵窦。腔隙充血时，阴茎变粗、变硬称勃起。

阴茎海绵体为两端细的圆柱体，左右各一，位于阴茎的背侧。左、右海绵体紧密结合，向前伸延，尖端变细，嵌入阴茎头后的凹陷内。阴茎海绵体的后端左右分离称阴茎脚，分别附于两侧的耻骨下支和坐骨支，起重要的固定和支撑作用。尿道海绵体位于阴茎海绵体的腹侧，中间有尿道贯穿其全长，中部呈圆柱形，前端膨大为阴茎头，后端膨大称尿道球，位于两阴茎脚之间，固定在尿生殖膈下面（图1）。

青春期开始后，垂体和睾丸激素分泌旺盛，阴茎发育迅速，5 年左右增长、增粗达到成人水平。阴茎的大小存在差别，与民族、种族、遗传等都有关系，中国成人阴茎自然悬垂时长度 10～15cm。

作用于感官或外生殖器的性刺激，通过兴奋阴茎骶髓反射弧，使副交感神经末梢纤维释放神经递质，后者作用于血管内皮和平滑肌细胞，导致阴茎海绵体平滑肌松弛，动脉血供大量流入海绵体，使阴茎膨胀。同时，沟通海绵窦与阴茎的交通静脉（导静脉）和白膜下静脉逐渐受压闭锁，海绵体内动脉压升高达到甚至超过躯体动脉压，使阴茎勃起坚硬。性刺激停止，神经末梢递质释放消失，血管内皮与平滑肌恢复常态，使阴茎血液供应减少，逐渐恢复松弛状态。

（毛全宗）

qiánlièxiàn

前列腺（prostate）

位于膀胱的正下方，环绕于尿道起始段的男性附属性腺。呈倒锥体，位于

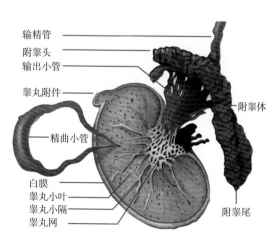

图 1　睾丸附睾解剖示意

（图中标注：输精管、附睾头、输出小管、睾丸附件、精曲小管、白膜、睾丸小叶、睾丸小隔、睾丸网、附睾体、附睾尾）

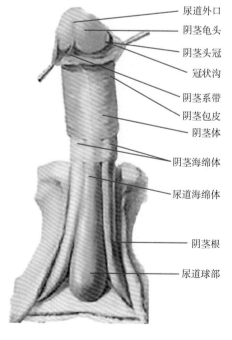

图 1　阴茎的解剖结构示意

（图中标注：尿道外口、阴茎龟头、阴茎头冠、冠状沟、阴茎系带、阴茎包皮、阴茎体、阴茎海绵体、尿道海绵体、阴茎根、尿道球部）

膀胱颈和尿生殖膈之间，尿道从中间穿过。前列腺上端宽大，为前列腺底部，与膀胱颈部相连接，紧包尿道起始部；中间部分为前列腺体部；后部正中有一浅沟称中央沟；下端稍尖细，称前列腺尖部，与尿道移行相接。前列腺后部与直肠前壁相邻，之间由腹膜会阴筋膜（又称迪氏筋膜）分隔。通过直肠指检可获得前列腺大小、质地、触感等体检证据，有助于诊断前列腺疾病。前列腺前后径1.5～3.9cm，左右横径2.9～5.3cm，上下径1.5～4.6cm，重量9.3～32.0g。依据前列腺包绕尿道的结构关系，将前列腺分为前、中、后、左、右5个叶。

前列腺的表面由结缔组织和平滑肌形成的被膜包绕。被膜分外、中、内3层，外层富含血管，中层以纤维组织为主，内层含有平滑肌。被膜呈网格状伸入前列腺腺体内，将实质分隔成30～50个前列腺小叶。前列腺小叶由前列腺腺泡和间质构成，是前列腺的功能结构，发出的导管汇集成16～32条小管，分别开口于尿道精阜两侧的黏膜表面。

前列腺具有分泌前列腺液的功能，前列腺液含有多种蛋白酶、脂类、锌等微量元素、转移因子及前列腺特异抗原等物质。前列腺液是精液的重要组成部分，占射出精液量的10%～35%，起营养和增强精子活力、促进精液液化和降低宫颈黏液水解的作用。射精时，前列腺液与其他性腺分泌液及精子混合成的精液一并射出体外。

（毛全宗）

shèjīngguǎn
射精管（ejaculatory duct） 由输精管末端壶腹与精囊排泄管汇合而成的管道。左右成对，长度1.5～2.3cm，自前列腺底的后上方斜穿前列腺实质，开口于尿道前列腺部精阜内小囊的两侧。射精管管壁薄，肌层为平滑肌，管腔内衬柱状上皮细胞。近端管腔直径约1.0mm，开口处管腔直径0.3～0.5mm，是排精管道中最短、最细的一段。男性尿道前列腺部的后壁中间有一纵行隆起称尿道嵴，嵴的中部突起呈圆丘状称精阜。精阜及其附近的黏膜面有2个射精管的开口和许多前列腺排泄管的开口。性生活时，来自睾丸、附睾、输精管的精子以及来自精囊和前列腺的精浆集中到射精管，通过射精管壁肌肉有力的收缩，将精液射向尿道，排出体外。

（毛全宗）

jīngnáng
精囊（seminal vesicle） 位于膀胱后面的1对卵圆形盘曲的囊状器官。又称精囊腺。男性生殖器的附属腺体之一。

精囊长约5cm，宽1.0～2.0cm，表面凹凸不平，呈钩回状，切面内袋形或憩室样管状结构，黏膜皱襞高而细，黏膜表面为假复层柱状上皮。精囊上端游离，膨大部为精囊底；下端细小，为精囊的排泄管，与输精管壶腹末端汇合成射精管，穿过前列腺，开口于精阜。

人类精囊并非精子的储存库，性静止期仅有少量输精管壶腹的精液流入精囊内，随着性静止期延长，精囊内的精子增多。精囊可为输精管道上的加压泵，射精时，精囊收缩排出精囊液，迫使射输精管道内的精子尽量射出体外，最大程度满足受精的需要。精囊分泌物为淡黄色、弱嗜碱性的黏稠液体，占精液的60%～70%，主要成分有果糖、前列腺素、蛋白质、多种酶及钾离子等活性物质，有营养精子和增强精子活动的功能。精囊分泌物能稀释精液，对阴道和子宫颈部的酸性物质起中和作用，借此维持精子在阴道和子宫腔内的活动。

（毛全宗）

shūjīngguǎn
输精管（vas deferens） 附睾管直接延续形成的精液输出管道（见睾丸图1）。长30～35cm，外径2.0～2.5mm，内径0.2～0.8mm，左右各1条。阴囊精索部位可触及输精管，呈圆条索状，有一定的坚实度。输精管起于附睾尾端，沿睾丸后缘上行并入精索，经腹股沟管进入腹腔，弯向内下进入小骨盆腔，沿盆侧壁行向后方，向内经输尿管末端的前方到达膀胱底的后面，两侧输精管在前列腺底部逐渐靠近。输精管末端呈纺锤形膨大，称输精管壶腹，壶腹长3～4cm，管腔最宽处可达7～10mm。壶腹下端逐渐变细，于前列腺底与精囊排泄管汇合成细的射精管传入前列腺。

输精管的管壁从内向外由黏膜、肌层和纤维膜构成。黏膜覆以柱状上皮。肌层很厚（1.0～1.5mm），由内纵、中环和外纵3层平滑肌组成，肌层收缩有助于精子的排出。纤维膜由疏松结缔组织构成，内有血管和神经分布。射精时，交感神经末梢释放大量神经递质，使输精管发生强有力的收缩，协同输精管道将精子迅速送往尿道处。

（毛全宗）

gāowán jiānzhì xìbāo
睾丸间质细胞（interstitial cell of testis） 分布于睾丸生精小管间的一种内分泌细胞。胞体较大，呈圆形或椭圆形，直径约20μm；

细胞核呈圆形或卵圆形，常位于中央，染色较淡，有 1～2 个核仁，线粒体多，无分泌颗粒。间质细胞约占睾丸体积的 12%。男性从青春期开始，睾丸间质细胞受脑垂体嗜碱性细胞分泌的黄体生成素的作用，合成分泌雄激素，促进精子的生成和男性生殖器官的发育，维持第二性征和性功能。

(毛全宗)

gāowán zhīchí xìbāo
睾丸支持细胞 (sustentacular cell)
排列于生精小管内基膜上，贯穿整个生精上皮的细胞。又称塞托利细胞 (Sertoli cell)。1865 年，由意大利组织学家恩里克·塞托利 (Enrico Sertoli, 1842～1910 年) 发现。

结构 细胞呈不规则圆锥形，排列于生精小管的内基膜上，底部附着在生精小管的基底膜上，顶端伸入管腔。支持细胞之间相互紧密连接，将生精小管分隔成近腔小室和基底小室。支持细胞侧面呈不规则突起，突起结构形成的陷窝内嵌入不同发育阶段的生精细胞，越靠近生精小管管腔 (近腔小室) 的生精细胞越趋近成熟。支持细胞核形不规则，染色较浅，核仁明显，胞质内有丰富的光面内质网、高尔基复合体、线粒体、溶酶体、微丝和微管。

功能 支持细胞维持生精微环境，为生精细胞提供支持和营养，主要功能如下。

构成血-睾屏障 相邻支持细胞之间紧密连接，构成支持细胞复合体，基底部又与生精小管的基膜紧相贴。支持细胞复合体把生精小管的上皮分隔为基底部与管腔部，基底部的生精细胞较幼稚。分隔充分保障了各级精母细胞和精子细胞特殊的生长发育需求。成熟精子为单倍体 (23 条染色体)，支持细胞复合体将精子抗原限制在生精小管内，避免与机体免疫系统接触造成睾丸组织的免疫损伤，支持细胞连接复合体发挥免疫屏障作用。

支持营养生精细胞 各级生精细胞生活在支持细胞侧面的陷窝内，支持细胞为生精细胞的生长发育及精子发育成熟各阶段提供所需的营养。

成熟精子释放 成熟精子的头部深埋在支持细胞顶部呈泡状的胞膜凹陷内，支持细胞随时将成熟精子释放到生精管腔内。

吞噬作用 支持细胞能吞噬、消化精子形成过程中脱落在管腔的残余胞质、胞膜和发育中退化凋亡的生精细胞。支持细胞中含有大量多态溶酶体，可消化分解吞入胞内的物质。

合成分泌功能 支持细胞能够合成分泌抑制素，有效调节血清卵泡刺激素，对睾丸生精功能的形成与维持有重要的关系。支持细胞不断产生液体进入生精小管管腔内，促进精子的运输。支持细胞能合成多种蛋白，其中最重要的是雄激素结合蛋白，与雄激素结合后可有效提高生精小管内雄激素浓度，保证精子发育及成熟的需要。

(毛全宗)

nǚxìng shēngzhí xìtǒng
女性生殖系统 (female reproductive system)
女性内、外生殖器官的统称。主要功能是维持女性第二性征、分泌女性激素和生育后代等。

外生殖器 生殖器官的外露部分，位于耻骨联合至会阴和两大腿内侧之间的组织，包括阴阜、大阴唇、小阴唇、阴蒂、阴道前庭，又称外阴。

阴阜 位于耻骨联合前面，皮下有丰富的脂肪组织，青春期开始，皮肤开始生长卷曲的阴毛，是第二性征之一。

大阴唇 为外阴两侧 1 对隆起的皮肤皱襞，前接阴阜，后达会阴。大阴唇皮下富含脂肪组织和静脉丛等，局部受伤后易形成血肿。

小阴唇 位于大阴唇内侧，为 1 对纵行皮肤皱襞，表面湿润，酷似黏膜，褐色、无毛，富含神经末梢，故极敏感。

阴蒂 位于小阴唇前端，为海绵体组织，阴蒂头富含神经末梢，极为敏感。

阴道前庭 为两小阴唇之间的菱形区域。前庭的前方有尿道口，后方有阴道口。尿道口后壁两旁有 1 对腺体，称尿道旁腺。前庭大腺又称巴氏腺，位于大阴唇后部，是阴道口两侧的腺体，开口于小阴唇与处女膜之间的沟内，性兴奋时分泌黄白色黏液，起润滑作用。阴道前庭球又称阴道球海绵体，位于阴道前庭两侧的深部，由白膜包绕的具有勃起性的静脉丛构成的海绵样结构，表面覆盖有球海绵体肌，性生活时有紧缩阴道的作用。阴道口位于尿道口下方，阴道口上覆有一层薄膜，称处女膜。

内生殖器 包括阴道、子宫、输卵管及卵巢。输卵管和卵巢称附件。卵巢产生卵母细胞、分泌女性激素、刺激女性的性征发育。排卵期成熟的卵母细胞由卵巢排出，输卵管伞端"拾卵"，卵母细胞进入输卵管的壶腹部。性生活时大量精子进入阴道内，最终在输卵管峡部与壶腹部交界处，精子与卵母细胞融合成为 1 个新的合体细胞——受精卵，此过程称受精。受精卵在输卵管蠕动和纤毛的作用下，运行至子宫腔，期间受精卵发育为囊胚或胚泡，其滋养层细胞与子宫内膜接触，经过定位、黏着和穿透3个阶段，植入子宫内膜，称着床，最终发育为胎儿。

（杨　毅）

luǎncháo

卵巢（ovary）　位于子宫后外上方，左右各一，呈扁卵圆形的女性生殖腺。具有生殖和内分泌功能，产生和排出卵母细胞及分泌雌激素。

解剖　卵巢位于子宫底的后外侧。外侧以卵巢悬韧带连于骨盆壁，内侧以卵巢固有韧带与子宫连接。属腹膜内位器官，完全被子宫阔韧带后叶包裹形成卵巢囊。卵巢与子宫阔韧带间的腹膜皱襞，称卵巢系膜。卵巢的大小和形状，因年龄不同有差异。成人卵巢长度：左侧平均2.9cm，右侧平均2.8cm；宽度：左侧平均1.5cm；右侧平均1.4cm；厚度：双侧平均0.8cm。卵巢重3~4g。35~45岁开始逐渐缩小，绝经期后，卵巢可逐渐缩小至原体积的1/2。

形态结构　卵巢分内外两面，上下两端，前后两缘。卵巢内侧面朝向盆腔，多与回肠紧邻，又称肠面；外侧面与盆腔侧壁相接触。卵巢上端钝圆，称输卵管端，与输卵管伞端相接；下端略尖，朝向子宫，称子宫端。卵巢前缘有卵巢系膜附着，称卵巢系膜缘，此缘较平直，中央有一裂隙，称卵巢门，卵巢血管、淋巴管和神经从此门出入。卵巢表面无腹膜，由单层立方上皮覆盖称生发上皮，其内有一层纤维组织称卵巢白膜，再往内为卵巢组织，分皮质与髓质。皮质在外层，内有数以万计的原始卵泡（又称始基卵泡）及致密结缔组织；髓质在中心，无卵泡，含疏松结缔组织及丰富血管、神经、淋巴管及少量平滑肌纤维。

血液供应　卵巢由卵巢动脉和子宫动脉卵巢支供血，二者从卵巢门进入髓质，形成螺旋状分支，呈辐射状伸入皮质，在卵泡膜和黄体内形成毛细血管网，再由毛细血管网集合形成微静脉，然后在髓质内汇成小静脉，经卵巢门离开。小静脉在卵巢系膜内构成卵巢静脉丛，最后汇集成卵巢静脉，与同名动脉伴行。左侧卵巢静脉注入左肾静脉，右侧卵巢静脉直接注入下腔静脉。卵巢皮质内有丰富的淋巴管互相连接成网。淋巴毛细管围绕在卵泡外膜和黄体的周围，内膜和颗粒层往往缺乏。髓质内，淋巴毛细管集合成较大的淋巴管出卵巢门，注入腰淋巴结。

神经支配　卵巢的神经来自卵巢神经丛和子宫神经丛，与动脉一同由卵巢门进入髓质，在髓质内形成神经丛，该丛发出神经纤维进入皮质内，多分布于血管壁上，在次级卵泡内形成末梢感受器，终止于黄体细胞之间。闭锁的卵泡内膜中可见神经纤维，生殖上皮和白体都有极细的神经纤维分布。

功能　主要有两种。①生殖功能：产生卵母细胞并排卵。②内分泌功能：合成并分泌性激素，如雌激素、孕激素、雄激素等和生长因子，影响人体骨骼、免疫、生殖和神经等系统。

生殖功能　生育年龄女性除妊娠和哺乳期，卵巢还每月发生1次周期性变化。卵巢内有多种结构相互作用，维持女性的生殖周期。根据结构功能的变化，分卵泡期、排卵期、黄体期。

卵泡期　卵巢内有1组窦状卵泡群脱离静止的卵泡库，进入"生长发育轨道"，该现象称卵泡募集。约在月经周期第7天，上述发育的卵泡群中，有1个卵泡优先发育成优势卵泡；其余卵泡逐渐退化闭锁，该现象称卵泡选择。募集与选择机制精确地控制了人类卵巢自然周期排出卵母细胞的数目。

排卵期　一般在卵泡破裂前36小时出现血黄体生成素（luteinizing hormone，LH）/卵泡刺激素（follicle-stimulating hormone，FSH）峰。血LH/FSH峰与孕酮协同作用，激活卵泡液内蛋白溶解酶活性，使卵泡壁隆起尖端部分的胶原消化形成小孔，称排卵孔。排卵时随卵母细胞同时排出的还有透明带、放射冠及小部分卵丘内的颗粒细胞。

黄体期　排卵后卵泡液流出，卵泡腔内压下降，卵泡壁塌陷，形成许多皱襞，卵泡壁的卵泡颗粒细胞和卵泡内膜细胞向内侵入，周围由结缔组织的卵泡外膜包围，共同形成黄体。黄体的功能主要是在LH的作用下，利用来自血液中的低密度脂蛋白胆固醇，生成与分泌孕酮及雌二醇，使子宫内膜转为分泌期，为胚胎植入及维持早期胚胎发育作准备。

内分泌功能　卵巢除分泌雌激素和孕激素，还分泌少量雄激素。

雌激素的功能　卵巢分泌的雌激素主要是雌二醇，颗粒细胞是合成雌激素的场所。子宫内膜细胞在LH的作用下，使胆固醇转变为雄烯二酮；颗粒细胞在FSH的作用下，发育过程中产生芳香化酶，使雄烯二酮转变成雌激素。形成的雌激素分泌到卵泡液和血液中。①对生殖器官的作用：雌激素可促使青春期女性附属生殖器官（阴道、子宫、输卵管等）的发育成熟。雌激素可使阴道黏膜上皮细胞内的糖原增加。糖原分解产生乳酸等，使阴道内分泌物呈酸性（pH 3.8～4.5），利于阴道益生菌乳杆菌的生长，不利于其他机会致病菌的生长繁殖，可增加局部抵抗力。雌激素还能刺激阴道上皮细胞分化，使上皮细胞增殖和发生角质化并脱落。雌激素水平越高，角化程度也越高。随雌激素浓度的变化，阴道细胞也发生相应的变化。雌激素还可促进输卵管的蠕动，利于受精卵向子宫腔内运行。整个月经周期与妊娠期间，雌激素能促进子宫肌层增厚，子宫内膜增生，腺体增多变长。雌激素还可刺激子宫颈管内腺体分泌增加，利于精子通过子宫颈管进入子宫腔。雌激素与孕激素配合，调节正常月经周期及维持正常妊娠。②促进第二性征的发育：雌激素具有刺激并维持乳房发育，促使骨盆宽大、臀部肥厚、音调高、脂肪丰满和毛发分布等女性特征的作用，还有维持性欲等功能。③对代谢的作用：雌激素能促进肾小管对钠的重吸收，同时增加肾小管对抗利尿激素的敏感性，具有保钠、保水作用，增加血量和细胞外液。女性月经期前水肿可能与此有关。

孕激素的功能　孕激素在卵巢内主要在 LH 的作用下由黄体产生，主要为孕酮。①对子宫的作用：使子宫内膜细胞体积增大，糖原含量增加，分泌腺分泌含糖原的黏液，子宫内膜进入分泌期，利于胚胎植入。孕酮还可降低子宫肌层的兴奋性和对缩宫素的敏感性，有保胎作用。②对乳腺的作用：孕激素能促使乳腺腺泡进一步发育成熟，为分泌乳汁准备条件。③产热作用：女性体温随

月经周期而变动。排卵后清晨、空腹、静卧时测量体温（基础体温）比排卵前升高 1℃ 左右，整个黄体期一直维持此水平。排卵前体温较低，排卵后升高，可将基础体温改变作为判定排卵日期的标志之一。

（杨　毅）

shūluǎnguǎn

输卵管 （fallopian tube）

细长而弯曲的输送卵母细胞的肌性管道。左右各一。位于子宫阔韧带的上缘，内侧与子宫角相连通，外端游离，与卵巢接近，全长 10～14cm。

解剖　输卵管由子宫底外侧角部向外，平行伸展，先达卵巢的子宫端，再沿卵巢系膜缘上行至卵巢的输卵管端，呈弓形覆盖于卵巢上，然后向下、向内行，终于卵巢的游离缘及其内侧面上部。输卵管被腹膜即子宫阔韧带两叶包裹。位于输卵管与卵巢和卵巢固有韧带间的阔韧带部分，称输卵管系膜，含有供应输卵管的血管、淋巴管和神经等。从输卵管壶腹部和卵巢上极处，向骨盆侧壁延伸的阔韧带部分，称骨盆漏斗韧带（又称卵巢悬韧带）。输卵管有 2 个开口，内侧开口于子宫角部的子宫腔内，称输卵管子宫口；外侧开口于腹腔内，称输卵管腹腔口，通过此口，使腹腔与体外直接相通。

形态　输卵管由内口到外口，依据形态分 4 部分。①输卵管间质部：为输卵管位于子宫肌壁内的部分，又称输卵管壁内部，长约 1cm。管腔极细，直径 0.5～1.0mm。行径一般为由输卵管子宫口，斜直或弯曲上行，走向子宫底部，然后侧行而出子宫壁。②输卵管峡部：由子宫壁向外延伸的部分。占输卵管内 1/3 段，

长 2～3cm，从子宫外侧角水平向外延伸，达卵巢下端附近，内接输卵管子宫部，外连输卵管壶腹。此部短而细直，壁厚腔窄。输卵管峡部管腔直径最小 0.9mm，最大达 2mm。输卵管峡部肌层较厚，由内纵、中环和外纵 3 层平滑肌组成，中层环行，与环绕输卵管的血管平行；内层又称固有层，呈螺旋状。肌层有节奏的收缩可引起输卵管由远端向近端的蠕动。输卵管峡部非常细，管腔狭小，若输卵管有炎症，最易阻塞，从而造成不孕或异位妊娠。③输卵管壶腹部：由峡部向外延伸的膨大部分。壶腹部管壁薄而弯曲，占输卵管全长 1/2 以上，长 5～8cm。管腔直径与峡部连接处为 1～2mm，远端则较宽大，可达 1cm 以上。壶腹部管腔充满了富含复杂皱褶的黏膜，黏膜为单层上皮，由纤毛细胞、分泌细胞和基底细胞组成。纤毛细胞占 40%～60%，多于其他细胞的数目，且富含微纤毛，纤毛的摆动朝向子宫腔。黏膜外有内环和外纵两层平滑肌。输卵管壶腹部呈 S 形弯曲，自卵巢下端起于输卵管峡部外端，先向外行，然后弯向上，沿卵巢前缘上行，至卵巢上端，再弯曲向后，移行于漏斗部。壶腹部是卵母细胞受精处，若胚胎植入此部，则形成输卵管妊娠。④输卵管漏斗部：输卵管壶腹部向外逐渐膨大呈漏斗状的部分。漏斗部中央的开口即输卵管腹腔口。漏斗周缘有多个放射状的不规则突起，称输卵管伞。伞的长短不一，一般为 1.0～1.5cm。伞内面覆盖有黏膜，其中较大的伞有纵行黏膜襞，并向内移行至漏斗部黏膜纵襞。输卵管伞中有 1 个最长的黏膜纵襞为最深的突起，与卵巢的输卵管端相

接触，有"拾卵"作用。

结构 输卵管与其他空腔器官相似，管壁由内向外依次是黏膜层、肌层和浆膜层。

黏膜层 包括上皮和其下的纤维结缔组织层，后者又称固有膜。黏膜层沿输卵管长轴向管腔突出许多皱襞，每个皱襞又有第2级或第3级分支突起。①上皮：为单层高柱状细胞，斜切面可见假复层。上皮细胞有4种类型，即纤毛细胞、分泌细胞、楔形细胞和未分化细胞。②固有膜：为一层疏松的由细纤维组成的结缔组织，内有许多游走细胞和肥大细胞。输卵管缺乏黏膜肌层，固有膜直接移行于肌膜的结缔组织。固有膜内有血管、淋巴管网和无髓鞘神经，壶腹部血管丰富。输卵管妊娠时，固有膜内的结缔组织可转化为蜕膜细胞。

肌层 输卵管肌层与子宫肌层相连，子宫最内层的纵行肌至峡部消失。输卵管肌层分内层、中层、外层3层，各层间无明显分界。内层为近黏膜层的输卵管固有肌层，最厚，又分3组不同肌束，内、外为方向相反的纵行螺旋形肌束，中间为密螺旋状环行肌束；中层在固有肌层之外，由肌纤维构成的网，其中伴有血管，血管周围的肌纤维最终进入固有肌层内；外层为纵行的浆膜下肌层，此层在输卵管的上方较明显，往下则与子宫阔韧带相连而逐渐消失。

血液供应和淋巴回流 输卵管由子宫动脉分支和卵巢动脉分支供血。子宫动脉分支供应由输卵管间质部和内侧2/3段，其他部分由卵巢动脉分支供应，两分支各发出20~30小支分布于输卵管壁，其末端在输卵管系膜内相互吻合。输卵管的黏膜层、肌层

和浆膜层都有淋巴管，三者间的淋巴管相互沟通。子宫与输卵管的淋巴系统完全分开，均汇集到卵巢下淋巴丛，并经共同通道，终止于主动脉旁淋巴结。

神经支配 输卵管受交感和副交感神经支配。交感神经的节前纤维来自胸10、胸11、胸12及腰1、腰2，其中部分纤维终止于肠系膜下神经节，由此再发出节后纤维经腹下（盆、骶前）神经丛支配输卵管。另有一部分由胸10、胸11发出的交感神经节前纤维，在腹腔腹主动脉和肾神经节中进行突触传递后，发出节后神经纤维至卵巢神经丛。副交感神经的节前和节后纤维突触位于输卵管附近。支配输卵管的副交感神经来源有：①从卵巢神经丛分出的迷走神经纤维支配输卵管壶腹部。②由骶2、骶3、骶4发出的副交感神经所组成的盆神经，传递至盆神经丛的终末神经后，发出短节后纤维支配输卵管峡部和间质部。

功能 具有极其复杂而精细的生理功能，对"拾卵"、精子获能、卵母细胞受精、受精卵输送及早期胚胎的生存和发育有重要作用。输卵管能在一定的时间内将精子和卵母细胞分别从相反的方向输送至壶腹部，并创造适宜环境，使二者结合为受精卵。受精卵继续停留在输卵管内发育分裂，直至子宫内膜及子宫肌层已成熟而变得宜于胚胎植入时，由输卵管运送进入子宫腔。

（杨 毅）

zǐgōng

子宫（uterus） 孕育胚胎、胎儿和产生月经的中空性肌性女性生殖器官。位于盆腔中部，膀胱与直肠之间。成人正常的子宫呈轻度前倾、前屈姿势。子宫的正常位

置主要依靠子宫韧带、盆膈、尿生殖膈及会阴体等结构维持。4对韧带是子宫阔韧带、子宫圆韧带、子宫主韧带和子宫骶韧带，韧带受损或松弛时，可引起子宫脱垂。

形态 子宫分底、体、峡部和颈。上端钝圆隆起，位于两侧输卵管子宫口以上部分为底；下段窄细呈圆柱状的部分为颈，易发生感染、出现癌前病变或癌变。子宫颈又分阴道上部和阴道部；子宫底与子宫颈之间的部分为子宫体；子宫体的下部与颈之间的狭窄部分为子宫颈峡部。子宫两侧缘的上部与输卵管相接处，称子宫角。子宫前壁与膀胱之间为膀胱子宫陷凹，子宫颈阴道上部的前方与膀胱底部之间为膀胱阴道隔，子宫颈阴道部与尿道之间为尿道阴道隔；子宫后壁与直肠之间为直肠子宫陷凹及直肠阴道隔。成年女性的子宫平均长、宽、厚分别为7cm、5cm、3cm，子宫腔容量约5ml。子宫体与子宫颈比例因年龄而异，婴儿期为1：2，青春期为1：1，生育期为2：1。

结构 子宫内膜由黏膜上皮（属单层柱状上皮，包括分泌细胞和纤毛细胞）和固有膜（由结缔组织构成，有大量的星形细胞，称基质细胞）组成。子宫内膜分浅表的功能层和深部的基底层，功能层较厚，约占子宫内膜厚度的4/5；基底层较薄、较致密，约占子宫内膜厚度的1/5。月经周期中，功能层可剥脱，基底层不可剥脱。

血液供应 子宫主要由子宫动脉供血，子宫动脉起自髂内动脉前干，沿盆侧壁向前内下方走行，进入子宫阔韧带基底部，在距子宫颈外侧约2cm横向越过输尿管盆部的前上方，至子宫颈侧缘迂曲上行，分数支进入子宫壁。

主干行至子宫角处分为输卵管支及卵巢支，后者在子宫阔韧带内与卵巢动脉分支吻合，子宫的血液供应也有一部分来自卵巢动脉。子宫动脉与输尿管盆部交叉后，向下发出阴道支，分布于阴道上部。子宫静脉丛位于子宫两侧，由该丛发出的小静脉常汇合成 2 条子宫静脉，最后汇入髂内静脉；该丛前接膀胱静脉丛，后连直肠静脉丛，向下与阴道静脉丛相续，合成子宫阴道静脉丛。

淋巴回流　子宫底和子宫体上部的多数淋巴管，沿卵巢血管上行，注入腰淋巴结和髂总淋巴结。子宫底两侧的一部分淋巴管，沿子宫圆韧带注入腹股沟浅淋巴结。子宫体下部及子宫颈的淋巴管，沿子宫血管注入髂内淋巴结或髂外淋巴结，部分淋巴管向后沿子宫骶韧带注入骶淋巴结。盆内脏器的淋巴管之间均有直接或间接的吻合，如患子宫癌时，可有广泛转移。

神经支配　子宫的神经来自下腹下丛分出的子宫阴道丛，随血管分布于子宫和阴道上部。

功能　子宫作为胎儿发育生长的场所，妊娠后母体为适应胎儿的生长发育出现一系列变化，尤以子宫的变化显著。妊娠前子宫只有小鸭梨大，重约 50g。足月妊娠时，子宫重可达 1000g，可容纳胎儿、羊水等 5000ml 内容物，此时子宫大小 35cm×25cm×22cm 左右。子宫随胎儿的增长而增大，妊娠 3 个月（停经 13 周），在耻骨上 2~3 横指处可摸到子宫底部；妊娠 4 个月（停经 17 周），子宫底部位于脐与耻骨的中间；妊娠 5 个月（停经 21 周），子宫底部平脐，从外观可见腹部隆起；妊娠 31 周，子宫底部在脐与胸骨剑突之间；足月时，子宫底在剑突下 2~3 横指处；胎儿头入骨盆后，子宫底可降低。

（杨　毅）

yīndào

阴道（vagina）　连接子宫和外生殖器的肌性管道。是女性的性交器官，也是排出月经和娩出胎儿的管道。

形态　阴道位于膀胱、尿道和直肠之间，富有弹性。按其位置分前、后、左、右 4 部分。阴道的下部较窄，下端以阴道口开口于阴道前庭。阴道的上端宽阔，包绕子宫颈阴道部，二者之间形成环形凹陷，称阴道穹隆，分前部、后部及 2 个侧部。阴道穹隆后部最深，并与直肠子宫凹陷紧密相邻，二者仅间隔阴道壁和一层腹膜。临床上常经阴道后穹隆行盆腔穿刺或引流。阴道口位于两侧小阴唇之间的菱形间隙（阴道前庭的后部），形状、大小因个体差异较大，若阴道口狭窄常造成性交困难。处女的阴道口有环状黏膜皱襞称处女膜，薄膜样组织中含有结缔组织、血管和神经末梢。处女阶段处女膜呈环形、半月形、伞状或筛状，起部分封闭阴道的作用。处女膜破裂后，阴道口周围可留有处女膜痕。

成年女性阴道前壁较短，为 7~9cm；后壁较长，为 9~12cm。平时阴道前后壁互相紧贴使横断面呈 H 形。上段向下向后弯曲接近骶骨凹，下端向前屈，阴道矢状面呈 S 形。

结构　由黏膜、肌层和外膜组成，富伸展性。阴道壁上皮呈粉红色，表面为复层鳞状上皮，无角化层。上皮有许多皱襞及斜方形栅状分布的肌肉层，性交和分娩时，皱褶可充分伸展。正常的月经周期中，脱落的阴道上皮细胞的形态随卵巢内分泌的变化而改变，通过阴道脱落上皮的病理检查可初步判断卵巢的内分泌功状况。

临床意义　阴道无分泌腺，正常分泌物由上皮周围丰富的血管网渗透出的少量渗出液与脱落的上皮、宫颈黏液混合而成，正常时量不多，呈蛋白样或乳状，能湿润阴道。青春期后由于卵巢内分泌的刺激，阴道上皮细胞内含有丰富的糖原，经阴道乳杆菌分解作用后变成乳酸，导致阴道内分泌物呈弱酸性，可防止致病菌在阴道内繁殖，即阴道的自净作用。

阴道前有膀胱，后有直肠，分娩时若耗时太长，胎儿头部压迫阴道壁太久，可导致阴道壁缺氧、缺血而坏死，发生漏尿、漏粪现象，所以分娩时产程不宜太长。阴道是女性性生活的重要场所，阴道下段前壁对性行为反应尤为敏感。阴道各段对性刺激的反应不同，如阴道外段 1/3 由外胚层分化而来，富含神经纤维，对触摸有反应的神经末梢只集中在阴道口附近。阴道内段 2/3 来自中胚层，无神经末梢分布，阴道外段 1/3 比内段 2/3 更富有性感觉。

（杨　毅）

luǎnpào

卵泡（follicle）　卵巢皮质内由 1 个卵母细胞和其周围许多小型卵泡细胞所组成的泡状结构。是卵子发生的基本单位。

形态　根据卵泡发育过程的形态和功能变化，分为原始卵泡、生长卵泡和成熟卵泡 3 个阶段。闭锁卵泡是各阶段卵泡的一种不良结局，卵泡细胞结构不清晰，甚至消失，透明带皱缩，卵泡壁塌陷，可发生在卵泡发育的任何阶段。

原始卵泡　靠近白膜，中央

有 1 个卵原细胞，其外周有一层扁平的卵泡细胞。原始卵泡是停留在减数分裂双线期的初级卵母细胞被单层梭形前颗粒细胞围绕而形成的卵泡。新生儿两侧卵巢有 70 万～200 万个原始卵泡，到青春期约有 4 万个原始卵泡。

生长卵泡 分初级生长卵泡和次级生长卵泡。①初级生长卵泡是一层或多层立方形卵泡细胞，卵母细胞与卵泡细胞之间出现红染的透明带，卵泡外围出现结缔组织的卵泡膜。②次级生长卵泡时，卵泡细胞之间出现卵泡腔，有的卵泡腔很大，形成卵丘。位于卵泡内壁上的卵泡细胞密集排列成数层，称颗粒层。卵泡膜分内膜和外膜两层。

成熟卵泡 卵泡腔很大，卵丘很明显。卵泡内膜细胞紧靠卵泡颗粒层，与颗粒层细胞之间有一层基膜相隔，内膜细胞呈多边形，胞质清亮，胞核圆形，细胞间可见许多毛细血管，外膜细胞位于最外层，多呈梭形，与周围结缔组织分界不明显。

卵泡超声表现 正常月经周期卵泡发育的超声表现如下。

卵泡出现时间 每个月经周期开始有多个卵泡同时发育，但仅 1 个或 2 个卵泡发育至成熟，称优势卵泡，其余卵泡相继闭锁。90% 以上的月经周期只有 1 个卵泡生长至成熟，5%～11% 有 2 个优势卵泡发育。超声显示卵泡最早出现的时间是月经周期第 5～7 天，最小直径约 4mm。

卵泡生长速度 月经周期第 3～5 天，超声可发现卵巢内的小卵泡，以后逐渐长大，第 14 天最大，可发生排卵。月经第 5 天到排卵前，优势卵泡每天平均增长 1.5mm；第 10 天前每天平均增长 1.2mm，排卵前 4 天每天平均增长 1.9mm，至卵泡发育成熟。成熟卵泡可显示如下特征：卵泡呈圆形或椭圆形，直径 15～30mm，卵泡内呈无回声区，清亮纯净，边界清晰，壁薄。20% 成熟卵泡在排卵前 1 天，可见卵丘图像，在卵泡内近壁处呈短强回声。

临近排卵 卵丘出现率约 20%，大多出现在 >18mm 的成熟卵泡中，预测排卵发生在 24 小时内；出现卵泡周围透声环，随黄体生成素值上升，膜组织水肿，颗粒细胞从膜组织层分离而形成，预测排卵发生在 24 小时内。

功能 卵泡成熟后即可排卵：增大的卵泡接近卵巢皮质，卵泡壁和腹腔仅隔一层上皮细胞，卵泡壁内压力并未增高，血液供应增加，卵泡壁水肿、变薄，纤维蛋白溶酶、活化胶原酶和前列腺素作用于卵泡壁的基底膜，消化卵泡壁的蛋白并使周围平滑肌收缩，上皮细胞坏死，释放水解酶、蛋白酶，排卵孔形成，卵泡破裂，内容物排出。卵母细胞以很少的 1 束卵丘细胞和颗粒细胞相连，此束断裂后，卵冠丘复合物排出。塌陷的卵泡首先形成血体，进而转化成黄体，黄体产生雌激素和孕激素，作用于子宫内膜，为胚胎植入作准备。黄体功能一般持续 12～16 天。最终退化为白体。

（杨　毅）

kēlì xìbāo

颗粒细胞（granulosa cell） 卵母细胞和/或卵泡腔周围的立方形细胞。初级卵泡的颗粒细胞为单层；次级卵泡的颗粒细胞增至复层；成熟卵泡的颗粒细胞展开又变为单层。

组织学形态 颗粒细胞的胞核大而圆，着色深，细胞的游离面有许多细长突起伸入放射带的凹陷部。

作用机制 颗粒细胞是卵泡中 3 种主要细胞之一，环绕着卵母细胞，受促性腺激素的作用，产生雌激素，且能产生多种生长因子调节促性腺激素对卵泡的作用，与卵泡的发育与闭锁密切相关。卵泡膜细胞、成熟卵泡的颗粒细胞、黄体细胞和间质细胞均有黄体生成素（luteinizing hormone，LH）受体；卵泡刺激素（follicle-stimulating hormone，FSH）受体仅位于颗粒细胞。FSH 对其自身受体有升调节作用，雌激素可增强这一作用。LH、FSH 与其颗粒细胞上的特异受体结合后，受体磷酸化，构型改变，由环磷酸腺苷-蛋白激酶 A 途径介导信号传递。有刺激作用的 G 蛋白（Cs 蛋白）由 α、β 和 γ 亚基组成。高剂量 LH 通过激活蛋白激酶 C 途径介导信号传递。LH 受体与 G 蛋白 Gq 偶联，Gq 与 LH 结合，引起磷脂酶 C 的活化，使细胞膜上的磷脂酰肌醇-4,5-二磷酸分裂为肌醇三磷酸和二酰甘油。肌醇三磷酸激活磷脂酰肌醇和钙信号通路，使细胞内 Ca^{2+} 浓度增加，二酰甘油激活蛋白激酶 C，催化底物蛋白分子中的丝氨酸/苏氨酸磷酸化，实现生理效应。

生理功能 FSH 是刺激卵泡发育最主要的激素：①促使窦前卵泡及窦状卵泡的颗粒细胞增殖与分化，缝隙连接形成、分泌卵泡液，使卵泡生长发育。②前一周期晚黄体期及早卵泡期 FSH 的上升，促使卵巢内窦状卵泡群的募集。③激活颗粒细胞芳香化酶，促使雌二醇（estradiol，E_2）的合成与分泌。④促使颗粒细胞合成分泌胰岛素样生长因子及其受体、抑制素 A、激活素等自分泌、旁分泌物质。⑤晚卵泡期与 E_2 协同，诱导颗粒细胞生成 LH 受体，为排卵及黄素化作准备。

卵泡期血 LH 的作用通过激活 P45017α 酶的活性，为 E_2 的合成提供底物（雄烯二酮）。排卵前血 LH 峰能促使卵母细胞成熟及排卵，LH 峰值及持续时间同样重要。黄体期低水平 LH 能增加低密度脂蛋白受体及黄体细胞对低密度脂蛋白的摄取，促使孕酮、抑制素 A 及 E_2 的合成分泌，支持黄体功能。

（杨　毅）

luǎnpàomó xìbāo
卵泡膜细胞（theca cell）

卵巢内膜层中具有分泌雌激素功能的细胞。卵巢中组成卵泡的 3 种主要细胞之一，在类固醇激素合成、卵泡发育和卵泡闭锁中发挥调节作用。

卵泡膜细胞包裹在卵泡外面。起源于卵巢中类似成纤维细胞样的基质细胞，包括卵泡外膜细胞和卵泡内膜细胞。卵泡外膜细胞具有类平滑肌细胞的特征。卵泡内膜细胞具有类固醇合成功能，对黄体生成素敏感，受黄体生成素刺激后合成雌激素，与卵泡刺激素相互作用，促进颗粒细胞增殖，促进卵泡的发育。可把卵泡膜细胞在基底膜外分化作为卵泡生长的起点。某些卵泡膜细胞源性的生长因子可促进有丝分裂，阻止颗粒细胞凋亡，在卵泡闭锁过程中发挥重要的调控作用。

（杨　毅）

pèizǐ
配子（gamete）

进行有性生殖时由生殖系统产生的成熟性细胞。分雄配子和雌配子。雌配子通常称卵母细胞，雄配子称精子。精子体积小，能够运动，呈蝌蚪状进入卵母细胞；卵母细胞体积大，且不可游动。雌、雄配子的体积不同，为子代提供的细胞核 DNA 是等量的，各提供一套基因组。卵母细胞的子代细胞的细胞质结构和细胞质 DNA 均由卵母细胞提供。

精子在睾丸的生精小管中产生。睾丸的各部分及整体的功能都受下丘脑-脑垂体内分泌腺的影响。另外，睾丸局部的自分泌、旁分泌调节机制在睾丸的生精功能调控中有重要作用。

（严　肃）

jīngzǐ
精子（sperm）

终末期成熟的男性生殖细胞。是有性生殖过程中的雄性生殖细胞，异配生殖中的雄配子。可与卵母细胞结合形成受精卵。

精液由精子和精浆组成，精子由睾丸产生，精浆由前列腺、精囊和尿道球腺分泌产生。

精液是一种有机混合物，含有果糖和蛋白质、酶类物质、无机盐和有机盐。精浆里含有果糖和蛋白质，是精子的营养物质，还含有前列腺素和一些酶类物质。

精子形似蝌蚪，总长约 $66\mu m$，由头、尾两部分构成。头部正面呈椭圆形，侧面呈梨形，内含 1 个染色质十分致密的细胞核和 1 个顶体。顶体是一种膜系细胞器，呈帽状罩于细胞核的前方。顶体内含多种水解酶如透明质酸酶、顶体酶和酸性磷酸酶等，相当于巨大溶酶体。尾部中心含 1 条贯穿全尾的轴丝（类似鞭毛），中段含有螺旋状排列的线粒体。

（严　肃）

jīngzǐ fāshēng
精子发生（spermatogenesis）

精原细胞发育为精子的过程。在睾丸的生精小管内进行。精原细胞可作为干细胞增殖，产生新的干细胞和分化细胞；不仅保存了干细胞，且能不断地产生分化细胞，分化细胞产生初级精母细胞。精子发生过程中每次有丝分裂后，细胞质都不完全分开，细胞之间有间桥相连，形似合胞体，有利于细胞之间维持严格的同步性及同时产生大量的精子。

精子发生过程 包括 3 个阶段：①精原细胞自我更新和分化，形成初级精母细胞，细胞进入生长期，体积增大。②细胞核合成 DNA，染色质发生一系列的复杂变化，准备第一次减数分裂。分裂后每个初级精母细胞产生 2 个与体细胞 DNA 数相同的次级精母细胞。③次级精母细胞不复制 DNA，经过较短时间的停留，进入第二次减数分裂，形成 2 个精子细胞。1 个初级精母细胞经过 2 次成熟分裂形成 4 个单倍体精子细胞。

精子细胞成为精子的过程称为精子形成，又称精细胞变态。该过程极为复杂，主要是细胞核和细胞器发生了急剧变化。细胞核中核蛋白成分发生显著变化，导致染色质致密化，核的体积缩小。高尔基复合体、中心粒和线粒体变化也很大。高尔基复合体中的一些小泡产生顶体前颗粒，小泡不断扩大合并成较大液泡，覆盖于核的前端，并进一步演变为帽状顶体，顶体前颗粒也汇集成较大的显示糖胺聚糖反应的顶体颗粒。中心粒在高尔基复合体变化的同时一分为二并相互移开，近端中心粒位于核后端的凹陷中，远端中心粒形成鞭毛的轴丝，以后消失。线粒体则重新分布，围绕轴丝形成螺旋，与线粒体周围的肌动蛋白纤维有关。同时，大部分细胞质聚集到颈部，仅通过细柄与精子相连，精子的尾部已从后端长出，此细柄断开时，精子即与细胞质（称为残体）脱离进入生精小管的管腔中。

支持细胞的作用 精子发生与支持细胞有密切关系。生精小管上皮由支持细胞和生殖细胞组成。精母细胞处于支持细胞与生精小管的基膜之间，二者之间有桥粒样连接相连。进行成熟分裂的精母细胞逐渐向生精小管的管腔移动，主要靠支持细胞本身的运动（与其中丰富的微丝有关）。各级精母细胞位于支持细胞的凹窝中，或2个相邻支持细胞形成的凹窝中，且与支持细胞的细胞膜形成间隙连接。各级精母细胞按照成熟的程度排列，处于变态中的精子细胞更靠近顶部。支持细胞通过两种结构与精子细胞发生联系：①外质中的肌动蛋白纤维形成的连接结构。②球带状复合体。后者是支持细胞的顶部表面和精子细胞的头部表面共同形成的。精原细胞不断产生精母细胞进行置换，产生精确的排列。

（严 肃）

dǐngtǐ
顶体（acrosome）
覆盖在精子核前2/3区的双层膜帽状结构。由精子细胞的高尔基复合体小泡发育而来。顶体是一种特化的溶酶体，内含多种水解酶，是受精的重要结构。

顶体反应是受精作用的反应之一，受钙离子的调节。获能精子与卵母细胞在受精部位相遇后，顶体外膜破裂，释放出顶体酶（含顶体素、玻璃酸酶、酯酶等），溶解卵丘细胞外围的放射冠及透明带，称顶体反应。通过顶体反应，精子能够通过卵母细胞外各层膜进入卵母细胞内。

（严 肃）

jīngzǐ huònéng
精子获能（sperm capacitation）
精子经子宫颈管进入子宫腔及输卵管腔时，其顶体表面的糖蛋白被生殖道分泌物中的α淀粉酶、β淀粉酶降解，同时顶体膜结构中的胆固醇与磷脂的比值和膜电位发生变化，致使顶体膜稳定性降低，去能因子解除，精子获得穿透卵母细胞透明带能力的生理过程。是精子在受精前必须经历的重要阶段之一，此时精子具有受精能力。

精子在穿过子宫颈时就开始了获能进程。到达输卵管峡部时，获能过程已接近完成。获能后期的精子发生"超激活"，出现强烈鞭打样运动，头、尾的摆动幅度显著加大，运动方向也变得灵活多变，使精子得以穿越输卵管峡部。同时，精子细胞膜稳定性降低，膜表面某些与受精密切相关的受体暴露，具备了与卵母细胞进行相互作用和产生顶体反应的条件。

（严 肃）

jīngzǐ kàngyuán
精子抗原（sperm antigen）
可诱导机体产生针对精子免疫应答的存在于精子膜表面的多种糖蛋白。其成分复杂，此外还包括其本身结构抗原、血型抗原组织相容性抗原及精子内部的多种酶类抗原等。

分类 ①根据组织特异性分类：精子特异性抗原和精子非特异性抗原。②根据与生育的关系分类：生育相关抗原和生育非相关抗原。③根据存在部位分类：精子包被抗原、膜固有抗原、细胞质抗原和核抗原等。

相关抗原 包括以下方面。

精子附着抗原 附着于精子表面的精浆成分，至少包括4种精浆特异性抗原（No. 4、No. 6、No. 9、No. 10）和两种精浆-人乳共同抗原，即乳铁素和铁内脏素。精子附着抗原可诱导机体产生相应抗体，在补体参与下可引起精子运动障碍，导致不孕。

精子固有的细胞膜抗原 包括种属特异性抗原、器官特异性抗原和组织相容性抗原等。器官特异性抗原可引起同种或自身精子免疫反应。

精子顶体抗原 包括透明质酸酶、酶前体或顶体素和顶体蛋白酶等。

精子细胞质抗原 ①乳酸脱氢酶C4（lactic dehydrogenase-C4, LDH-C4）：与一般LDH不同，由4个亚基组成，是精子特有的抗原，主要位于细胞质中。②精子特异性的异构酶：包括己糖激酶、酸性磷酸酶和山梨醇脱氢酶等，均存在于细胞质中，可引起免疫性无精子症。

精子核抗原 至少有两类为精子所特有。①精子蛋白1和2：分子量分别为6300和6700，分别含有47个和51个氨基酸残基，特征是精氨酸和半胱氨酸的含量高。②DNA聚合酶：输精管结扎后的男性精浆中可存在抗DNA聚合酶的自身抗体。男性不育症患者的自身免疫血清可强烈抑制精子中的DNA聚合酶活性。

精子线粒体抗原 包括细胞色素C，位于精子中段，线粒体内膜上。

精子包被抗原 精囊液内成分，与精子作用并包囊精子，分布于整个精子表面，可与精浆中的多种抗原成分发生交叉反应。

（严 肃）

kàng jīngzǐ kàngtǐ
抗精子抗体（anti-sperm antibody，ASA）
精子抗原诱发的特异性抗体。可凝集精子，抑制精子运动和相关功能，从而降低生育力。是复杂的病理产物，男女均可产生，确切原因尚未完全明确。男性的精子、精浆，对女性皆属特异性抗原，接触到血液后，男女均可引起免疫反应，产生相应的抗体，阻碍精子与卵母细胞结合，导致不孕。

女性生殖道，特别是子宫内的巨噬细胞，ASA 阳性时吞噬大量精子。正常情况下，女性的血液中无 ASA；上述情况下，女性机体对 ASA 防御，引起免疫系统产生抗体。男性，自身产生防御，引起自己的免疫系统产生抗体，使精子难以生存。

ASA 阳性常见于梗阻性无精子症、输精管道损伤和炎症、睾丸损伤等。

（严　肃）

luǎnzǐ

卵子（ovum）

次级卵母细胞经减数分裂产生的女性生殖细胞。与男性生殖细胞精子相对应，在完成第二次减数分裂后形成。卵巢里面的各级卵泡内均为卵母细胞，排出的成熟卵泡为次级卵母细胞。

卵子直径 80～150μm，多为120μm 左右，没有核膜。细胞质除含有卵母细胞自身代谢的物质和细胞器，还有大量的储备，包括受精所需要的各种蛋白质、酶和生物小分子，受精卵细胞激活后合成蛋白所需的各种信使核糖核酸，能量与物质储备，并有大量且处于幼稚状态的线粒体。

卵子在新生命产生过程中有重要作用，对早期胚胎有重大影响：①为子代提供 50% 细胞核DNA 和全部线粒体 DNA。②为早期胚胎发育提供绝大部分物质和能量。③线粒体储备，人类胚胎植入前线粒体才开始复制。④卵细胞质支撑胚胎早期发育，提供生命活动所需的信使核糖核酸、蛋白质、酶类和其他物质。人类胚胎基因组何时开始转录尚有争议。⑤对合子的基因重编程，使受精卵成为全能干细胞。

（黄元华）

luǎnguànqiū fùhétǐ

卵冠丘复合体（oocyte corona cumulus complex，OCCC）

成熟卵泡破裂排出的由卵母细胞及其外面的透明带、放射冠和卵丘颗粒细胞形成的复合体。卵泡成熟后在高水平黄体生成素的触发下破裂排卵，卵母细胞（通常是次级卵母细胞）及其外周的透明带和颗粒细胞（放射冠与卵丘颗粒细胞）形成复合体一同排出卵巢。

OCCC 来源于成熟卵泡的卵丘，肉眼可见，大小取决于复合体中颗粒细胞的数量。在体外受精-胚胎移植中，较大的 OCCC 在体外培养皿底部平摊时直径可达10mm。肉眼下质地如黏液，似蛋清，内可见约 0.2mm 白点，为卵母细胞。光镜下观察，OCCC 呈浑浊黏液状，中间可见约 0.2mm圆球形阴影，为卵母细胞、透明带和放射冠（图 1）。

OCCC 中，卵母细胞与第一极体位于透明带内（有时排出的卵母细胞没有完成第一次减数分裂则没有极体）。紧贴透明带外的颗粒细胞排列整齐，为单层似立方状，镜下可见在赤道面呈放射状排列，故称放射冠；再外的颗粒细胞呈无规律的细胞团。

OCCC 的形态一定程度上与卵母细胞成熟情况相关，体外受精-胚胎移植过程中对卵母细胞回收时常通过 OCCC 形态特征初步判断卵母细胞的成熟情况，但准确性不高。OCCC 形态学评分有 4级。①Ⅰ级：卵母细胞颜色较深，放射冠细胞没有展开，1～3 层致密，颗粒细胞排列紧密。卵母细胞尚不成熟。②Ⅱ级：卵母细胞颜色变浅，放射冠一定程度展开，颗粒细胞开始变稀疏。③Ⅲ级：卵母细胞颜色浅，放射冠完全展开，颗粒细胞团较大，稀疏，色淡。卵母细胞多成熟。④Ⅳ级：卵母细胞颜色深，放射冠分散，细胞团小或缺失。卵母细胞为"过熟"状态。

（黄元华）

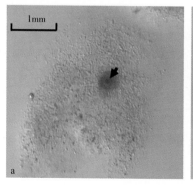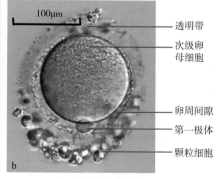

a. 光镜下体外受精-胚胎移植中经超促排卵后在 B 超介导下经阴道穿刺抽吸出的 OCCC（×10），箭头处可见卵母细胞和透明带（受放射冠的影响，透明带和第一极体不明显），外周为放射冠和延续疏松的颗粒细胞；b. 去除外围颗粒细胞后的次级卵母细胞、第一极体和残留的颗粒细胞（倒置显微镜，×400）。

图 1　卵冠丘复合体

luǎnzǐ fāshēng

卵子发生（oogenesis）

由原始生殖细胞发育成卵原细胞再由卵原细胞发育为卵母细胞的过程。分为生殖细胞的形成和迁移、卵母细胞的形成和卵母细胞发育形成具备受精能力的次级卵母细胞3个阶段。

生殖细胞形成与迁移 卵子源于原始生殖细胞（primordial germ cell，PGC）。胚胎第2周，PGC由胚胎尾部的上胚层形成，迁移到卵黄囊内膜下，第4~6周由卵黄囊经过原肠壁、肠系膜，到达身体的背侧壁，定居于中线两侧、位于体腔膜下疏松的间充质内。绝大多数PGC分布于邻近第10胸椎的体壁，性腺在这个区域形成，女性胚胎PGC定向为卵原细胞。卵原细胞是干细胞，是卵子发生的基础。

生殖细胞形成的确切机制尚不明确，与早期胚胎无翼型MMTV整合部位家族（wingless-type MMTV integration site family，WNT）和骨形态发生蛋白质（bone morphogenetic protein，BMP）信号表达有关，后者促进B淋巴细胞诱导成熟蛋白-1（B lympho-cyte-induced maturation protein 1，Blimp1）和正性调节区锌指蛋白14（PR domain zinc finger protein 14，Prdm14）的表达。Blimp1和Prdm14的表达严格限定于生殖细胞。

纤连蛋白是参与细胞迁移的重要分子，与整合素为受体、配体关系。PGC缺乏表达整合素，不能由后近端上胚层迁移到性腺。干细胞因子（stem cell factor，SCF）是PGC运动和存活必需的因子，PGC特化后在进入生殖嵴的过程中，其周围有一群分泌SCF的细胞一同迁移。PGC的迁移机制尚不清楚。

卵母细胞形成 初级卵母细胞由卵原细胞分化产生。卵原细胞迁移到性索后分裂增殖，在胎儿发育第5周，卵原细胞进入减数分裂，称初级卵母细胞，并与外周源于性索间质的单层前颗粒细胞组成原始卵泡（又称始基卵泡）。卵原细胞在胎儿5~6月时形成终止。此后初级卵母细胞处于静止状态，以原始卵泡的形式存位于卵巢皮质。原始卵泡的初级卵母细胞经过第一次减数分裂前期（前期1）的细线期、偶线期和粗线期，停滞于双线期。初级卵母细胞停滞该期时间最长者可持续到绝经期。此阶段同源染色体完成配对、交换，核染色质在细胞核内形成四分体或二联体，人初级卵母细胞有23个四分体。初级卵母细胞的直径40~70μm，核大而圆，略偏心，核染色质疏松，核仁大而明显。卵母细胞与前颗粒细胞间有基膜，没有透明带。

胎儿6个月，原始卵泡数量达高峰，有600万~700万个。原始卵泡保持静止状态的机制可能与叉形头转录因子O3a亚型（Forkhead box O3，Foxo3a）、10号染色体上缺失的磷酸酶-紧张素同系物（phosphatase and tensin homolog deleted on chromosome ten，PTEN）和肿瘤抑制结节性硬化复合体（tumour suppressor tuberous schlerosis complex，Tsc-1）等表达有关。每天都有少量的原始卵泡进入发育，青春期前由于生殖内分泌功能不成熟，卵泡不能进入月经周期阶段的发育而闭锁。青春期时卵巢剩余30万~50万原始卵泡，绝经时有3000个左右。

卵母细胞发育和成熟 卵母细胞的发育与成熟伴随着卵泡发育与成熟完成。从原始卵泡开始，经初级卵泡、次级卵泡、窦卵泡、优势卵泡和成熟卵泡阶段，最后排卵。其间产生了透明带，完成了细胞核和细胞质成熟发育，形成具有受精功能的女性配子。

初级卵母细胞发育 由原始卵泡发育到窦前卵泡（窦卵泡前阶段）经历约9个月，早期窦卵泡经历65天，月经周期中卵泡发育、成熟和排卵经历14天，共历时近1年。原始卵泡经过数月的发育形成初级卵泡。初级卵母细胞主要表现为：①卵母细胞增大，核变大呈泡状，核仁深染，高尔基复合体、粗面内质网、游离核糖体增加。②与颗粒细胞之间出现一层均质样的糖蛋白，称透明带。初级卵母细胞和颗粒细胞间形成缝隙连接，具有物质、激素、小分子化合物的交流功能，实现功能协调。初级卵泡经过4个月左右的发育达到窦前卵泡时，卵母细胞增大到125~150μm，透明带增厚。成熟卵泡直径在20mm左右，透明带20~25μm，卵母细胞直径达可达150μm。初级卵母细胞在此过程中，细胞核处于相对静止状态，主要是细胞质的成熟，包括信息分子储备、蛋白与活性分子储备、能量储备、线粒体储备等。卵母细胞减数分裂停滞于双线期原因复杂，一般认为是与颗粒细胞的某些抑制物质有关，卵母细胞成熟抑制物、次黄嘌呤和环磷酸腺苷引起相应关键酶活性的改变。卵母细胞-颗粒细胞存在缝隙链接。

减数分裂恢复与次级卵母细胞形成 卵泡发育成熟后，在高水平雌二醇诱导的黄体生成素（luteinizing hormone，LH）峰的作用下，颗粒细胞与卵母细胞缝隙连接减弱乃至消失，抑制因素解除，第一次减数分裂恢复。继而初级卵母细胞完成同源染色体分离，进行不等质分裂生成次级卵母细胞和第一极体。LH 峰开始后大约 36 小时或峰值后 24 小时排卵，排出的卵母细胞多为次级卵母细胞。次级卵母细胞如果没有精子的穿入刺激，将停滞于此阶段，约在排卵 12 小时后开始凋亡，24 小时后基本丧失受精能力。

次级卵母细胞受精与第二次减数分裂完成　次级卵母细胞的染色体是单倍体的 2 倍。如果有精子穿入，在精子的刺激下，次级卵母细胞经过不对称分裂完成第二次减数分裂，排出第二极体，在精子穿入后 2~6 小时完成。精子刺激第二次减数分裂与一种源于精子的磷脂酶 C 有关。受精卵的雌原核为单倍体，1 个基数。

（黄元华）

fēizhěngbèitǐ luǎn

非整倍体卵（aneuploid ovum）

遗传给子代的卵源单倍体染色体组中某号染色体的缺失、增加 1 条或以上的卵母细胞。卵源单倍体在精子穿入后才形成，非整倍体卵通常指受精卵中雌原核染色体的倍性。

体细胞为二倍体，46 条染色体。完成 2 次减数分裂产生的配子为含 1 个基数的单倍体。卵母细胞为非整倍体或在减数分裂中出现错误，最终形成的卵源单倍体（雌原核）中某号（或多号）染色体丢失或增加 1 条或以上，称非整倍体。

病因　主要产生于：①非整倍体初级卵母细胞。②异常的减数分裂。③不同号染色体的断裂与再接形成的重组异常染色体。

发生机制　非整倍初级卵母细胞和重组染色体形成的非整倍体卵其机制与非整体体细胞分裂机制相似，此内容重点介绍减数分裂中产生的非整倍体卵（图 1）。

初级卵母细胞形成时，DNA 复制已完成。染色体组为二倍体（4 个基数），通过同源染色体联会共形成 23 个四分体。第一次减数分裂中，同源染色体分离，不等质细胞分裂产生次级卵母细胞

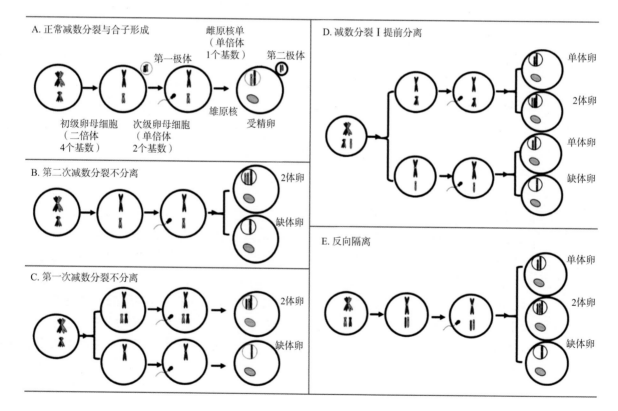

A. 正常减数分裂与合子形成。初级卵母细胞为二倍体 4 个基数。排卵前初级卵母细胞完成第一次减数分裂，同源染色体分离，形成次级卵母细胞（单倍体，2 个基数）和第一极体（二者染色体父母来源互补）。卵受精过程中完成第二次减数分裂，产生雌原核（单倍体，1 个基数）和第二极体（二者的核型互为克隆）。雌原核在这个阶段是独立于雄原核的实体。B. 第二次减数分裂不分离。第二次减数分裂中某号染色体不分离，产生 2 体型和缺体型雌原核。C. 第一次减数分裂不分离。初级卵母细胞某号同源染色体不分离，产生 2 体型雌原核或缺体雌原核。D. 同源染色体提前分离。第一次减数分裂中初级卵母细胞四分体的 1 条染色单体提前分离，可产生 2 体、单体和缺体型雌原核。E. 同源染色体反向隔离。初级卵母细胞某号同源染色体不能配对形成四分体，产生 2 体、单体和缺体型雌原核。

图 1　减数分裂中非整倍体卵产生机制

和第一极体。次级卵母细胞染色体组是单倍体（2个基数）。第二次减数分裂细胞质仍不等质分裂，产生单倍体雌原核（1个基数）和第二极体。

减数分裂中产生非整倍体卵的原因来源于染色体不分离（可发生于第一次减数分裂和/或第二次减数分裂）、第一次减数分裂中同源染色体的过早分离和反向分离。

同源染色体不分离和过早分离与母亲年龄有关，年龄大的女性发生概率较高。第二次减数分裂的错误概率受到第一次减数分裂错误的影响。第一次和第二次减数分裂都出现异常时，可产生复杂的非整倍体卵。

（黄元华）

jítǐ
极体 （polar body，PB）
卵母细胞在减数分裂中不等质分裂产生的含很少细胞质的较小子细胞。卵母细胞在减数分裂中，经过2次不等质分裂。不等质分裂中1个子细胞继承了极少量的细胞质。产生于第一次减数分裂的极体称第一极体（PB_1），产生于第二次减数分裂的称第二极体（PB_2）。

PB是减数分裂中产生的子细胞，继承了较少的细胞质和50%的细胞核遗传物质，在产生后17~24小时凋亡。其直径10~30μm，受卵母细胞挤压常呈扁球状。PB的大小主要与卵母细胞在不等质减数分裂中极体中心粒和细胞边缘的距离有关。第一次减数分裂为同源染色体的分离，染色体组上PB_1单倍体（2个基数）与次级卵母细胞为姐妹染色单体形成互补关系。PB_2染色体组与雌原核一致。第二极体细胞质中无皮质颗粒，形态学上与PB_1难区分。

因与卵母细胞在遗传学上的关系，PB活检用于胎儿遗传学诊断，但可靠性尚有争议。

（黄元华）

dìyī jítǐ
第一极体 （first polar body，PB_1）
初级卵母细胞完成第一次成熟分裂后产生的极体。第一次减数分裂在成熟卵泡诱发的黄体生成素峰的作用下恢复，排卵前排出PB_1。

显微镜下PB_1与受精过程中产生的PB_2大小和形态没有显著区别，难区分。PB_1细胞质含卵母细胞皮质颗粒，核型上PB_1为单倍体，2个基数，与次级卵母细胞的染色体为姐妹染色单体互补关系。PB_1在排卵前才由初级卵母细胞排出。体外受精-胚胎移植中需实施卵胞质内单精子注射时，只有观察到PB_1后才能向卵母细胞的细胞质内注射精子。

对PB_1活检并结合体细胞核型，能在一定程度上推测次级卵母细胞的遗传核型，但可靠性存疑，临床应用受限。

（黄元华）

dì'èr jítǐ
第二极体 （second polar body，PB_2）
次级卵母细胞完成第二次成熟分裂及第一极体分裂后产生的极体。第二次减数分裂的恢复被认为是受精过程的一部分。精子穿入后卵母细胞后迅速被激活，卵母细胞激活并恢复第二次减数分裂，排出PB_2。

PB_2细胞质不含卵母细胞皮质颗粒，显微镜下与PB_1大小和形态没有显著区别。核型上PB_2与雌原核间互为克隆关系。PB_2在精子穿入后2~6小时内出现。体外受精-胚胎移植中，根据PB_2出现与否来提前判断卵子是否受精，对受精障碍者实施补救卵胞质内

单精子注射，安全性尚有争议。

PB_2活检能在一定程度上了解子代母源遗传情况，难与第一极体区分、存留时间短等原因使其应用受限。

（黄元华）

tòumíngdài
透明带 （zona pellucida，ZP）
初级卵母细胞和颗粒细胞之间出现的一层均质、折光性强的嗜酸性膜。卵母细胞的发育在卵泡中进行，前颗粒细胞发育成第一层颗粒细胞完全包被住卵母细胞，在卵母细胞外开始形成非细胞的膜。由卵母细胞和颗粒细胞分泌的糖蛋白构成。

光镜下，透明带均质、透亮，紧贴并包绕透明带的颗粒细胞通过透明带与卵母细胞间有缝隙连接。透明带形成于初级卵泡，窦前卵泡形成时透明带厚约5μm，卵泡成熟时增厚为20~25μm。透明带在胚胎和子宫腔液体的作用下，延伸、裂解、变薄，最后被囊胚穿透。

生殖中透明带具有重要的功能：①卵母细胞发育过程中，提供卵母细胞的发育环境。②受精过程中识别和特异结合精子，是精子穿入和物种特异性的基础。③受精过程中，卵母细胞的皮质反应释放的酶使透明带变性，避免卵母细胞的多精受精。④构成胚胎早期的发育空间，是囊胚形成的基础。⑤透明带的消失是胚胎植入的基本条件。透明带异常与受精异常和胚胎植入障碍有关。

（黄元华）

tòumíngdài dànbáizhì
透明带蛋白质 （zona pellucida protein）
由卵母细胞和颗粒细胞共同合成分泌的组成透明带的糖蛋白。透明带外层由颗粒细胞分

泌的酸性糖胺多糖构成，内层由卵母细胞分泌的中性糖胺多糖构成。透明带糖蛋白由 3 种 ZP（ZP_1、ZP_2 和 ZP_3）构成。ZP_2 和 ZP_3 异二聚体形成长纤状结构，再通过 ZP_1 使之交联，形成三维结构的基质（图 1）。ZP_3 为精子的第一受体，ZP_2 为第二受体。ZP 与精子结合有物种特异性。人类透明带还存在另一种透明带糖蛋白，称 ZP_4，其意义尚不清楚。卵母细胞发生皮质反应后，ZP 失去精子穿透的允许功能。胚胎和子宫腔液体有降解 ZP 的功能。

（黄元华）

luǎnpào mùjí

卵泡募集（follicular recruitment）卵泡从静止期原始卵泡池进入生长卵泡的过程。分初始募集和周期募集 2 个阶段。

初始募集 原始卵泡离开静止期原始卵泡池，开始生长发育，向初级卵泡转化的过程。原始卵泡在胎儿期就持续不断地离开原始卵泡池进入生长期，从原始卵泡到窦前卵泡的发育阶段不依赖于促性腺激素，又称促性腺激素非依赖的卵泡募集阶段，需时 9 个月以上。初始募集持续存在直至绝经期。卵泡一旦进入生长发

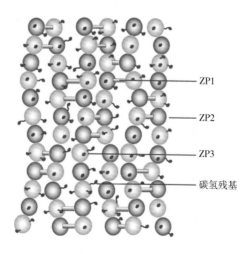

图 1 透明带糖蛋白结构示意

育期就不可逆转。

原始卵泡 由初级卵母细胞和周围包绕的单层扁平的前颗粒细胞组成的卵泡。又称始基卵泡。形成于妊娠中期。原始卵泡处于静止状态，是卵母细胞储备的唯一形式。

初级卵泡 由初级卵母细胞和周围包绕的单层立方或柱状颗粒细胞组成。原始卵泡的前颗粒细胞由扁平变为立方是卵泡开始生长的特征性改变。同时颗粒细胞开始增殖，细胞内出现卵泡刺激素（follicle-stimulating hormone，FSH）、雌激素和雄激素受体，具备了对上述激素的反应性。卵母细胞开始生长并在其周围形成透明带。

原始卵泡激活的具体机制不清，早期卵泡的发育是卵母细胞、颗粒细胞和周围的间质共同作用的结果。多种细胞因子通过自分泌和旁分泌的作用参与原始卵泡的初始募集的调节，包括卵母细胞来源的生长分化因子-9、成纤维细胞生长因子、骨形态发生蛋白 15 及颗粒细胞来源的白血病抑制因子、具有多效生长因子活性的同源酪氨酸激酶受体（c-kit）的配体（KL），以及具有抑制原始卵泡激活的抗米勒管激素等。

次级卵泡 初级卵泡继续生长，其周围的颗粒细胞变为复层，此时的卵泡进入次级卵泡阶段，是卵泡生长的早期阶段。颗粒细胞与颗粒细胞间、颗粒细胞与卵母细胞间的细胞膜形成缝隙

连接，为信息传递和营养物质输送提供通道。初级卵泡发育至次级卵泡用时超过 120 天。

窦前卵泡 次级卵泡进一步发育成为窦前卵泡，颗粒细胞的增殖使细胞的层数增至 6～8 层，卵泡增大，形成窦前卵泡，卵泡基底膜附近的梭形细胞形成两层卵泡膜（卵泡内膜和卵泡外膜）。卵泡内膜细胞出现黄体生成素受体，具备了合成类固醇激素的能力。

窦状卵泡 在雌激素和 FSH 的协同作用下，颗粒细胞间积聚的卵泡液增加，融合形成卵泡腔，卵泡增大，称窦状卵泡。

周期募集 青春期后的月经周期中，窦卵泡在增高的 FSH 作用下进入周期募集继续生长发育，又称促性腺激素依赖的卵泡募集阶段。发生于青春期后，下丘脑、垂体功能成熟，在月经周期的黄体中后期，黄体退化，血中雌、孕激素水平降低，解除对下丘脑、垂体的负反馈抑制作用，导致 FSH 水平及生物活性持续升高，直至黄体-卵泡转化期，相当于月经周期的第 1～4 天。此时卵巢中已发育到早期窦状卵泡阶段的卵泡能够对血中升高的 FSH 水平作出反应，有 20～30 个卵泡（卵泡簇）能进入最后的促性腺激素依赖的快速生长期。从窦前卵泡发育到成熟卵泡需要促性腺激素的刺激，又称促性腺激素依赖的卵泡发育阶段，约需 85 天。

被募集的卵泡继续生长发育，其中有 1 个对升高的 FSH 最敏感的卵泡优先发育，表明其生长发育所需的 FSH 阈值最低，是优势卵泡发育的 FSH 阈值理论。被选择的优势卵泡经过优势化的生长过程，最终发育为成熟卵泡。随优势化卵泡的发育，雌激素水平

升高，反馈抑制垂体分泌 FSH，未被选择的卵泡将在 FSH 下降的情况下最终发生闭锁。月经周期中这一短暂的 FSH 升高的时期称 FSH 的阈值窗。

卵泡闭锁 卵巢中绝大多数卵泡在发育的各个阶段逐渐退化，称卵泡闭锁。妊娠 7 周就开始有卵泡闭锁发生。99.9% 的卵泡最终发生闭锁，女性一生中只有 400~500 个卵泡最终能发育成熟并排卵。发育早期的卵泡闭锁从卵母细胞退化开始，发育后期的卵泡闭锁从颗粒细胞凋亡开始。闭锁的卵泡卵母细胞核固缩，胞质溶解，颗粒细胞减少，最终演变成纤维体。卵泡闭锁受多种因素的调控，其根本原因是颗粒细胞的凋亡。

（沈 浣）

páiluǎn

排卵（ovulation） 卵冠丘复合体从卵巢表面排至盆腔的过程。包括卵母细胞完成第一次减数分裂并停留于第二次减数分裂中期，以及卵泡壁胶原层的分解及小孔形成后卵母细胞的排出活动。排卵是整个生殖过程的关键环节，正常的排卵为人类生殖提供了物质基础（卵母细胞及完成生殖过程的内分泌环境），也反映了下丘脑-垂体-卵巢轴功能的健全和完善。成年女性 28~35 天排卵 1 次，多数女性 2 个卵巢交替排卵，正常排卵出现在下次月经前的第 14 天。

发生机制 具体机制不清。排卵前后，体内多种激素间形成反馈调节反应，导致排卵前体内激素水平发生规律而激烈的变化，是保证排卵顺利完成的重要诱因。

LH 峰 成熟卵泡分泌大量的雌激素，对下丘脑产生正反馈，促性腺激素释放激素释放增加，

触发了显著的黄体生成素（luteinizing hormone，LH）分泌峰，LH 峰的出现是预示排卵的最可靠指标。LH 峰值持续 40~58 小时，峰值出现后 36 小时排卵发生。LH 峰导致卵泡结构和功能的改变，可通过卵巢颗粒细胞触发卵母细胞恢复减数分裂。

卵母细胞成熟 优势卵泡发育成熟的关键是卵母细胞的成熟。在 LH 峰的影响下，卵母细胞发生一系列的变化，最主要的改变是恢复并完成减数分裂。卵母细胞成熟包括：①细胞核成熟。在 LH 的作用下，卵母细胞完成第一次减数分裂，进入第二次减数分裂的中期，形态表现特征是排出第一极体。②细胞质成熟。线粒体成熟是细胞质成熟的标志，卵母细胞是体内线粒体含量最多的细胞，线粒体作为细胞代谢的能量中心，为卵母细胞及早期胚胎提供能量。原始卵泡的线粒体沿核周分布，之后逐渐向周围迁移；成熟卵泡的线粒体均匀分布在胞质中。③细胞膜成熟。发育成熟的卵母细胞膜形成微绒毛并深入到透明带中，与颗粒细胞形成缝隙连接，进行物质及信号交换，卵泡膜的钙离子释放系统的反应性也发生改变，有利于精子和卵母细胞的结合。

卵泡结构的改变 排卵前卵泡周围血管扩张，血管通透性增加，卵泡壁水肿，卵泡顶端变薄。LH 峰引起卵巢颗粒细胞及卵泡液中的纤溶酶原含量升高，可使卵泡壁变薄。纤溶酶、蛋白酶和前列腺素使卵泡壁胶原层分解及小孔形成（排卵孔）。围绕在卵母细胞周围的放射冠内透明质酸酶增多，引起卵丘扩展，使卵冠丘复合体与颗粒细胞分离，游离于卵泡液中，利于排卵的进行。

排卵监测 使用间接方法进行监测，主要包括以下方法。

基础体温监测 常用的无损伤性监测方法。基础体温指机体静息状态下的体温，通常在早晨起床前测定口腔温度，经 6 小时以上充足睡眠，醒后未做任何活动，体温计置于舌下 5 分钟。女性的基础体温随月经周期变化，排卵前期较低，排卵日最低，排卵后在孕激素的影响下明显升高 0.3~0.5℃。基础体温监测呈双相型，提示有排卵。基础体温易受睡眠情况、药物、疾病等因素的干扰，此方法不能准确判断是否排卵，常与其他方法联合应用。

超声显像监测 月经周期第 8~12 天开始监测卵泡直径的变化，此时可观察到优势卵泡，通常只有 1 个，直径可达 10mm 或更大，此后优势卵泡直径平均每天增加 2~3mm，直至排卵前发育为成熟卵泡，此时直径可达 17~25mm。成熟卵泡的典型超声特征为：①卵泡直径 17~22mm。②卵泡位于卵巢边缘，边界清楚，卵泡液增多，透亮度好。③成熟卵泡有时可见卵丘结构。④卵泡周围出现透声环。连续监测可见排卵前卵泡不断增大，最大卵泡消失时，提示发生了排卵。

排卵的超声特征：①80% 表现为卵泡消失。②数小时内卵泡可明显变小，卵泡壁塌陷，壁厚且形态不规则。③卵泡内出现密度较高光点，边缘不连续或呈锯齿状。④20% 排卵可出现直肠子宫陷凹积液。

排卵试纸监测 使用排卵试纸自行监测。排卵试纸通过检测尿中 LH 峰值水平，预测是否排卵。试纸放在尿中，如试纸的检测线区内出现两条红线，为阳性结果，提示被检测者正处于排卵

期，排卵将在 1~2 天内发生。

激素水平检测　随排卵的发生，卵巢内形成黄体，分泌雌激素、孕激素，体内形成雌激素的第二个高峰和孕激素的高峰。排卵后行激素水平检测发现孕酮水平升高，提示本周期已完成排卵。

子宫内膜活检　子宫内膜在体内激素水平的作用下会发生周期性的变化。卵泡期在雌激素的影响下，子宫内膜呈增殖期改变；随排卵的发生，孕激素水平增加，子宫内膜向分泌期转化。根据黄体期或月经末期 12 小时之内的子宫内膜活检病理看是否有分泌期改变可确定是否有排卵，此方法是有创检查，临床较少应用。

(沈浣)

shòujīng

受精（fertilization）

精子和卵母细胞相互融合形成受精卵（合子）的过程。为有性生殖的基本特征，包括精子获能、精子顶体反应、精卵相互作用和受精卵形成 4 个基本阶段。正常情况下，卵母细胞为单精子受精，在排卵后 12 小时完成。受精的标志是出现 2 个原核和 2 个极体，通常在受精后 12~18 小时通过光学显微镜可观察到。

部位　输卵管壶腹部是正常受精的场所。排卵时，被卵丘细胞包裹的次级卵母细胞随卵泡液自排卵孔缓慢流出，接近卵巢的输卵管伞迅速将卵母细胞捡拾进入输卵管腔，在输卵管蠕动和逆蠕动及纤毛细胞的作用下，向壶腹部移动，在壶腹部停留约 2 天；获能的精子在卵母细胞及其周围的颗粒细胞分泌的趋化因子的吸引下，向卵母细胞靠近，并在壶腹部完成受精过程。

过程　受精是连续的过程，从精子穿越卵丘和透明带开始，直至受精卵第一次有丝分裂中期结束，大约需 24 小时，包括以下步骤。

精子获能　精子经过女性生殖道时经历了一系列结构和功能的变化，称精子获能，是精子发生顶体反应的基础。精子在女性生殖道内的获能时间约需 24 小时。获能后的精子处于超激活状态，具有对卵冠丘复合体的趋化性，能够对卵母细胞进行识别，并可诱导顶体反应。获能后的精子穿透卵丘颗粒细胞到达透明带。

顶体反应　精子与透明带结合蛋白 3 结合后，诱发精子发生顶体反应。精子顶体是高尔基复合体衍生来的膜性细胞器，呈帽状罩于细胞核的前方，含有多种水解酶如透明质酸酶、顶体素、放射冠分散酶、芳基硫酸脂酶等。顶体反应是一种胞吐现象，顶体外膜与精子细胞质膜互相融合后，顶体破裂，释放各种水解酶，裂解卵巢颗粒细胞间质和透明带，精子穿过透明带，并与卵母细胞接触。

精子卵母细胞融合　精子质膜与卵母细胞接触后相互融合，最终精子的细胞核、细胞质及包括精子尾内的细胞器全部进入卵母细胞。

卵母细胞激活　排卵前36~48 小时，卵母细胞已恢复并完成第一次减数分裂，同源染色体分离，分别进入次级卵母细胞和第一极体中。次级卵母细胞含有由 2 条姐妹染色体单体（双倍DNA）组成的 23 条染色体，并停滞在分裂中期。精子接触卵母细胞及进入卵母细胞后，次级卵母细胞被激活，完成第二次减数分裂，姐妹染色体单体在着丝粒处分离，分别进入 2 个子细胞中，分别形成成熟的卵母细胞和细

质含量极少的第二极体。同时卵母细胞释放皮质颗粒，诱发透明带反应，阻滞其他精子进入。

受精卵形成　卵母细胞及精子的细胞核分别形成雌原核和雄原核，最终雌雄原核融合，形成受精卵（又称合子）。

判断标准　原核的出现是判断受精的金标准。原核形成前，显微镜下所见的受精的最早表现是第二极体的排出和卵母细胞形态的改变。第二极体排出可作为早期受精的判断标准。

意义　受精使卵母细胞由缓慢代谢转入旺盛代谢；精卵结合恢复了二倍体，维持了物种的稳定性；受精决定性别；受精卵的染色体来自父母双方，生殖细胞在成熟分裂时发生染色体联会和片段交换，使遗传物质重新组合，使新个体具有与亲代不完全相同的遗传性状。

(沈浣 陈曦)

pízhì fǎnyìng

皮质反应（cortical reaction）

精子进入卵母细胞后，激发卵质膜下的皮质颗粒与卵膜融合发生胞吐，引发透明带反应和卵质膜反应，防止多精入卵母细胞，阻断多精受精的现象。是卵母细胞激活的最初反应，皮质反应发生后，皮质颗粒中的内含物（主要是酶类）释放到卵周隙与卵质膜融合，引起卵质膜反应，透明带硬化，引起透明带反应。皮质反应能在透明带、卵质膜和卵周隙 3 个不同层次上阻止多精受精。

皮质颗粒　来源于高尔基复合体的溶酶体样的细胞器，在阻止卵母细胞多精受精中发挥重要作用。

形态及分布　皮质颗粒是大多数动物卵母细胞中所特有的一种圆形的分泌小泡。哺乳动物卵

母细胞质膜下大概有 5000 个皮质颗粒，直径 $0.2 \sim 0.6 \mu m$，内含电子密度不同的内含物。主要成分是蛋白酶、过氧化物酶、N-乙酰葡糖胺糖苷酶、糖基化酶、P75、肝素结合胎盘蛋白和肽酰基精氨酸脱亚胺酶。原始卵泡中的卵母细胞通常不含皮质颗粒，卵泡开始生长后，皮质颗粒才开始形成。人卵母细胞的皮质颗粒出现在次级卵泡的卵母细胞中，卵母细胞生长过程中，皮质颗粒随细胞器向皮质迁移，在皮质区形成皮质颗粒带；细胞核成熟，完成排出第一极体的同时，皮质颗粒向质膜下迁移，沿质膜呈线状排列。皮质颗粒向皮质迁移的同时数量不断增加。未成熟卵母细胞体外受精时，皮质颗粒没有靠近质膜，数量不足，不能阻止多精入卵母细胞，导致较高的多精受精率。

皮质颗粒的胞吐 皮质颗粒在卵母细胞成熟过程中定位于卵质膜下，形成致密单层结构。受精时皮质颗粒在精子与卵母细胞接触的部位与卵质膜融合，随后波及整个卵周隙。精子激活卵母细胞时引发胞内游离 Ca^{2+} 浓度升高，并激活蛋白激酶 C，导致皮质颗粒发生胞吐，释放于卵周隙中。

发生机制 精子激活卵母细胞诱发皮质反应的机制主要有受体控制假说和精子因子假说。

受体控制假说 认为皮质反应的发生是卵质膜受体介导的过程，即精子表面的配体与卵质膜表面的受体结合，通过活化 G 蛋白或蛋白酪氨酸激酶，激活磷脂酶 C 并在其作用下，产生第二信使三磷酸肌醇（inositol triphosphate，IP3），与细胞内质网上的受体结合，使内源钙释放诱发皮质反应。

精子因子假说 认为精子胞质内的可溶性精子蛋白、磷酸肌醇特异性磷脂酶 Cζ（phosphoinositide-specific phospholipase C zeta，PLCζ）起介导作用，使内源性 Ca^{2+} 释放。其机制是精卵质膜融合后，PLCζ 通过融合孔进入卵胞质，激活磷脂肌醇信号通路：①卵质膜上的磷脂酰肌醇 4,5-双磷酸（phosphatidylinositol 4,5-bisphosphate，PIP$_2$）在 PLC 信号介导下水解，产生两种第二信息分子，即二酰甘油（diacylglycerol，DAG）和 IP$_3$。②IP$_3$ 与细胞质中储存 Ca^{2+} 的光面内质网或钙小体上的 IP$_3$ 受体结合，导致内源性 Ca^{2+} 的释放；在哺乳动物的卵膜上有钙离子特异性通道，细胞外的 Ca^{2+} 可通过该通道进入细胞内，钙调蛋白与胞质内升高的 Ca^{2+} 结合，激发卵母细胞恢复第二次减数分裂，发生钙振荡及皮质颗粒释放。③DAG 激活蛋白激酶 C，最终导致皮质颗粒膜与卵质膜融合，发生皮质反应。

皮质反应与多精受精 皮质反应从卵母细胞被精子激活开始，皮质颗粒膜与卵质膜融合，皮质颗粒释放到卵周隙中，通过皮质颗粒过氧化物酶所催化的蛋白质交联作用，将卵质膜和皮质颗粒蛋白转变成极不易溶解的共价连接的蛋白网络，卵质膜上的精子受体失活，卵质膜与皮质颗粒蛋白及精子膜相互融合，形成硬化的受精膜的过程称卵质膜反应。皮质颗粒成分诱发透明带反应，使精子受体失活和透明带硬化，为受精卵和卵裂阶段的胚胎提供保护层，阻止多余的精子穿过透明带，也能阻止已穿过透明带的精子与卵质膜结合，防止多精受精。

不成熟卵的皮质颗粒分布异常，精子穿透卵质膜时，皮质颗粒不能有效释放，卵质膜反应和透明带反应异常；同时未成熟卵的颗粒细胞跨透明带与卵母细胞间的伪足结构-跨透明带结构完整性好，消失不完全，卵周隙小，精子可通过透明带上的孔隙直接与卵质膜接触，使成熟度差的卵母细胞易发生多精受精。

（沈 浣 陈 曦）

tòumíngdài fǎnyìng
透明带反应（zona reaction）
精子借助顶体酶的作用，穿过放射冠和透明带，而卵母细胞细胞质内的皮质颗粒释放溶酶体酶，引起透明带结构改变，精子受体分子变性，阻止其他精子进入透明带的过程。又称透明带阻断。透明带反应保证了人类的单精受精，防止多精受精的发生。

透明带结构 卵母细胞分泌形成的细胞外基质，由糖蛋白组成的膜状结构，主要由透明带糖蛋白 ZP1、ZP2、ZP3 和 ZP4 组成。ZP2 和 ZP3 首尾相接不断重复，联结成长链状大分子，ZP1 间隔地连接于各长链之间，构成三维的大分子网络。电镜下可见透明带分内外两层，厚 $15 \sim 18 \mu m$，外层孔隙较大，内层分子排列紧密。在透明带与精子的相互作用中，起识别、结合作用的是 ZP3 和 ZP2。ZP3 是精子的初级结合受体，与顶体完整的精子结合，和 ZP4 诱导顶体反应；ZP2 是次级精子受体，与已发生顶体反应的精子结合，进一步释放顶体酶溶解透明带，使精子穿透透明带并与卵母细胞细胞膜接触。透明带是精卵相互识别、相互作用的结构基础，在保证单精受精、阻止多精受精和保护植入前胚胎等过程中起关键作用。

反应过程和分子机制 精卵质膜融合后，卵母细胞质膜的膜电位发生变化，导致膜钙离子通道开放，大量 Ca^{2+} 迅速内流，细胞内游离 Ca^{2+} 浓度提高，引起一系列细胞内信号传导反应，促使位于卵母细胞细胞质浅层的皮质颗粒向细胞膜迅速移动、紧贴到膜上并与之融合，随后融合处破孔，皮质颗粒内容物释放到卵周隙，卵母细胞的这种反应称皮质反应。皮质颗粒内容物释放到卵周隙中，引起透明带糖蛋白变性、透明带硬化，从而阻止其他精子进入卵母细胞。皮质颗粒包括蛋白酶、糖苷酶、凝集素和锌等物质，这些内容物进入卵周隙后，经透明带上的小孔到达透明带表面，通过去糖基化导致 ZP3 寡糖链变性，改变其识别正常精子的功能，游离的精子不再与透明带结合；次级精子受体 ZP2 水解，使已与透明带结合或部分穿过透明带的精子不能穿透透明带。

透明带硬化的机制包括：①蛋白酶水解 ZP-N2 区，使 ZP2 的 N 端构象发生变化，断裂的蛋白间以共价键相互结合。②锌离子与 ZP1-N1 区结合，导致 ZP 链之间的交联构象发生变化。③凝集素使 ZP 之间相互交联，孔隙变小，透明带硬化。④转谷氨酰胺酶 2 大量聚集在卵母细胞的皮层下区域，并在受精时消失，可交联 ZP3，是导致透明带在受精后硬化的分子基础之一。

（沈 浣 陈 曦）

shòujīngluǎn

受精卵（zygote） 穿过透明带的精子外膜与卵母细胞细胞膜接触并融合，精子进入卵母细胞后新形成的细胞。又称合子。其形态学特征是卵胞质内含有双原核（bipronuclear，2PN），原核内分布数个核仁前体（nucleolar precursor body，NPB），在原核的核膜消失后，受精卵开始进入第一次有丝分裂。

受精卵形成 在受精过程中，精卵识别，精卵质膜相互作用，卵质膜与精子顶体后区的质膜融合，精子进入卵胞质，激发卵母细胞恢复第二次减数分裂，并排出第二极体。精子进入卵母细胞处，卵胞质形成的胞质突为受精极，在早受精观察时经常能观察到受精极。精子细胞核进入卵母细胞后随即解体，染色体解聚，形成雄原核。卵母细胞排出第二极体后，减数分裂纺锤体消失，染色体解聚，形成雌原核。精子的中心粒进入卵胞质后，形成精星体微管，精星体紧贴雄原核。精星体微管逐渐延长，贴近雌原核，并发生转向，造成原核移位，拖拽 2 个原核相互靠拢，并向受精卵中央移动，最终融合，核膜溶解消失，形成二倍体细胞，受精卵形成。来自父母的染色体经过复制，通过着丝点连接在新形成的纺锤体上，即将完成第一次有丝分裂。

双纺锤体 传统观念认为核膜溶解消失后，父母双方的染色体融合在一起，卵胞质内形成 1 个纺锤体，将复制的染色体分离到 1 个子细胞中，完成第一次有丝分裂，该观点已得到修正。受精卵内含有连接父源染色体的纺锤体和连接母源染色体的 2 个纺锤体，受精卵在完成第一次有丝分裂时，父源和母源染色体各自完成分裂任务。父母双方的染色体并没有真正融合在一起，2 个纺锤体并列对齐且排列紧密，伴随细胞分裂结束，父源和母源染色体被同时分配到 2 个子细胞中，随后父母双方的染色体融合，核

膜出现，二倍体细胞核形成，生命的真正起始被认为是从 2 细胞期开始的。双纺锤体现象也在人的受精卵内被中国学者徐小明（1976 年~ ）观察到，他认为人类受精卵的双纺锤体形成可能是极其短暂的，如果 2 个原核无法迁移到卵细胞中心或 2 个纺锤体无法对齐紧密排列，将导致异质分裂，甚至发生异倍体、嵌合体或卵裂球多核现象，导致胚胎终止发育。

受精卵评估 体外受精后 16~20 小时需进行受精观察，判断卵母细胞是否正常受精。一般认为 2PN 受精卵是正常的受精卵，但单原核（1PN）或未观察到原核而后期发生卵裂的（0PN）受精卵也可能发育成正常的二倍体胚胎；3 原核（3PN）或多原核的受精卵往往预示胚胎是异倍体，会被直接丢弃。时差培养箱的临床应用可提高受精观察的准确性。通过对原核形态进行受精卵评估，可大致预测胚胎发育潜能。通常原核大小相似、位置相近，位于受精卵中央，且 NPB 数量为 5~7 个，大小相等、分布均匀且对称的受精卵，会发育成高质量胚胎，具有较好的发育潜力；相反，原核大小不等或位置相距较远、原核的 NPB 大小不等或 2 个原核内的 NPB 数量不等，或分布不对称的受精卵，胚胎发育阻滞比例升高。

（沈 浣 陈 曦）

yuánhé

原核（pronucleus） 真核生物受精过程中，精核、卵核的核膜已经破裂，但尚未融合成合子核的状态。精核、卵核分别是来自父亲的雄原核和来自母亲的雌原核。人类辅助生殖技术中，加精 16~18 小时后可观察到明显的双原核。精卵融合后，去致密的精

子染色质和完成第二次减数分裂的卵母细胞染色质周围重新形成核膜，分别形成雄原核和雌原核。

原核形成 原核的出现是受精的标志，双原核的出现是受精成功的标志。

雄原核 精子进入卵母细胞后，核膜破裂，发生膜囊泡化，核膜的内外两层多处融合，形成串状小囊泡位于染色质周围，接着小囊泡消失，核膜破裂，致密的染色质直接存于卵质中，染色质去致密或分散。染色质去致密后不久，周围重新形成新的原核核膜，同时核仁出现，形成 1 个比原来精核膨胀的雄原核。

雌原核 卵母细胞进行第二次减数分裂，姐妹染色单体发生分离，胞质内的单倍染色体首先分散，沿分散的染色体的边缘汇集成许多小囊，逐渐相互融合形成含有染色体的双层核被膜，称染色体泡，核被膜片段彼此合并形成 1 个形状不规则的雌原核。原核形状逐渐从不规则变为圆形，体积增大，其内形成类核仁 1 个至数个，此时雌原核、雄原核形态接近，原核靠近处有精子尾部的可判定为雄原核。一旦雌雄原核发育到同步时，通常雄原核大于雌原核，二者可区别。

雌雄原核融合 雌雄原核形成后，卵母细胞细胞质中的微管、微丝等被激活，在细胞骨架中发生重排，促使雌雄原核向卵母细胞中央移动，2 个原核可能因核膜所带电荷相反相互吸引，彼此靠近。接触部位的原核膜变为指状，互相交错对插。松散的染色质高度卷曲成致密的染色体。雌雄核膜破裂，至消失，核仁不见，染色体相互混合，形成二倍体的合子核，这时的细胞称受精卵（又称合子）。随后，染色体对等地排列在卵母细胞细胞质的赤道板，纺锤体出现，形成第一次卵裂的中期，受精过程至此全部结束。

原核与胚胎发育 原核发育速度、分布、对称性和大小与胚胎发育潜能相关。体外受精-胚胎移植时根据原核的数目、形态及分布进行卵母细胞受精及胚胎发育潜能的评估。2 个极体靠近且与原核轴线呈纵向或垂直分布时，胚胎染色体正常比例高。

（沈 浣 陈 曦）

yìcháng shòujīng

异常受精（abnormal fertilization）

体外受精的胚胎培养过程中，加精 16～20 小时后，卵胞质内未形成正常双原核（bipronuclear，2PN）的现象。与卵母细胞成熟度、精子染色体异常和原核发育异常有关。异常受精最明显的形态学特征是原核数目异常。

3PN 受精 常规体外受精（conventional in-vitro fertilization，c-IVF）得到的 3PN 或多 PN 常来源于多精受精。受精时有 1 个以上的精子进入卵母细胞内，会形成 2 个以上的雄原核，受精观察时，多精受精卵多以 3PN 形式出现。多精受精比例在胚胎实验室的可控值是 5% 左右。多精受精的产生与皮质反应和透明带反应异常有关，常发生于胞质成熟度差的卵母细胞。卵胞质内单精子注射（intracytoplasmic sperm injection，ICSI）授精得到的 3PN 受精卵，与第二极体排出异常有关；如果精子为双倍体，也可能在 ICSI 授精后形成 3PN 受精卵，双倍体的精子往往形态表现为大头精子。

多 PN 受精 特别是多个小的原核出现，可能与原核形成过程中，微管移动异常，核膜包装异常有关。3PN 和多 PN 胚胎预示胚胎染色体异常，一般会丢弃处理。

单原核（1PN）受精 c-IVF 来源的 1PN 有 70% 以上是整倍体胚胎，IVF 来源的 1PN 胚胎可通过囊胚培养进行筛选，如果能发育到囊胚，进行冷冻保存用于胚胎移植，1PN 胚胎一般不作为优选胚胎移植使用。1PN 胚胎应注意观察极体数量，如果 1PN 胚胎含有 2 个极体，发育为正常胚胎的比率高。ICSI 来源的 1PN 胚胎，与显微操作时精子并没有真正进入卵母细胞而显微操作过程使卵母细胞发生孤雌激活有关，此种 1PN 胚胎的异倍体率高，ICSI 来源的 1PN 胚胎被认为是异常受精胚胎。

未见原核（0PN）受精 胚胎培养过程中，常能观察到未见原核而发生卵裂的胚胎，这种胚胎的受精被定义为 0PN。如果能观察到明确的双极体，0PN 胚胎则可能是正常的受精胚胎，与观察者错过观察受精时间有关，时差培养系统可帮助甄别胚胎是否来自真正的 0PN。只有未形成原核，直接发生卵裂的胚胎才是真正意义的 0PN 受精胚胎，而 0PN 胚胎也可发育成正常整倍体胚胎，0PN 来源的胚胎建议进行囊胚培养，进一步筛选可利用胚胎，0PN 胚胎发生的原因可能和人类双纺锤体的一过性形成有关。

（沈 浣 陈 曦）

luǎnliè

卵裂（cleavage）

受精卵早期发生的有丝分裂。卵裂后的子细胞称卵裂球。卵裂时，透明带直径基本不变，但卵裂球数目增多，细胞体积变小。体外培养的受精卵经 4 次卵裂，从卵裂胚时期发育到桑葚胚时期。

发生机制 卵母细胞赤道环有1个表面张力较高的收缩环对卵裂起主要作用。微丝是卵裂发生的主要物质基础。卵母细胞的皮层坚韧性和卵母细胞表面张力的改变，也是卵裂沟形成的必要条件。

胚胎发育速度 不同的物种胚胎的发育速度各不相同，但每个物种的胚胎具有较精确的发育时间表。人胚胎在受精后25~29小时发生第一次卵裂，形成2个卵裂球；44小时左右发育成4细胞卵裂胚；68小时左右发育成8细胞卵裂胚；92小时左右发育到12~16个卵裂球，形成1个外面包裹有透明带的实心细胞团，形似桑葚称桑葚胚。前3次卵裂速度及桑葚胚的融合程度对预测胚胎种植率有重要临床意义。

卵裂类型 卵裂分正常卵裂和异常卵裂。正常卵裂是1个细胞分裂为2个对称等大的子细胞。异常卵裂包括直接卵裂、快速卵裂和逆向卵裂，直接卵裂为1细胞直接分裂成3细胞；快速卵裂是在第一次卵裂后，5小时内开始第二次卵裂；逆向卵裂是已经分裂后的卵裂球又重新融合成1个卵裂球的过程。异常卵裂常伴随遗传物质的分配异常，导致胚胎遗传学异常。胚胎在发育过程中存在自我修正的机制，最初发生异常卵裂的胚胎也有部分胚胎可发育成整倍体胚胎。

卵裂期胚胎的质量评估 体外培养的卵裂期胚胎需进行质量评估，决定胚胎是否可用来移植、继续进行囊胚培养还是丢弃。实验室对胚胎质量的评估方法主要有形态学评估和形态动力学评估，其中形态学评估是大部分实验室常用的评估方法。

形态学评估 对第2天和第3天的胚胎评估，主要根据胚胎发育速度、卵裂球大小及均匀程度、碎片多少、卵裂球是否有多核来进行。①胚胎发育速度正常，全部卵裂球体积达到相应发育阶段的大小，胚胎碎片<10%；卵裂球没有多核现象评估为高质量胚胎。②大部分卵裂球发育速度正常，碎片10%~25%，没有多核的胚胎评估为中等质量的胚胎。③碎片达到25%以上，胚胎发育慢，明显有多核的胚胎评估为质量差的胚胎。

第4天胚胎评估是对桑葚胚的质量进行分级：主要依据卵裂球融合程度和是否进入第4次卵裂阶段进行，分好、中、差3个等级。①发育速度正常、卵裂球完全融合的为高质量胚胎。②发育速度正常、大部分卵裂球融合的为中等质量胚胎。③发育速度慢、一半以下的卵裂球没有融合，或融合胚有2个以上的卵裂球没有融合进胚胎中，评为质量差的第4天胚胎。

形态动力学评估 时差培养体系的应用，使人们对胚胎培养和胚胎观察获得了新的认知。胚胎在不被打扰的环境中的发育状态通过时差培养系统记录下来，胚胎学家通过对卵裂相关参数进行分析，选择正常卵裂、卵裂速度正常的胚胎进行移植可获得更好的妊娠结局；另外，卵裂延迟的胚胎，可能与囊胚形成异常及胚胎整倍性异常存在相关性，胚胎动力学参数的临床意义仍需深入研究。

(沈浣 陈曦)

nángpēi

囊胚（blastocyst） 受精卵经过一系列分裂生成由单层细胞围成的囊胚结构。又称胚泡。

形成 人类胚胎发育到第5天时，分裂成100多个细胞，细胞体积变小，融合的细胞团间逐渐出现小的腔隙，最后汇合成1个大腔，桑葚胚转变成中空的囊泡状结构，即囊胚。囊胚形成于晚期桑葚胚，此时细胞间依靠细胞表面的糖蛋白相互融合，分化成有极性的外部细胞和无极性的内部细胞。外部细胞间紧密连接，通过肌动蛋白拉链机制使外部细胞间封闭成整体，并通过细胞间的渗透性缝隙，向内部细胞之间泵入液体，内部细胞间出现充满液体的腔隙，为早期的囊胚腔。囊胚腔逐渐扩大，内部细胞被挤在囊胚腔一端，形成内细胞团，又称内细胞群，是形成人胚的始基，内细胞团也因此被称为成胚细胞，在体外可培养成具有全能分化能力的胚胎干细胞。囊胚的外层细胞逐渐分化成单层扁平细胞，吸收营养物质，称滋养层，又称滋养外胚层，参与绒毛膜的形成；内细胞团所在区域的滋养层称极端滋养层，又称胚胎极，是胚胎开始植入子宫内膜上皮的部分。囊胚最初有透明带包裹，随细胞不断分裂，囊胚腔逐渐扩张，透明带逐渐变薄并退化，进而在薄弱处出现裂口，囊胚从透明带的裂口处孵出，孵出后的囊胚体积迅速增大，胚胎极贴近子宫内膜上皮，开始植入过程。

人类囊胚在受精后第5天开始形成，并从输卵管转移到子宫腔进一步发育，第6天时囊胚孵出后开始植入。体外受精-胚胎移植治疗不孕不育症的过程中，囊胚移植的种植率明显高于卵裂胚移植，临床常采用单囊胚移植来提高临床妊娠率，同时避免多胎妊娠风险。

囊胚形成的形态学基础是胚胎融合。体外培养情况下，第3

天胚胎的卵裂球数目和碎片影响囊胚的形成，碎片多的胚胎由于细胞间难建立有效的缝隙连接，造成融合困难，难以发育到囊胚。pH 不但会影响细胞间的黏附程度，过酸条件还会导致缝隙连接的交通发生静电阻塞，都可能会影响胚胎融合，进而影响囊胚形成，囊胚体外培养应关注培养液的 pH。

囊胚的评分方法 质量好的囊胚与胚胎成功植入关系密切。在辅助生殖技术领域，受精后第 5~6 天时，需对囊胚进行形态学评估，以选择进行移植和冷冻的胚胎。应用较广泛的囊胚评分方法是人类囊胚分级系统，又称数字字母评分法，一般按照加德纳（Gardner）评分，依据囊胚腔扩张状态、内细胞团和滋养外胚层的发育情况对囊胚进行评估。

囊胚腔评估 根据囊胚腔的大小和是否孵出将囊胚的发育分 6 个时期。①1 期：早期有腔室囊胚，囊胚腔小于胚胎总体积的 1/2。②2 期：囊胚腔体积大于或等于胚胎总体积的 1/2。③3 期：完全扩张囊胚，囊胚腔完全占据了胚胎的总体积。④4 期：扩张囊胚，囊胚腔完全充满胚胎，胚胎总体积变大，透明带变薄。⑤5 期：正在孵出的囊胚，部分囊胚从透明带中孵出。⑥6 期：完全孵出的囊胚，囊胚脱离透明带，全部从透明带中孵出。

内细胞团分级评估 ①A 级：内细胞团显著，清晰可见，细胞之间相互融合，细胞数多。②B 级：内细胞团清晰可见，大部分细胞连接松散。③C 级：不易观察到内细胞团，细胞数少。

滋养层分级评估 ①A 级：滋养层细胞相互连接紧密，细胞数量多。②B 级：滋养层细胞相互连接松散，细胞数量少。③C 级：滋养层细胞数量特别少。

囊胚评分以数字结合字母的形式，记录为 4AA、3BB、4BC 等。囊胚分级为 B 级及以上，囊胚腔 3 期及以上的为优质囊胚。一般滋养层细胞分级好比内细胞团分级好对胚胎植入更有价值。形态学评估具有很强的主观性，每个实验室掌握自己的评分标准并保持内部一致很重要。6 期囊胚虽然发育速度较快，但不利于体外操作，滋养层细胞易受到损伤，囊胚培养尽量在囊胚完全孵出前进行相应的体外操作处理。

（沈 浣 陈 曦）

zīyǎngcéng

滋养层（trophoblast） 环绕在囊胚最外层的单层扁平细胞。受精卵发育到第 4 天，桑葚胚细胞开始分化，至第 5 天囊胚时，细胞分化为两部分：位于内侧的内细胞团和外侧的滋养层。

靠近内细胞团部位的滋养细胞称胚极滋养层，又称胚端滋养层、极端滋养层，形成胎盘的部分。滋养层细胞具有吸收营养物质的功能，在胚胎孵出前提供胚胎的营养支持；胚胎孵出后，胚极滋养层与子宫内膜接触，具有黏附和侵袭功能，侵入内膜使囊胚完全包埋在子宫内膜中，这个过程称胚胎植入。胚胎植入后滋养细胞不断增殖，并分化为内外两层，外层是合体滋养层，细胞间界限消失；内层是细胞滋养层，细胞间界限清楚。合体滋养细胞承担母胎之间营养物质及气体的交换，并分泌妊娠相关的孕酮、人绒毛膜促性腺激素等多种激素。细胞滋养细胞会侵袭至母体蜕膜深部，并向子宫间质及螺旋动脉腔内呈侵袭性生长，取代子宫螺旋动脉血管内皮细胞，协助胎盘

血管重铸，最终形成胎盘。滋养细胞是唯一与母体蜕膜及其免疫活性细胞接触的胚胎细胞。

体外培养的囊胚在进行形态学评估时，尤其应关注滋养层分级。滋养层细胞数量和形态对胚胎植入意义比内细胞团分级更重要。实验室进行的胚胎植入前遗传学检测（preimplantation genetic testing，PGT）技术，需对植入前胚胎进行细胞活检以获得相应的分子遗传学数据，由于卵裂期胚胎存在大量嵌合现象，而滋养层细胞因其数量多、日后不发育成人胚胎部分，成为 PGT 的首选细胞。滋养层细胞活检不影响胚胎后续发育，但活检操作引起的滋养层细胞损伤是否会引起胚胎表观遗传学方面的影响仍存在争论。

（沈 浣 陈 曦）

nèixìbāotuán

内细胞团（inner cell mass） 胚胎发育至囊胚期，细胞开始分化，聚集在囊胚一端出现体积较大的成团细胞。又称内细胞群。属于未分化细胞，具有发育全能性，能够发育成胎儿的各种组织细胞。在体外适宜培养条件下，内细胞团能够增殖成为胚胎干细胞，是进行干细胞研究的基础。体外培养的囊胚内部有时能观察到 2 个内细胞团，是单卵双胎的一种胚胎发育模式。移植仅有 1 个内细胞团的囊胚时，也会发生单卵双胎现象，辅助生殖技术带来的双胎率增加，可能与胚胎在体外延迟培养至囊胚期有关。

形成 内细胞团的形成，同时伴随滋养层的形成，是人类胚胎发育过程中第一次细胞谱系分离的结果。桑葚胚期细胞致密化及早期囊胚的空腔化是谱系分离决定细胞命运的关键时期。桑葚胚的致密化表层细胞通过紧密的

相互连接，与外界接触的细胞表面形成顶端-基底极性。顶端具有3个作用：①使外层细胞具有极性，并在顶端膜表达 Hippo 信号通路相关的调控因子，最终激活核内的滋养层细胞命运决定因子，使极化的外层细胞向滋养层细胞方向分化，无极化细胞向内细胞团分化。②顶端导致细胞非对称性分裂，分裂的子细胞具有强烈的收缩性，可进一步归位并分配到有极性的外层或无极性的内层。③子细胞的重新定位，可重新平衡内外层细胞数量比例，使滋养层细胞系和内细胞团细胞系达到特定的细胞数量，为胚胎发育到扩张期囊胚作准备。人胚细胞谱系分离从桑葚胚开始，但内细胞团和滋养层细胞的转录差异直到3期囊胚才开始出现，此时形态上可明确区分出内部的内细胞团和外部的滋养层。

质量评估 内细胞团的大小、质量与胚胎种植率存在密切关系。内细胞团呈卵圆形，细胞分裂速度较慢，是滋养细胞分裂速度的2/3。1期、2期的早期囊胚，囊腔较小，难以准确区分内细胞团的界限。发育到3期后，内细胞团的大小变化不明显，不同质量的囊胚细胞数量可有极大差异。质量良好的内细胞团直径通常在 $60 \sim 80 \mu m$，第5天细胞数可达60个，第6天甚至超过120个。较好质量的内细胞团面积超过 $4500 \mu m^2$。如果囊胚的内细胞团体积小、细胞松散或含有退化坏死细胞，则囊胚染色体异常的可能性较大，种植率也会相应降低。处于3~6期的囊胚内细胞团质量按加德纳（Gardner）评分分级如下：①A级，细胞数目多，排列紧密。②B级，细胞数目少，排列松散。③C级，细胞数目很少。

A级囊胚移植与出生率明显相关。

分离 在体外获得纯净的内细胞团有利于胚胎干细胞的分离，常用的分离方法有：①机械法。操作难度大，分离效率很低，滋养层细胞难去除干净，一定时间内得到的内细胞团非常有限，易造成内细胞团的损伤。②酶消化法。常辅以机械法，部分动物的内细胞团对酶类敏感，使得内细胞团经处理后在体外不易增殖。③免疫外科法。最常用，此法省时、省力且安全有效，一次可得到大量内细胞团，滋养层细胞去除干净。

（沈浣 陈曦）

nángpēi fūchū

囊胚孵出（blastocyst hatching） 在囊胚发育过程中，随囊胚腔扩张，透明带逐渐变薄，囊胚最终穿透透明带的薄弱点逐渐脱离透明带的过程。是囊胚植入子宫内膜的前提。人类囊胚孵出在受精后的第6~7天，此时囊胚已从输卵管转移到子宫腔内。

分类 根据囊胚发育及孵出程度分部分孵出和完全孵出。①部分孵出：部分囊胚穿出透明带，部分还保留在透明带内，此时的囊胚按加德纳（Gardner）评分为5期囊胚。②完全孵出：囊胚完全穿出透明带，按加德纳（Gardner）评分为6期囊胚。

实施体外受精-胚胎移植时，胚胎在培养到第6天时，部分囊胚会发育到完全孵出的6期囊胚状态，6期囊胚在移植后同样能获得良好的妊娠结局，但孵出囊胚缺乏透明带保护，更易漂浮于培养液内，会增加胚胎移植操作的难度。有些5期囊胚在体外培养过程中，孵出时会发生8字孵出的情况，即透明带的裂口很小，导致囊胚部分孵出在透明带外侧，

部分未孵出的囊胚紧箍在透明带内侧，胚胎被一分为二，可能是形成单卵双胎的一种机制，但存在争议。

机制 囊胚孵出的机制包括宫腔液的蛋白酶和滋养细胞产生的蛋白酶对透明带的裂解作用及囊胚的机械膨胀作用。滋养细胞是囊胚孵出的关键性因素。体外受精-胚胎移植中，体外获得的卵母细胞透明带会有各种异常表现，包括透明带厚度及结构异常，影响胚胎孵出，导致胚胎植入失败。为提高胚胎种植率，在进行胚胎移植前，可对异常的透明带进行辅助孵化处理，帮助囊胚更好地孵出。

囊胚辅助孵化 常用于透明带异常和临床预后不良的患者及部分冻融复苏胚胎。囊胚辅助孵化是采用人工的方法在囊胚透明带上开口或削薄透明带，利于囊胚的孵出。囊胚辅助孵化的方法有机械法、化学法和激光法。机械法是用显微操作针对透明带进行机械切割；化学法是用酸性平衡盐溶液（Tyrode 液）使透明带变薄；激光法是使用一定功率和脉冲时间的激光对透明带进行打孔消融，由于该法比机械法和化学法更简单、更高效，也比化学法更安全，是实验室常用的囊胚辅助孵化方法。但激光法的热效应是否对胚胎安全产生影响尚无定论，因此应在适应证范围内规范使用激光辅助孵化，避免对胚胎进行过度操作。

（沈浣 陈曦）

pēitāi zhírù

胚胎植入（embryo implantation） 有种植能力的囊胚定位黏附在子宫内膜上，建立母胎界面，随后囊胚穿透子宫内膜上皮建立妊娠状态的过程。又称着床。

在受精第5~6天开始，第11~12天完成。

过程　包括胚胎定位、胚胎黏附和胚胎侵袭3个阶段。

胚胎定位　囊胚进入子宫腔后，其本身所发生的机械压力和子宫平滑肌的蠕动作用之间相互配合，将囊胚安置在子宫腔中适当的位置，一般在子宫体或底部的内膜中，多见于后壁。若植入部位接近子宫颈处，则形成前置胎盘，分娩时会导致出血和胎儿娩出困难。囊胚植入在子宫以外的其他部位称异位妊娠，多发生在输卵管，偶见于卵巢表面、子宫阔韧带、腹膜、肠系膜及肝。异位妊娠会引起母体腹腔内出血，危及女性生命安全，绝大多数异位妊娠的胚胎在早期死亡。

胚胎黏附　囊胚的极端滋养层侧逐渐与子宫内膜接触并黏附在子宫内膜上。滋养层细胞和内膜上皮细胞的接触面上形成桥粒和连接复合体等固着结构，囊胚得到初步固定。

胚胎侵袭　极端滋养层细胞分泌的蛋白质水解酶对囊胚植入部位的子宫内膜进行溶解，使子宫内膜局部形成缺口，囊胚沿着缺口侵入子宫内膜功能层。此时子宫内膜正处在分泌期，富含糖原和脂滴。囊胚侵入子宫内膜，滋养层不断增厚，并分化成内、外层细胞，外细胞层界限不清，称合体滋养层；内层细胞界限清楚，呈立方状，排列整齐，称细胞滋养层，可不断分裂，补充合体滋养层的数量。囊胚全部植入子宫内膜后，缺口由子宫内膜上皮修复愈合，完成胚胎植入。

胚胎定位、胚胎黏附与胚胎侵袭是连续的过程，有多个分子及激素参与，包括骨形态发生蛋白质、L选择素及其配体、黏蛋白1、整合素和雌孕激素等。

胚胎植入后子宫内膜的变化

胚胎植入后，母体分泌期子宫内膜进一步增厚，子宫内膜上皮细胞失去极性，细胞扁平化，子宫内膜上皮分泌旺盛；子宫内膜间质水肿，间质细胞肥大，分化成蜕膜细胞，细胞呈椭圆形或多边形，胞质内富含糖原和脂滴；上皮-间质血管交通网重塑，血供丰富。子宫内膜间质的这种变化称蜕膜反应，此时子宫内膜功能层称蜕膜，分娩时脱落。蜕膜分3部分：囊胚与子宫肌层间的蜕膜，称底蜕膜（又称基蜕膜），参与胎盘的形成；覆盖在囊胚子宫腔侧的蜕膜，称包蜕膜；子宫壁其余部分称壁蜕膜。包蜕膜和壁蜕膜会逐渐退化。胚胎植入后，合体滋养层细胞间逐渐出现腔隙，同时侵袭母体子宫内膜内扩张的毛细血管，母体血液进入合体滋养层腔隙并建立子宫胎盘循环。

胚胎植入过程中的母体反应

胚胎植入过程中，囊胚不断发出信息，母体能够准确地作出相应的反应。囊胚可产生多种激素和细胞因子，如人绒毛膜促性腺激素能够刺激卵巢黄体转变为妊娠黄体，继续分泌妊娠需要的雌孕激素。胚胎来源的多种信号分子主导了母体子宫内膜发生一系列的改变，诱导母体对半异体来源的胚胎产生免疫耐受性，使囊胚免遭母体免疫系统的排斥。

胚胎植入条件　①囊胚具有胚胎植入能力，即透明带已消失，囊胚滋养细胞已分化出合体滋养细胞。②有与囊胚发育同步且功能协调的子宫内膜，囊胚已到达子宫腔。③体内有合适的内环境。

胚胎植入时机　在特定的时间段内，获得种植能力的囊胚叠加在具有容受状态的子宫内膜上，该时间段称种植窗，又称着床窗。胚胎植入时，子宫内膜受到母-胎交互作用的调控，在基因组、转录组、表观组和蛋白组等层面发生一系列复杂的代谢、免疫、自噬和分泌变化。

（沈　浣）

shēngzhí nèifēnmì
生殖内分泌（reproductive endocrine）　主要以下丘脑-垂体-性腺轴为中心，并涉及甲状腺、肾上腺等多领域的一门综合学科。包括男性的生殖内分泌和女性的生殖内分泌两方面。作为全身内分泌系统的重要组成部分，生殖内分泌也遵循基本的规律，多个内分泌器官之间存在明显的正反馈与负反馈，受全身代谢、神经系统的调控。

女性的生殖内分泌　上位器官是下丘脑，下丘脑作为重要的生命活动中枢，通过分泌促性腺激素释放激素作用于垂体，垂体分泌多种生殖相关的激素，周期性的促性腺激素释放激素，使垂体周期性分泌卵泡刺激素和黄体生成素；相应的周期作用于卵巢，对卵巢的卵泡发育和激素分泌产生影响，卵巢作为主要产生女性激素的器官，可分泌雌激素、孕激素和雄激素。

雌激素的生理作用：①促进卵泡发育成熟和排卵。②促进子宫发育，使子宫内膜发生增殖期变化。③促进子宫内膜黏液的分泌，增加子宫肌层的兴奋性，促进输卵管上皮增生，增强输卵管的分泌和运动，促进阴道黏膜上皮的增生。④使阴道内糖原含量增加。雌激素对于女性的作用：①促进乳房发育，促进乳腺导管和结缔组织增生。②促进女性的性欲。③促进蛋白质的合成、骨骼的生长和骨骺闭合，降低低密度脂蛋白，促进水钠潴留。

排卵后卵巢内形成的黄体合成孕激素，促进子宫内膜出现分泌期改变，降低子宫内膜平滑肌的兴奋性和对缩宫素的敏感性，使子宫颈分泌的黏液变黏稠；促进乳腺腺泡的发育；促进食欲；影响体温中枢，提高基础体温，排卵后女性的基础体温升高。

女性常见的生殖内分泌系统疾病包括下丘脑功能异常和垂体功能异常导致的排卵异常、高催乳素血症、多囊卵巢综合征和排卵异常性子宫出血等。已能人工合成的促性腺激素释放激素激动剂和拮抗剂、卵泡刺激素、黄体生成素、雌激素、孕激素，在女性生殖内分泌疾病中得到广泛应用。

男性的生殖内分泌　上位器官是下丘脑，分泌促性腺激素释放激素作用于腺垂体，腺垂体主要分泌卵泡刺激素和黄体生成素。卵泡刺激素作用于睾丸的生精小管，促进生精小管分泌抑制素及促进生精。腺垂体嗜碱性细胞分泌的黄体生成素刺激睾丸间质细胞促进间质细胞产生睾酮。

睾酮是最重要的男性激素，主要生理作用包括：①促进男性生殖器官的发育，刺激男性第二性征的出现，维持生精作用。②对全身代谢产生影响，促进男性青春期发育，促进骨骼和肌肉的发育，维持骨密度和肌肉量，维持正常的性欲和性功能。③睾丸支持细胞分泌抑制素（抑制素A和抑制素B两类），主要对卵泡刺激素的合成和分泌有明显的抑制作用。

男性常见的生殖内分泌疾病包括下丘脑和垂体疾病、高催乳素血症、性腺功能低下等。

除生殖器官分泌的性激素，甲状腺激素和肾上腺激素也明显影响生殖系统的功能活动，出现生殖内分泌症状时，要关注甲状腺和肾上腺的功能状态。

（何方方）

shēngzhí dúlǐxué

生殖毒理学（reproductive toxicology）　应用毒理学方法研究外来物质（药物、农药、环境污染及其他工业化学物质）抑制或干扰卵母细胞或精子生成机制，以及所致有害作用对后代的影响，并为防止化学物质对人类生殖功能的危害提供依据和措施的学科。是生殖医学与毒理学的交叉学科。

简史　人口剧烈增长和科学技术的进步，使人类文明和人类活动逐渐具备了影响环境的能力，人们对自然资源的过度利用、对生态环境的破坏、创造的大量物质的潜在属性超过了自然的消化能力等行为，对人类乃至动物的生存环境，尤其是生殖功能，产生了巨大的潜在影响。由此促使国际社会对生殖健康更加关注，并提出了生殖毒理学的概念。

反应停事件是医学史上最著名的生殖毒性事件，沙利度胺（别名反应停）于1956年在德意志联邦共和国上市用于治疗妊娠反应，后迅速在欧洲和日本广泛使用，数年后发现大量新生儿上下肢极度短小，甚至部分肢体缺如。后经流行病学调查发现，畸形由沙利度胺所引起。此后全世界的药品研发中，增加了生殖毒性的研究内容。

研究范围与方法　生殖毒性指外源性化学物质对雄性和雌性生殖功能及对后代产生的不良效应，可发生于生殖细胞、受精卵、胚胎形成期，也可发生于妊娠、分娩和哺乳期。为研究外源性化学物质的损害作用，可采用相关

实验方法进行评定，如生殖毒性试验。常用大鼠或小鼠作为实验动物进行生殖毒理学研究。

影响男性生殖功能的雄性生殖毒性可能作用于睾丸的生精细胞、支持细胞或间质细胞。常见的直接影响生精细胞的物质包括棉酚、二硫化碳、铅、锡、汞和锰等金属。铅也直接影响男性的内分泌系统。烟草的主要成分尼古丁，具有抑制生育作用，可直接影响精子生成，同时可通过收缩阴茎动脉，影响睾丸和附睾的血流动力学，从而影响精子的发生和成熟。吸烟时间长、吸烟量多者，精子畸形率增加，正常精子数目减少，精子活率降低。酗酒会使睾丸生成的雄激素减少，同时损害肝功能，雌激素灭活减弱，导致雄激素作用相对降低，酗酒男性性功能往往明显下降。影响女性的生殖功能的常见毒性物质包括镉、苯、二硫化碳等多种工业污染物。

雄性生殖毒性可通过收集外源物质处理后的实验动物附睾内的精子，进行精子形态学观察、精液精浆生化和pH测定以及精子运动能力的分析。了解精子功能是否受到影响，可行精子穿透试验，观察精子能否在体外穿透透明带的金黄仓鼠的卵母细胞。了解睾丸的毒性，可对睾丸中乳酸脱氢酶、山梨醇脱氢酶、葡糖-6-磷酸脱氢酶的含量进行测定。体外试验可通过直接在体外培养生殖细胞、支持细胞或间质细胞，通过外源化学物的接触，了解这些物质对生殖细胞的影响。正常雄性动物的生殖功能，需卵泡刺激素、黄体生成素和雄激素的调控，生殖毒理的动物实验中，测定这几种激素的水平也能了解动物的生殖功能和外源物质的生殖

毒性。经过外源化学物接触的雄性动物，使雌性动物妊娠后，了解胚胎的死亡情况，是作为评价胚胎生殖毒性的方法。通过小鼠睾丸染色体畸变分析、小鼠精子畸变分析、黑腹果蝇染色体伴性隐形分析试验，可了解化学物质的遗传毒性。通过睾丸、附睾、前列腺、精囊的大小和重量、睾丸组织学观察，可了解化学物对雄性生殖器官的作用。

雌性生殖毒性可通过测定实验动物的促性腺激素释放激素的合成与分泌、卵泡刺激素及黄体生成素的受体分析、激素含量测定、卵巢内卵母细胞计数及形态分析、闭锁卵泡的计数、雌激素的水平测定、胚胎形态分析、胚胎种植率、输卵管绒毛情况、子宫雌孕激素受体水平、子宫腔液体成分分析、宫颈黏液的成分、阴道分泌物成分分析，以及乳汁量与成分分析等。为了解化学物质的致畸作用，可在妊娠的不同阶段给予外源化学物，观察胎儿出生后的指标。

有待研究的课题 辅助生殖技术的发展和广泛应用，使人们对外源化合物的生殖毒性的认识更加丰富。环境中广泛存在的挥发性有机物，经过空气溶解入体外培养胚胎用的培养体系中，造成胚胎质量下降，发育减慢，胚胎植入能力下降。减少培养室、培养箱和培养微环境中的挥发性有机物，减少胚胎受到的生殖毒性影响，成为辅助生殖技术的一项重要课题。

(何方方)

huánjìng cíjīsù

环境雌激素（environmental estrogen，EE）　环境中存在的具有干扰体内正常生殖内分泌物质合成、释放、运输、结合和代谢，激活或抑制生殖内分泌系统的功能，破坏维持机体稳定性和生殖调控作用的化合物。包括人工合成化合物及植物天然雌激素，属环境内分泌干扰化学物中的一类。环境内分泌干扰物为环境中天然存在或污染的，可模拟体内激素的生理、化学作用，干扰或抑制内分泌、神经、免疫或生殖系统功能，产生可逆或不可逆性生物效应的一大类化学物。

20世纪60年代，文献报道环境中存在的某些化学污染物具有雌激素效应。1962年，美国科普作家蕾切尔·卡逊（Rachel Carson）的《寂静的春天》一书中，向人们警示了农药对野生动植物生殖的有害效应。20世纪80年代开展了大量针对环境雌激素生物效应的研究，逐渐形成对环境因素与生殖健康相关研究的热点。

分类　环境雌激素种类繁多，广泛分布于自然界中，大致分为如下几类。

多氯联苯类　如聚乙烯、聚氯联苯和多氯联苯。

二噁英类　如2,3,7,8-四氯二苯并二噁英（2,3,7,8-tetrachlorodibenzo-p-dioxin，TCDD），是已知最毒的二噁英衍生物。

农用化学品类　如双对氯苯基三氯乙烷、狄氏剂、艾氏剂等。

双酚类和烷基酚类　联苯酚A、双酚A、辛基酚和壬基酚。

酞酸酯类　如邻苯二甲酸酯、农药敌百虫、邻苯二甲酸二甲酯和邻苯二甲酸二辛酯。

金属化合物类　以三丁基氢化锡研究较多。

类固醇类　如雌酮、雌二醇和炔雌醇等。

其他　如氟利昂、化妆品中的苯酮、防酸剂丁基羟基茴香醚。

危害　环境雌激素物质进入人体后，与人体正常分泌的激素竞争，结合细胞中的激素受体，造成人体激素水平异常，内分泌系统紊乱，出现各种功能障碍。女性出现子宫内膜异位症、子宫肌瘤、卵巢癌和乳腺癌等疾病；男性出现睾丸癌、前列腺癌、精子的数量与质量下降等症状。流行病学调查表明上述疾病发病率明显上升，最明显的是男性总体精子数量减少。据1992年丹麦研究人员的报道，在仅仅50年内，男性的平均精子数减少了45%。集中了1938年后关于精子数量的调查结果统计分析后发现，男性的平均精子数在50年代前为1毫升精液中含精子1亿个以上，90年代后1毫升精液中含精子6000万个以下；21世纪后1毫升精液中含精子3000万左右。不仅精子的数量急剧减少，精子的质量也明显降低，表现在精子的形态发生畸形改变，活力也明显减弱。胎儿受母体激素影响较大，故较易出现各种畸形，常见的有尿道下裂、睾丸不发育及生殖器模糊等。美国和欧洲科学家分别开展性别研究，发现1970～1994年，男性出生人数均呈明显下降趋势，更多指向环境污染，中国和巴西也发现类似现象。

环境雌激素物质还影响甲状腺、肾上腺等内分泌腺体的正常分泌，造成神经系统和免疫系统功能障碍，导致精神性疾病和过敏性疾病的增加，严重影响人类健康。

(何方方)

yì cíjīsù

异雌激素（xenoestrogen）　来自人体外的雌激素。又称外源性雌激素。与内源性雌激素相对。内源性雌激素主要来源于女性的卵巢，其次来源于肝、肾上腺、胎盘和男性睾丸，也通过芳香化酶作用于雄激素转化而来。

分类 异雌激素分为人工合成的雌激素、环境中雌激素样化合物（双酚A、邻苯二甲酸酯、多氯联苯是最常见的3种环境内分泌干扰物）和植物雌激素。

人工合成的雌激素 如己烯雌酚等。

环境中雌激素样化合物 来自杀虫剂或塑料制品中的类似雌激素的化学物质、农药双对氯苯基三氯乙烷（Dichlorodiphenyltrichloroethane，DDT）等可在环境中长期存在，严重污染环境，对人及动物有长期危害。

植物雌激素 按其分子结构分四大类。①异黄酮类：有金雀异黄素、大豆苷元、芒柄花素、美皂异黄酮和异丙黄酮。异黄酮可代谢为对乙基酚及活性更强的雌马酚和去氧甲基安哥拉紫檀素，在结构上与雌二醇相似。②木脂体类：油料种子，尤其是亚麻子中富含木脂素。木脂素在胃肠道细菌作用下转变为木脂素肠二醇和肠内酯，在结构上与雌二醇相似。③香豆素类：植物中香豆素类化合物，主要膳食来源是三叶草、苜蓿芽和大豆芽。④霉菌类：香豆素和霉菌类的结构有2个酚环和相应的羟基，故有植物雌激素活性。几乎所有植物性食物都含有少量不同的雌激素成分，通常每种植物不只含一种植物雌激素，如大豆及其制品是异黄酮的主要膳食来源，大豆芽中则含香豆素类化合物拟雌内酯。

影响 日常生活中，大豆及其制品中的异黄酮类化合物能提供丰富的植物雌激素。青少年青春期发育普遍提前，除营养好，也与自然环境中异雌激素量的不断增加有关。如果妊娠期女性体内含有较多的多氯联苯类和DDT（人工合成化学物质），其下一代会提前1年进入青春期。塑料包装瓶中雌激素化合物会从塑料瓶渗透入饮用水中。食品塑料包装中浸出的物质具有类似雌激素的功能。新西兰泥蜗牛试验中，发现这些物质导致蜗牛胚胎的加速发育。

危害 对人类已知的危害包括：诱发乳腺癌、子宫癌、卵巢癌和前列腺癌；干扰认知能力；损害肝、肾，还可引起哮喘急性发作及诱发胰腺炎等。

(何方方)

línchuáng shēngzhí yīxué

临床生殖医学 （clinical reproductive medicine）

临床医学的一个较新的亚学科，起源于妇产科中的妇科内分泌、计划生育等亚专业，随不孕症基础研究成果及治疗方法的不断进展，逐渐成为独立的一门临床学科。涵盖了妇产科内分泌、妇科手术、泌尿男科等重要的临床知识，主要培养临床医师有关男性不育、女性不孕和有关避孕节育等方面的知识及技能。

男性不育 包括不育的类型、原因，如男性生殖道和生殖腺体的感染；男性的生殖内分泌问题；男性生殖的免疫和遗传学问题；有关睾丸和附属性腺的各种疾病。不育症的诊断，重点包括男性生殖系统的体格检查、实验室检查和影像学检查，尤其是男性精液的特点，如何正确判断精液常规化验单及异常化验单的应对措施。不育的评估和治疗，包括男性性功能异常的评估和治疗，感染性疾病的诊断和抗感染治疗，男性生殖系统和泌尿系统的手术治疗，及不育相关的辅助生殖治疗；不育的主要评估内容围绕各种类型的精液异常，包括无精子症、少精子症、弱精子症、畸形精子症、白细胞精子症和精液液化异常等问题。

女性不孕 包括不孕的流行病学、不孕的主要原因、不孕的评估和不孕的相关治疗。涵盖引起不孕的常见疾病，包括女性生殖系统的感染性疾病、输卵管的先天和后天异常、子宫内膜异位症和排卵障碍性疾病，如多囊卵巢综合征、高催乳素血症及其他生殖器官的病理原因导致的不孕。不孕的治疗包括基础治疗、生活方式的调整、生殖器官的手术治疗尤其是输卵管和子宫的腹腔镜、宫腔镜适应证。另外，还有辅助生殖技术，包括主要辅助生殖技术的种类、适应证、流程和技术要点，并发症及相应的伦理和管理上的问题。

不孕症与其他疾病不同，男女双方都存在一定的因素和关联，可能出现夫妻双方有不同的因素导致不孕。与其他的医学专业不同，临床生殖医学一开始就需注意面对的对象是夫妻双方，在评估和治疗沟通时也需同时关注夫妻双方，注意性生活情况和治疗意见是否一致，治疗上也要相应进行调整，才能取得最理想的治疗效果。

避孕节育知识 除不孕的问题，临床生殖医学还包括有关避孕与节育的内容。虽然现在有关不孕和低生育力是临床上的主要关注点，国家对计划生育的政策也有了很大的调整，几乎不再限制生育数量，但出于维护男女双方生殖健康的宗旨，仍需面对很多夫妻存在的避孕和节育的需求，为他们提供安全有效的避孕措施和节育措施，对夫妻双方的生活质量、家庭规划，有非常重要的影响。

常用的避孕方式包括口服避孕药、外用避孕药、外用避孕器具和宫内节育器等。各种避孕方式的选择、适应证和禁忌证、宫内节育器的放置和取出，并发症的处理，需相应从业人员熟练地掌握。作为避孕的补救措施，如发生意外妊娠，还需临床医师提供终止妊娠的医疗服务，早期终止妊娠和中期终止妊娠，有不同的方法和流程，也有相应的注意事项。

针对终身再无生育要求的夫妻，节育的方法包括男性的输精管绝育术（如男性输精管结扎绝育术）和女性的绝育手术（如女性输卵管结扎绝育手术），节育手术的适应证、操作方法和并发症，也需由临床医师掌握，并在需要时给夫妻双方提供相应的信息，给予相应的指导。

（何方方）

bùyùn yǔ bùyù

不孕与不育（sterility and infertility）

有生育意愿的育龄夫妻在未采取任何避孕措施的情况下，正常性生活 1 年以上而未能获得妊娠的生育障碍状态。据中国相关资料，12%～15% 的育龄夫妻存在生育障碍问题。由女性因素导致的不孕称不孕症。由男性因素导致不孕的称不育症。

女性既往无妊娠史为原发不孕，既往有妊娠史为继发不孕。不孕不育并非一种独立的疾病，而是由一种或多种疾病甚至双方同时存在导致不孕不育的因素造成。根据导致不孕症原因的来源分女性不孕症、男性不育症和原因不明性不孕；根据导致不孕症的病因分输卵管性不孕、子宫性不孕和排卵障碍性不孕等。由于

男性因素导致女性不孕的为不育症，其中男性从未使任何女性妊娠的为原发不育；男性曾使女性妊娠的为继发不育。

（周灿权）

nǚxìng búyùnzhèng

女性不孕症（female infertility）

有生育意愿的育龄女性因女性因素导致在未采取任何避孕措施的情况下正常性生活 1 年以上而未能获得妊娠的生育障碍状态。

病因 女性因素占不孕因素的 40%～50%，原因不明占 10%～20%。卵母细胞的生成、进入女性生殖道的精子与卵母细胞的相遇和受精、胚胎孕育及胎儿分娩均由女性完成。因此许多女性的原因可导致不孕。

排卵功能障碍 包括持续性不排卵、稀发排卵及未破卵泡黄素化综合征、黄体功能不足等，是不孕症的主要原因。表现为月经不规律或闭经，可伴有多毛、男性化、溢乳等。依据患者促性腺激素水平可分为高促性腺激素性（如卵巢早衰、性腺发育不全或卵巢不敏感综合征）无排卵、正常促性腺激素性（最常见，占排卵异常的 80% 以上，如多囊卵巢综合征）无排卵和低促性腺激素性（如下丘脑或垂体病变或功能异常）无排卵。其他内分泌系统如甲状腺、肾上腺的功能异常也可导致排卵障碍。

输卵管因素 各种原因引起的盆腔感染是输卵管性不孕的主要因素。感染可导致输卵管周围粘连，改变其与卵巢的关系，或破坏输卵管的结构和功能而导致不孕。输卵管的手术如输卵管妊娠的手术治疗，输卵管结扎术、复通术，输卵管发育不良或缺如均可导致输卵管性不孕。

子宫内膜异位症 可导致盆

腔内脏器如输卵管、卵巢和子宫以及盆腔其他组织如腹膜和韧带等发生广泛粘连，改变盆腔结构，严重影响盆腔器官的功能。可逐渐破坏卵巢组织，影响排卵，引起炎症反应和炎症介质释放，改变局部微环境，影响卵母细胞受精、胚胎的早期发育及胚胎植入，导致不孕症。

子宫因素 如子宫内膜炎、子宫内膜结核、子宫内膜息肉、子宫腔粘连、子宫腔或子宫手术史、子宫肌瘤、子宫畸形和子宫发育异常等。

子宫颈因素 子宫颈畸形、子宫颈炎、宫颈黏液异常等影响精子的活动、储存、通过、获能甚至存活，导致不孕。

外阴和阴道因素 如先天性无阴道、阴道部分闭锁、阴道纵隔、阴道横隔、阴道斜隔等。

免疫性因素 一些自身免疫或同种免疫的异常如系统性红斑狼疮、抗精子抗体、抗磷脂抗体等与不孕密切相关。

遗传因素 许多遗传性疾病如染色体数目（如特纳综合征）或结构的异常、某些基因的异常（如卵泡刺激素受体突变）等导致不孕。

一般因素 如高龄、过度肥胖、过度消瘦、过度运动、应激反应和过度节食，以及不良嗜好如吸烟等均可影响女性妊娠。

诊断 不孕症病因复杂，夫妻双方应同时就诊，综合病史和检查等进行综合评估以明确诊断。

女性诊断 有以下几方面。

病史采集 应询问避孕情况、性生活情况（包括频率）、不孕年限、月经史和婚育史，有无阴道出血和盆腹腔疼痛史，有无盆腔手术史或其他与不孕相关的疾病史，有无抽烟、酗酒及其他不良

嗜好，有无进食、环境或情绪变化，家族史包括家族中有无不孕不育的情况等。

体格检查 评估身高、体重、第二性征、有无多毛、痤疮和黑棘皮症等。行妇科双合诊或三合诊检查明确外阴发育、阴毛分布情况；阴道有无异常分泌物、赘生物或充血；子宫颈有无异常分泌物或赘生物，有无宫颈举痛，直肠子宫陷凹有无触痛；子宫位置、大小、形状、质地和活动度；附件区有无增厚、包块和压痛；盆腔有无压痛、反跳痛和异常包块。

辅助检查 根据病史和体格检查选择相应项目辅助诊断。①妇科超声：推荐经阴道超声，评估卵巢基础状态，如窦状卵泡数目、卵巢和子宫有无异常回声及与周围组织的关系，输卵管有无积水、盆腔有无异常包块等。②激素测定：月经第2~5天行性激素测定，了解卵巢的基础状态，黄体中期检查相关激素用于评估是否排卵及黄体功能。③子宫内膜活检：进行内膜组织病理学检查，了解是否有炎症或其他病理改变以及与排卵相关的内膜时相。④输卵管通畅度检查：子宫输卵管造影一般在月经干净后3~7天，排除有性生活和生殖器官炎症后方可进行。X射线下碘对比剂子宫输卵管造影准确率高、直观；超声监测下子宫输卵管造影优点是可避免X射线，缺点是对超声医师及其经验的依赖性大；宫腔镜下输卵管插管通液术可同时观察子宫腔情况，且可排除输卵管间质部因痉挛、组织碎屑、轻度粘连和瘢痕而出现的梗阻假象；腹腔镜检查除可观察输卵管通畅度和疏通输卵管的作用，也可直视盆腔内脏器，能全面、准确地判断各器官病变的性质和程度，也可同时对术中发现的问题进行处理。

其他检查 基础体温测定简便、无创，排卵后基础体温比卵泡期升高0.3~0.5℃，表现为双相型体温，并能监测黄体期的长短。血、尿黄体生成素（luteinizing hormone，LH）测定可监测LH峰的出现，是诱发成熟卵泡排卵的关键环节，出现LH峰，说明有排卵的可能。测定血孕酮，排卵后孕酮水平明显上升。此外，根据病情需要，必要时行CT或磁共振成像（MRI）检查、遗传学相关检查等。

男性诊断 ①病史采集：主要了解婚育史、性功能、有无避孕、抽烟酗酒史、家族史、影响性功能的全身性疾病或专科疾病等。②体格检查：包括全身检查和专科检查，如第二性征，注意包皮、阴茎、睾丸、附睾、前列腺、精索静脉、精囊和腹股沟等部位有无异常。③辅助检查：精液分析为男性患者的首选检查，首先进行精液常规和精子形态学分析，需禁欲3~7天取精，行2~3次、间隔3个月检查方可明确是否存在精液异常。必要时行精液生化、精液病原体和精液细胞学检查。其他辅助检查，如激素检测、生殖系统超声、遗传筛查和睾丸组织活检等。患者严重少弱精子症或无精子症应行内分泌检查、染色体和Y染色体微缺失检查；对无精子症患者须根据情况决定行睾丸穿刺或活检；必要时男女双方应行免疫学检查。

治疗 主要根据病因及个体特征制定治疗策略，主要包括病因治疗，如纠正盆腔器官器质性病变和诱导排卵及人类辅助生殖技术等。

预防 预防不孕症的发生需多角度进行。个人日常生活需注意规律作息、健康饮食，戒除不良生活习惯或脱离有害环境，学会调整情绪和释放压力；社会层面需普及性教育、适龄生育、优生优育、减少生殖道感染的发生、减少非意愿妊娠并加强流产后关爱等。出现异常症状如月经不规律、阴道异常出血、盆腔疼痛或其他影响生育的疾病应及时就诊，寻求专业医师的帮助。

（周灿权）

pái luǎn yì cháng

排卵异常（abnormal ovulation）

卵巢排卵数量少、不排卵或不规律排卵的统称。又称排卵障碍。占女性不孕症原因的25%~30%。卵母细胞及周围的卵丘颗粒细胞从卵巢中排出的过程为排卵，正常情况下，女性1个排卵周期为28天左右，需下丘脑-垂体-卵巢性腺轴的正常功能与精细调节，其中任何一个环节的功能失调或器质性病变，都可导致排卵异常。

分类 1988年世界卫生组织（World Organization，WHO）将排卵异常归纳为3种类型。①WHO I 型：病变在下丘脑或垂体，表现为内源性雌激素水平低落，卵泡刺激素（follicle-stimulating hormone，FSH）及黄体生成素（luteinizing hormone，LH）水平低下。②WHO II 型：表现为内源性FSH、LH水平失调，常见于多囊卵巢综合征。③WHO III 型：表现为FSH、LH水平升高，雌激素水平低落，常见于卵巢功能衰竭患者。患者除引起不孕，还可导致月经失调、闭经、多毛和肥胖等症状；长期不排卵，性激素代谢紊乱，子宫内膜过度增生而无周期性孕激素的作用，发生子宫内膜癌的风险明显增加。

病因 卵泡正常发育及排卵受下丘脑-垂体-卵巢轴的调控，性腺轴的任何一个部位异常都可引起排卵障碍，包括中枢神经性排卵异常和下丘脑性排卵异常。

下丘脑性排卵异常 ①器质性病变：如颅咽管瘤、外伤、感染及先天发育异常。②功能性病变：包括精神病及精神过度紧张、体重过轻或过重、剧烈运动及药物（长期服用氯丙嗪、避孕药）。

垂体性排卵异常 ①肿瘤：如垂体腺瘤。②损伤：如缺血（希恩综合征）、炎症、放射和手术。③空蝶鞍综合征。

卵巢性排卵异常 ①先天性卵巢发育异常：如特纳综合征（常见核型为45, XO 和47, XXX）。②促性腺激素（gonadotropin, Gn）不敏感综合征：女性卵巢内有卵泡，卵巢对垂体分泌的 Gn 无反应，可能与自身免疫障碍或卵巢 Gn 受体缺陷有关。③卵巢功能早衰：<40 岁闭经 4~6 个月，血清 FSH 在 40IU/L 以上。

其他 高催乳素血症、多囊卵巢综合征、未破卵泡黄素化综合征，性腺轴以外的其他内分泌系统如甲状腺、肾上腺皮质功能异常，一些全身性疾病如重度营养不良等，均可影响卵巢功能发生排卵异常。

临床表现 有以下几方面。

异常子宫出血 出现月经周期、月经量异常及无规律的子宫出血。出血间隔时间可长可短，从数天到数月；出血持续时间可长可短；出血量少时仅点滴出血，多时可有血块，并出现严重的贫血，伴有头晕、无力、食欲缺乏、失眠和多梦等症状。青春期女性

较多见。体格检查时一般无特殊体征，少数患者可伴有多毛，出血严重者可出现贫血貌；盆腔检查可正常，偶可有单侧或双侧卵巢囊性增大。

闭经 可为原发性闭经或曾有月经但停经 6 个月以上的继发性闭经。

不孕 未采取避孕措施的情况下正常性生活 1 年未妊娠。排卵障碍占不孕因素的 25%~30%，是常见不孕原因之一。

诊断 有以下几方面。

病史及临床表现 月经周期（21~35 天）规律，常提示有排卵，不孕症患者需通过相应的检查明确是否有排卵；有异常子宫出血、月经稀发或闭经的患者，通常可明确其排卵异常的诊断。

基础体温测定 是常用的一种检测女性排卵的简易方法。排卵后产生的孕激素可使基础体温上升，典型的黄体期体温上升 0.3~0.5℃，并可维持 12~14 天，形成双相型体温，说明一般有排卵；体温在月经周期后半期无上升则为单相型，提示无排卵。注意的是卵泡未破裂发生黄素化时，虽无排卵但有基础体温的上升。

血清孕激素水平测定 下次月经的前 1 周测定血清孕激素水平可提示是否有排卵，孕激素水平<5ng/ml 提示无排卵。

阴道脱落细胞检查 通常女性阴道 1/3 的上皮细胞对性激素变化较敏感，月经周期中也有相应的周期性改变。月经后半期检测阴道脱落细胞仍为雌激素影响的角化细胞多，常提示无排卵，操作烦琐、准确性差，已很少使用。

宫颈黏液检查 月经后半期宫颈黏液仍为羊齿状结晶无椭圆体者，常为无排卵。

阴道 B 超的排卵监测 临床最常用的评估排卵的准确方法，可在月经第 12 天检测出直径 17~18mm 的成熟卵泡。B 超的排卵征象有以下几点：逐渐生长增大的卵泡破裂、卵泡塌陷、体积缩小、无回声区消失；血体、不规则的强回声光点的囊肿；20% 可见盆腔积液（排出 4~6ml 卵泡液，B 超可测出>5ml 液体）。检测 2~3 个周期没有优势卵泡、优势卵泡直径<17mm、成熟卵泡不破裂、盆腔无积液等征象，可考虑排卵异常。

子宫内膜活组织检查 分泌期子宫内膜提示有排卵，增殖期子宫内膜提示无排卵或未排卵。此是有创检查，临床较少单纯用于了解是否排卵。

腹腔镜检查术 可在直视下检测有无排卵，排卵可见到排卵斑等。

治疗 排卵异常是妇科生殖内分泌的常见疾病，发生率较高，临床需全面考虑患者的症状、年龄及对生育的要求等诸多因素，采取个体化的治疗方法。

排卵异常导致的异常子宫出血 治疗原则是出血阶段迅速有效地止血和纠正贫血；选择合适方案调整月经周期；有生育要求者诱导排卵，预防复发及远期并发症。药物治疗是首选。青春期和育龄期患者以止血、调整月经周期、促排卵为主。绝经过渡期患者以止血、调整月经周期、减少月经量、防止子宫内膜病变为治疗原则。

止血 ①雌孕激素联合用药：出血量不多时，可于月经第 1 天口服复方低剂量避孕药共 21 天，停药 7 天，共 28 天为 1 周期；急性大出血，病情稳定时，可用复方口服避孕药，止血后每 3 天递

减 1/3 量至每天维持量，共 21 天停药。②雌激素：适用于青春期急性大量出血，止血后每 3 天递减 1/3 量至每天维持量，从血止日期算起第 21 天停药。③孕激素：孕酮每天肌内注射，用药 5 天；口服孕酮制剂，用药 10 天。

调整月经周期　①雌孕激素序贯法：雌激素于出血第 5 天起，每天 1 次，连服 21 天，至服药第 11 天，每天加用孕酮制剂，两药同时用完，停药 3~7 天出血，于出血第 5 天重复用药，连续使用 3~6 个周期。②雌孕激素联合法：于止血周期撤退性出血第 5 天起应用复方口服避孕药，连服 21 天后，连续 3~6 个周期。③孕激素后半周期疗法：于止血后第 15~16 天服用孕酮制剂，连服 10 天，3~6 个周期。

排卵异常导致的闭经　雌孕激素序贯法和孕激素后半周期疗法，用法均同前。

排卵异常导致的不孕　WHO Ⅰ 型排卵异常应脉冲式给予促性-腺激素释放激素（gonadotrophin-releasing hormone，GnRH）诱导排卵；病变在垂体应给予含有 LH 的促性腺激素诱导排卵；WHO Ⅱ 型排卵异常患者可给予氯米芬促排卵，于月经周期或撤退性出血第 5 天起，50~100mg 氯米芬连续 5 天，也可与其他促排卵药物合用，B 超检测卵泡发育情况，同时注意给予二甲双胍治疗及生活方式调整；WHO Ⅲ 型排卵异常患者采用赠卵的辅助生殖技术体外受精-胚胎移植术。

其他原因引起的排卵异常应专科治疗基础疾病，如高催乳素血症、甲状腺疾病、肾上腺疾病等必要时可用促排卵药物诱导排卵。

并发症　排卵异常可使女性体内生殖激素的分泌出现紊乱，导致子宫内膜过度增生，严重时增加子宫内膜癌或乳腺癌的风险。

（吴　洁）

wèipò luǎnpào huángsùhuà zōnghézhēng

未破卵泡黄素化综合征（luteinized unruptured follicle syndrome，LUFS）

卵泡发育成熟且卵泡细胞出现黄素化，患者基础体温呈双相型，子宫内膜呈分泌期改变，成熟卵母细胞不能排出，无妊娠可能的排卵功能障碍。又称黄素化未破裂卵泡综合征。是无排卵性月经的一种特殊类型，引起不孕的重要原因之一，表现为卵巢发生一系列类似排卵周期的改变，如卵泡成熟但未破裂、卵母细胞未排出而原位黄素化、形成黄体并分泌孕激素。腹腔镜直接观察卵巢表面，发现有早期黄体但无排卵裂孔。

病因　确切病因未阐明，可能与中枢调节紊乱、局部机械性因素及精神、心理方面等因素有关。正常排卵是一个非常复杂的过程，卵巢周期调控异常、黄体生成素（luteinizing hormone，LH）分泌异常及孕酮水平降低、卵巢血流动力改变及相关基因的表达改变和突变均可引起 LUFS。子宫内膜异位症或盆腔炎造成的盆腔及卵巢周围组织的粘连、纤维性粘连带包裹可导致卵泡不破裂无排卵，内源性 LH 的分泌促使卵泡细胞黄素化。女性尤其是不孕患者常表现为焦虑、紧张等心理方面的改变，这些因素可影响排卵，导致 LUFS 的发生。

临床表现　多数患者月经周期尚正常，临床表现隐匿，部分出现月经周期长、有类似排卵表现但持续不孕为主的临床特征。不孕症女性的常规促排卵治疗中，

B 超检测发现卵泡生长为优势时仍不能破裂，并形成较大的卵巢囊肿，LH 峰 LH 分泌水平不够，即 LH 的分泌量达不到阈值，无法引起卵泡壁的消化和破裂，但会出现孕酮升高的"伪排卵"现象。部分患者合并有子宫内膜异位症、盆腔炎、高催乳素血症等相关的临床表现。

诊断　尚缺乏统一的诊断标准，以下检查常用来辅助诊断该疾病：基础体温测定呈典型双相型；月经周期尚规律；宫颈黏液或子宫内膜活检，有正常的组织分泌象，即显示黄体期改变，血孕酮水平 ≥3ng/ml；B 超检测卵泡，有成熟卵泡形成但无排卵；以上情况持续发生 2~3 个月即可确诊为 LUFS。

治疗　未破卵泡黄素化综合征是生殖内分泌疾病的难题，发病原因复杂，缺乏统一诊断标准。临床上需全面考虑患者的年龄、症状、对生育的要求等诸多因素，采取个体化的治疗方法。

诱导排卵治疗　应用促排卵治疗前，首先应积极处理造成 LUFS 的局部机械性因素，如子宫内膜异位症、慢性盆腔炎、盆腔粘连等，再采用促排卵方案及应用人绒毛膜促性腺激素。

手术治疗　①B 超引导下行卵泡穿刺术。②腹腔镜下手术对盆腔炎症粘连、子宫内膜异位症灶发生的炎症粘连进行松解及异位病灶清除，恢复解剖结构。③必要时考虑行体外受精-胚胎移植术。

精神心理治疗　长期的精神紧张、焦虑或长期不孕导致心理压力过大可导致 LUFS 的发生，精神心理咨询有助于缓解患者精神压力，有利于正常排卵功能的恢复。

（吴　洁）

黄体功能不足（inadequate luteal function） 月经周期中卵泡发育及排卵，黄体期孕激素分泌不足或黄体过早衰退，导致子宫内膜分泌反应不良和黄体期缩短的现象。又称黄体功能不全。常导致排卵性异常子宫出血、不孕或早期流产。子宫内膜发育与胚胎发育不同步，不利于胚胎植入，可导致不孕或复发性流产。育龄期女性在自然月经周期中黄体功能不足的发生率为3%~10%。生殖医学领域的超促排卵周期中，多个黄体同时发育合成及分泌超生理的雌激素、孕激素，负反馈抑制下丘脑-垂体轴，抑制黄体生成素（luteinizing hormone，LH）分泌，引起黄体功能不足，发生率几乎为100%。

病因和发病机制 可能与以下多种因素有关：中枢神经内分泌调节功能紊乱可导致卵泡期卵泡刺激素（follicle-stimulating hormone，FSH）缺乏，卵泡发育缓慢，雌激素分泌减少，对垂体及下丘脑正反馈不足；LH脉冲峰值不高及排卵峰后LH低脉冲缺陷，使排卵后的黄体发育不全，孕激素分泌相应减少；卵巢本身的发育不良或卵泡期颗粒细胞LH受体缺陷，也可使排卵后颗粒细胞黄素化不良，孕激素分泌减少，子宫内膜分泌反应不足；部分患者出现黄体功能不足可能由高催乳素血症引起；女性生理性因素如初潮、分娩后、绝经过渡期及内分泌疾病、代谢异常等全身性疾病等，也可导致黄体功能不足的发生。

临床表现 可无特殊症状，大多数表现为：①月经失调。女性黄体功能发生异常表现不足时，出现月经周期变短、月经量增多

等。②流产。如果女性体内的孕激素分泌不足，易引起女性流产，甚至可能发生复发性流产。③不孕。黄体功能不足时，女性体内分泌的孕激素不足，使子宫内膜不能完全转化，妊娠困难。

诊断 常用的诊断方法有：①基础体温测定。患者的基础体温呈双相型，但上升和下降缓慢，上升幅度<0.3℃，持续时间仅9~10天，有时卵泡期延长。②黄体中期孕酮水平的测定。排卵后的第5天、第7天、第9天同一时间测定孕酮水平，其平均值<15μg/L，预示黄体功能不足。③内膜活检。月经周期的第21~22天，取子宫内膜进行组织学检查，子宫内膜分泌不良或落后于诊刮日2天，考虑黄体功能不足。

治疗 ①诱导卵泡发育：卵泡期使用低剂量雌激素协同FSH促进卵泡发育，月经第5天起每天口服戊酸雌二醇1mg，连续5~7天；氯米芬通过与内源性雌激素受体竞争性结合，促使垂体释放FSH和LH，达到促进卵泡发育的目的，月经第3~5天每天开始口服氯米芬50mg，连服5天。②促进排卵前LH峰形成：卵泡成熟后，给予绒毛膜促性腺激素5000~10000U 1次肌内注射，加强月经中期LH排卵峰，达到不使黄体过早衰退和提高其分泌孕酮的目的。③黄体功能刺激法：基础体温上升后开始肌内注射绒毛膜促性腺激素1000~2000U，隔天1次，共5次，可升高血孕酮水平，延长黄体期。④黄体功能补充法：选用天然孕酮制剂，自排卵后开始每天肌内注射孕酮10~20mg或口服孕酮，共10~14天，补充黄体孕酮分泌不足。⑤黄体功能不足合并高催乳素血

症的治疗：溴隐亭每天2.5~5.0mg，有效降低催乳素水平，促进垂体分泌促性腺激素及增加卵巢雌、孕激素分泌，改善黄体功能。⑥口服避孕药的应用：适用于有避孕要求的黄体功能不足患者，口服避孕药3个周期，病情反复者酌情延至6个周期。

（吴 洁）

高雄激素血症（hyperandrogenism） 体内血清睾酮浓度超过正常值上限的疾病。又称高睾酮血症。女性的血清睾酮水平超过0.7ng/ml时可确诊。

病因和发病机制 血液中的雄激素主要包括硫酸脱氢表雄酮（dehydroepiandrosterone sulfate，DHEAS）、脱氢表雄酮（dehydroepiandrosterone，DHEA）、雄烯二酮及双氢睾酮（dihydrotestosterone，DHT）等。多囊卵巢综合征导致的高雄激素血症约占34%，肾上腺皮质功能亢进所致占29%，还见于卵泡膜细胞增殖和肾上腺皮质增生，约25%的高雄激素血症来源不清。相应疾病通过以下途径导致高雄激素血症：①卵巢或肾上腺皮质直接分泌过量的雄激素。②外周转化异常造成雄激素较高。③类固醇激素生物合成过程中芳香化酶的缺乏，致雄烯二酮过量。④高胰岛素血症刺激卵巢分泌大量的雄激素。⑤性激素结合球蛋白水平的下降致血中游离睾酮增多。

临床表现 ①月经失调：常表现为月经稀发、闭经或异常子宫出血等改变。②男性化改变：如痤疮、毛发过长、喉结增大和音调低沉等。③不孕：稀发排卵、不排卵及不孕。④其他：表现为肥胖、乳房发育较差、卵巢增大，少数可有阴蒂肥大等。

诊断 根据临床表现、血清睾酮水平的升高，与卵巢肿瘤和肾上腺皮质增生和/或肿瘤鉴别后即可诊断高雄激素血症。①临床表现：尤其是月经稀发、闭经或异常子宫出血，加上某些男性化表现应考虑有高雄激素血症的可能。②B超检查：测定卵巢大小及多囊卵巢的存在。③实验室检查：测定血清睾酮数值>0.7ng/ml或>2.44nmol/L，部分患者的游离睾酮或游离雄激素指数升高也可辅助诊断。④B超检查肾上腺的大小和形态，以区别肾上腺皮质增生或功能亢进。

鉴别高雄激素血症是否来源于肾上腺，可用促肾上腺皮质激素兴奋试验：肌内注射促肾上腺皮质激素20mg，注射前、注射后分别测定24小时尿中17-酮类固醇及17-羟类固醇的含量，注射后的含量明显增高，证明肾上腺皮质功能异常；注射前后含量无明显变化，提示病变来源于卵巢。

治疗 合并肥胖的患者首先应改变生活方式，降低体重，可降低游离雄激素和胰岛素水平并改善脂质代谢；减肥可使月经周期规律，恢复女性的正常排卵功能。

改善高雄激素血症体征，减轻痤疮及多毛。对于轻度多毛患者，可采用剃刮、激光等物理方法对症治疗。严重多毛症及有其他皮肤症状（如痤疮）的患者，除物理方法，建议药物治疗：①低剂量口服避孕药是女性多毛症的首选治疗。口服避孕药通过负反馈调节，抑制内源性促性腺激素的分泌；直接抑制卵巢内雄激素生成；增加性激素结合球蛋白水平，降低血中游离雄激素水平。②抗雄激素药物。若口服避孕药不能有效治疗高雄激素血症

体征，可加用抗雄激素药物。醋酸环丙孕酮是治疗的常用药物之一，通过抑制促性腺激素分泌，减少卵巢雄激素合成，有效降低血中游离雄激素水平，缺点是妊娠期间的潜在男胎女性化的风险。

其他药物治疗也可降低血清睾酮水平，改善高雄激素血症状态，如螺内酯片和类固醇皮质激素（泼尼松、地塞米松）等。螺内酯片能与雄激素及DHT在靶细胞上竞争受体，干扰正常DHT的形成，同时还可抑制一些酶的活性，干扰睾酮的生物合成。类固醇皮质激素最大的作用是抑制肾上腺皮质功能，使DHEA、DHEAS分泌下降，尤其适用肾上腺来源的高雄激素血症。

合并不孕的治疗是控制体重及控制高雄激素血症的基础上，对要求生育的女性可采取促排卵治疗。

（吴 洁）

gāocuīrǔsù xuèzhèng

高催乳素血症（hyperprolactinemia） 各种原因引起的血清催乳素（prolactin，PRL）水平持续超过正常范围的疾病。一般2次血清PRL值均>25ng/ml，常伴有闭经、溢乳、无排卵和不孕。不同人群发病率差异较大，育龄女性的发病率约0.4%，生殖内分泌功能异常的女性中高催乳素血症比例为17%左右。

病因和发病机制 PRL的分泌受下丘脑来源的抑制与刺激信号之间的平衡及外周血激素水平的调控，抑制性调节占优势，任何减弱抑制性调节的因素均可引起女性发生高催乳素血症。主要包括以下几方面原因。

生理性 运动、进食、紧张情绪、性生活、低血糖、夜间应激刺激及各种生理现象，如卵

泡晚期、黄体期、妊娠期、哺乳期、产褥期、应激状态、胎儿和新生儿期等，均可出现催乳素水平暂时性升高，催乳素水平升高幅度不大，持续时间不长，一般无相关的病理症状。

药物性 治疗精神或神经系统的药物可引起催乳素水平升高，如多巴胺耗竭剂（甲基多巴、利血平）、多巴胺转化抑制剂（吗啡、可卡因等麻醉药）、多巴胺重吸收阻断剂（诺米芬辛）、组胺受体拮抗剂（5-羟色胺、苯丙胺类）、雌激素、促甲状腺激素释放激素、中药、异烟肼等。药物引起的血清催乳素水平一般不超过4.55nmol/L。

病理性 ①下丘脑病变：如颅咽管瘤、神经胶质细胞瘤、帕金森综合征和精神创伤等。②垂体病变：垂体腺瘤约40%为催乳素瘤，是引起年轻女性高催乳素血症最常见的原因。其他垂体病变包括生长激素瘤、促肾上腺皮质激素瘤、肉芽肿病和空蝶鞍综合征。③系统性疾病：原发性或继发性甲状腺功能减退、慢性肾衰竭、肝硬化和肝性脑病，某些肿瘤如卵巢囊性畸胎瘤、支气管癌等。④神经源性疾病：如胸壁外伤、带状疱疹。

特发性 血清催乳素轻度升高，一般不超过4.55nmol/L，可能与催乳素分子存在异型结构有关。

临床表现 ①月经紊乱和不孕：多数患者出现月经稀发、闭经、不规律子宫出血；少数出现多毛、脂溢及痤疮等多囊卵巢综合征表现；催乳素水平的升高可引起黄体功能不足而发生排卵障碍、不孕及复发性流产。②溢乳：大多数患者在非妊娠期、非哺乳期可出现溢乳，一般分泌量不多，

挤压下才有乳汁流出，重者可自行流出。③低雌激素症状：雌激素水平过低可引起部分患者出现骨痛及骨质疏松等情况。④压迫症状：较大催乳素瘤可出现头痛、视力下降、视野缺损等。少数患者存在垂体腺瘤内自发出血、急性垂体卒中。

诊断 通过临床表现、体格检查、实验室检查，如妊娠试验、垂体及其靶腺功能检查、肾功能检查、肝功能检查、甲状腺功能检查等首先排除生理性或药物性因素导致的高催乳素血症。实验室测定血清催乳素水平，患者在安静、清醒状态下，禁食，上午10：00~11：00采血测定。血清催乳素水平显著高于正常值，一次检查可确定；血清催乳素水平低于正常上限3倍至少检测2次才能确诊。血清催乳素水平轻度升高而未发现明确病因或血清催乳素水平>4.55nmol/L时，进行蝶鞍CT扫描或磁共振成像检查，明确是否存在颅内肿瘤及空蝶鞍综合征等。

治疗 排除生理性和药理性高催乳素血症，根据血清催乳素水平、临床表现及患者有无生育要求选择合适的治疗方法。治疗目标是控制血清催乳素水平、恢复女性正常月经和排卵功能、减少乳汁分泌及改善头痛、视觉功能障碍引起的压迫症状等。

药物治疗 主要是多巴胺受体激动剂（如溴隐亭、卡麦角林、喹高利特）及促排卵药物等。药物治疗应从小剂量开始渐次增加，以口服为主，如口服不能耐受可阴道给药，给药期间需密切监测与随访。

溴隐亭 第一个在临床应用的多巴胺受体激动剂，能有效抑制催乳素分泌，使垂体催乳素腺瘤可逆性缩小，是临床上最有效的药物。70%~90%的患者长期治疗后获得较好疗效，表现为血清催乳素水平降至正常、溢乳现象消失或减少、催乳素腺瘤缩小、恢复规律月经和生育能力；不良反应主要是恶心、呕吐、头晕、头痛、便秘，多数患者不适症状可在短期内消失；注意用药期间血清催乳素水平和临床症状的变化；用药维持量以最低剂量维持催乳素在正常值即可，若血清催乳素水平正常且患者无明显临床症状2年以上，可考虑停用溴隐亭。

卡麦角林 特异性多巴胺D_2受体激动剂，口服给药，抑制催乳素的疗效更强，耐受性更好，不良反应减少，作用时间更长。溴隐亭治疗效果不满意或不能耐受溴隐亭治疗的催乳素腺瘤患者，改用卡麦角林。促排卵治疗适用于高催乳素血症伴无排卵性不孕，单纯溴隐亭治疗不能排卵和妊娠者，需采用以溴隐亭为主联合其他促排卵药物。

手术治疗 适用于：①药物治疗无效、疗效不佳或不能耐受药物的患者。②巨大垂体腺瘤伴有明显压迫症状者。③侵袭性垂体腺瘤伴有脑脊液鼻漏者。④拒绝长期服用药物治疗者。经蝶窦手术是垂体催乳素腺瘤患者的较好选择，术后需进行垂体功能评估，若出现垂体功能低下需采取内分泌激素补充治疗。术后仍有肿瘤残余者，需进一步采取药物治疗或必要时放射治疗。

预后 10%的高催乳素血症患者不用药物治疗在5年内可自行缓解；60%~90%垂体微腺瘤、50%大腺瘤患者术后催乳素水平可达正常范围；术后催乳素水平正常者，仍有10%~20%会复发。

（吴 洁）

gāoyídǎosù xuèzhèng
高胰岛素血症 （ hyperinsulinism） 一种以血液中胰岛素水平过高为特征的综合征。胰岛素抑制肝释放葡萄糖的能力、促进周围组织摄取和利用葡萄糖的能力下降，机体为调节血糖在正常水平，胰岛B细胞代偿性分泌过多的胰岛素。高胰岛素血症的发生率为10%~25%，生育年龄的多囊卵巢综合征患者高胰岛素血症的发生率可达50%~70%。

病因和发病机制 病因较复杂，遗传因素如胰岛素受体、胰岛素依赖葡萄糖转运体4及胰岛素的信号传导通路上的基因突变（如糖原合成酶、磷酸果糖激酶等）可增加对高胰岛素血症的易感性。胰岛素受体基因的突变可造成胰岛素受体生物合成减少、胰岛素受体向细胞内表面转运障碍、受体降解加速或功能缺陷，使胰岛素与受体的亲和力降低。先天性高胰岛素血症指婴幼儿持续性、频发性低血糖，发病因素考虑为遗传因素。

环境因素及个人生活方式，如运动量减少、高脂高热量饮食、吸烟、肥胖症等都可能促进高胰岛素血症的发生。肥胖是高胰岛素血症的一个重要特征，包括全身性肥胖和中心性肥胖，肥胖与糖尿病、高血压、动脉粥样硬化和多囊卵巢综合征等疾病密切相关。吸烟也会增加患高胰岛素血症的风险。

临床表现 ①对代谢功能的影响：患者的胰腺B细胞无法产生足够的胰岛素来保持正常血糖水平，可发展为2型糖尿病、高血脂、高血压、高雄激素血症和肥胖等多种代谢紊乱，甚至发生动脉粥样硬化及凝血功能异常。②对女性生殖功能的影响：女性出现高胰岛素血症可通过胰岛素受体或胰岛素样生长因子受体刺激卵巢合成雄激素，也可通过影响垂体促性腺激素的分泌，抑制性激素结合球蛋白的合成，使正常卵泡选择及优势发生障碍、卵泡生长停滞及无排卵。

诊断 主要通过实验室检查，如血糖及胰岛素水平的测定，口服葡萄糖耐量试验和胰岛素释放试验是诊断高胰岛素血症的重要手段。通常空腹胰岛素水平高于85pmol/L即可诊断。

治疗 高胰岛素血症导致机体发生代谢紊乱，并伴随多种代谢相关疾病。积极治疗高胰岛素血症，尤其是多囊卵巢综合征合并的高胰岛素血症，可有效纠正继发的糖脂代谢紊乱、改善排卵功能，提高妊娠率。

一般治疗 改善饮食结构、加强体力活动，可提高机体肝内糖原合成，上调骨骼肌葡萄糖转运蛋白的表达，增加组织对胰岛素的敏感性，改善代谢紊乱，缓解高胰岛素血症，降低心血管并发症。肥胖的患者更应积极地通过体育锻炼、限制热量、降低体重，使胰岛素水平下降，可增加不孕患者促排卵治疗的效果。

应用胰岛素增敏剂 ①二甲双胍：通过减少肝糖生成并促进外周组织对葡萄糖的利用，降低胰岛素水平，同时可改善多囊卵巢综合征的高雄激素血症，调节月经周期，促进排卵。②噻唑烷二酮类药物：通过促进有关葡萄糖代谢的基因转录，抑制脂肪水解，降低血游离脂肪酸浓度，增加胰岛素敏感性，有效降低肾上腺分泌的雄激素水平。③α糖苷酶抑制剂：如阿卡波糖可通过抑制小肠黏膜上皮细胞表面的α葡萄糖苷酶延缓糖类的吸收，降低

血糖。④N-乙酰半胱氨酸可增加外周胰岛素敏感性，降低血清雄激素水平。

抑制胰岛素分泌 ①二氮嗪：一种降压药，可通过激活β细胞膜依赖腺苷三磷酸的钾离子通道，减少胰岛素的释放，不宜长期应用，有升高血糖的不良反应。②生长抑素：如奥曲肽对人体多种内分泌腺体有抑制作用，通过抑制生长激素的释放和各种因素引起的胰酶、促胃液素分泌，可纠正高胰岛素血症。

不孕的处理 多囊卵巢综合征的不孕患者中高胰岛素血症常伴有高雄激素血症，积极采取抗高胰岛素血症的同时适当降低雄激素水平。抗雄激素药物如醋酸环丙孕酮、螺内脂、地塞米松和非那雄胺等，可有效减少腹部脂肪堆积并提高胰岛素敏感性，纠正高胰岛素血症。应用氯米芬或人类绝经期促性腺激素诱导排卵，提高妊娠率。

并发症 高胰岛素血症导致高血糖及高雄激素血症，进一步加重肌肉、脂肪和肝的胰岛素抵抗状态。高胰岛素血症的女性患者，需综合纠正其代谢紊乱，积极治疗并改善生殖内分泌的异常，恢复月经情况和排卵，增加妊娠率，并降低糖尿病、心血管疾病等相关并发症的风险。

(吴 洁)

duōnáng luǎncháo zōnghézhēng

多囊卵巢综合征 （polycystic ovarian syndrome，PCOS） 以不规律月经、持续性无排卵、高雄激素血症和胰岛素抵抗为重要特征的一种多病因代谢综合征。是育龄期女性常见的妇科内分泌、代谢紊乱性疾病，可导致生殖障碍、代谢异常，易发生2型糖尿病、心血管疾病、子宫内膜癌等

远期并发症。1935年被首次报道，由于临床表现呈高度的异质性，导致对此疾病的认识、发病率及诊断仍存在较大争议。1990年，美国国立卫生研究院（National Institutes of Health，NIH）、2003年欧洲人类生殖与胚胎学会（European Society of Human Reproduction and Embryology，ESHRE）与美国生殖医学学会（American Society for Reproductive Medicine，ASRM）（鹿特丹）及2006年美国雄激素过多协会（Androgen Excess Society，AES）分别提出诊断标准，按照美国NIH诊断标准其发病率在生育年龄女性中为6%~10%，应用鹿特丹诊断标准其发病率为20%。

病因和发病机制 确切病因不明，普遍认为是遗传因素与环境因素共同影响的结果。

遗传因素 PCOS阳性家族史、2型糖尿病、高血压、肥胖、早发冠状动脉性心脏病和性毛过多等均是其发病的危险因素。PCOS的易感基因包括：①类固醇激素合成及调节基因，如胆固醇侧链裂解酶11A、性激素结合球蛋白、雄激素受体和芳香化酶。②胰岛素相关基因，如胰岛素基因、胰岛素样生长因子2。③促性腺激素合成与调节基因，如黄体生成素β亚基与黄体生成素受体、卵泡刺激素β亚基与受体。④慢性炎症因子相关基因，如肿瘤坏死因子-α、白细胞介素-6等。

代谢因素 高胰岛素血症及胰岛素抵抗是PCOS的基本病理特征之一。高胰岛素水平使垂体分泌黄体生成素增加，促进卵巢和肾上腺分泌雄激素；瘦素分泌增加可调节促性腺激素、性激素，与女性的肥胖、不孕等相关。

环境因素 环境内分泌干扰

物如双酚 A、1,4-二氧杂环己二烯等具有类似雌激素或雄激素的结构和功能,可影响激素代谢,导致 PCOS;女性的不良生活方式,如高能量饮食、运动少、长期精神应激状态都与 PCOS 发病相关。

临床表现 ①月经异常:占 PCOS 患者的 75%~90%,表现为月经稀发、闭经,少数可表现为排卵障碍的异常子宫出血,多发生在青春期女性;长期稀发排卵或不排卵、雌激素刺激子宫内膜可出现内膜增生过长及不典型性增生甚至癌变等,常见于围绝经期女性。②高雄激素体征:如痤疮、性毛过多。痤疮多见于面部,如前额、双颊等,胸背、肩部也可出现,雄激素依赖性的体毛过度生长多表现为上唇、下颌、脐下正中线、乳晕周围、大腿根部和肛周等部位体毛增多增粗。③肥胖。④黑棘皮症:严重胰岛素抵抗的皮肤表现,常在腋下、颈后、乳房下和腹股沟等皮肤褶皱处呈现灰褐色色素沉着,呈对称性,有时呈疣状。⑤排卵障碍、不孕或流产等相关情况。

诊断 主要临床检查方法有血清生殖激素测定(包括雄激素相关指标)、盆腔超声检查、基础体温测定及筛查代谢并发症等。

高雄激素是 PCOS 的核心特征和基本诊断标准,排除可引起排卵障碍或高雄激素的其他疾病(如高催乳素血症、皮质醇增多症、先天性肾上腺皮质增生症等),同时具有临床或生化高雄激素的表现及持续性无排卵即可诊断。2018 年中华医学会妇产科学分会内分泌学组提出的中国 PCOS 诊断标准,目的在于避免过度诊断 PCOS,指出月经稀发或闭经或不规律子宫出血是诊断必须条件,加上下列 2 项中的 1 项符合即可

诊断为疑似 PCOS:①临床和/或生化高雄激素表现。②超声检查的卵巢多囊样改变,即单侧卵巢体积增大超过 10ml 或单侧卵巢内有超过 12 个直径为 2~9mm 的卵泡。具备上述疑似 PCOS 诊断后,需排除其他可能引起高雄激素的疾病和引起排卵异常的疾病才能确诊。

治疗 ①调整生活方式,尤其超重及肥胖患者,降低体脂是 PCOS 患者的首选治疗方案。②严重多毛、痤疮的 PCOS 患者使用抗雄激素治疗,可采用复方口服避孕药,主要作用机制是抑制卵巢雄激素合成,增加性激素结合球蛋白的浓度,使游离睾酮浓度下降;氟他胺、非那雄胺等药物也具有抗雄激素的作用。③应用物理方法去除多余的毛发,包括电蚀和激光治疗。④胰岛素增敏剂,如二甲双胍,有利于控制血糖,增加胰岛素的敏感性,改善血管炎症、脂类代谢等动脉粥样硬化危险因素,并对子宫内膜功能、高雄激素血症、月经周期及排卵功能均有一定的改善作用。⑤氯米芬或人类绝经期促性腺激素等诱导排卵及辅助生殖技术的方法。

并发症 PCOS 患者发生抑郁的比率明显增加,且有发生阻塞性睡眠呼吸暂停综合征的风险,建议明确诊断并及时治疗。PCOS 患者伴有高胰岛素血症,易增加患糖尿病及心脑血管疾病的风险,长期排卵障碍,子宫内膜受雌激素刺激缺乏孕激素对子宫内膜的保护,导致子宫内膜增生及增加子宫内膜癌的风险。

PCOS 不仅属于女性生殖系统的疾病,被认为是一种累及全身、危害女性终身健康的内分泌代谢性疾病,诊断标准并不统一,且存在个体差异性,临床实际工作

中对该疾病应有全面的认识、早期诊断、早期干预,防止远期并发症的发生。

(吴 洁)

zǎofāxìng luǎncháo gōngnéng bùquán
早发性卵巢功能不全 (premature ovarian insufficiency, POI) 女性在 40 岁前出现卵巢功能减退的现象。主要表现为月经异常(闭经、月经稀发)、卵泡刺激素(follicle stimulating hormone, FSH)>25IU/L、雌激素水平波动性下降。POI 在 40 岁以前的发病率为 1%~4%。卵巢功能早衰(premature ovarian failure, POF)指女性 40 岁以前出现闭经、促性腺激素水平升高(FSH>40IU/L)和雌激素水平降低,并伴有不同程度的低雌激素症状,是 POI 的终末阶段。

病因和发病机制 病因复杂,主要包括以下几方面。

遗传学因素 家族性 POI 或 POF 的发病率是 4%~31%,与其相关的遗传学异常有 X 染色体及常染色体的基因突变,与 POI 或 POF 相关的候选基因有 *FMR1*、*FMR2*、*BMP15*、*LHR*、*FSHR*、*INHA*、*FOXL2*、*FOXO3*、*ERα*、*ERβ* 和 *CYP19A1* 基因等。

免疫学因素 自身免疫功能紊乱可引起卵巢功能损伤而导致 POI。4%~30% 的 POI 患者合并自身免疫病,以桥本甲状腺炎最常见,其次为原发性慢性肾上腺皮质功能减退症、类风湿性关节炎、系统性红斑狼疮和重症肌无力等。POI 被认为是全身多腺体综合征的一部分。

酶缺陷 17α-羟化酶及 17,20-碳链裂解酶等是类固醇激素合成关键酶,缺乏导致性激素合成障碍,性激素水平低下,促性腺激素反馈性升高,表现为

POF 或 POI。半乳糖血症是一种常染色体隐性遗传病,半乳糖及其代谢产物的堆积可直接损害卵巢的卵母细胞,引起卵巢卵泡的过早耗竭,约81%的半乳糖血症患者可出现 POF。

医源性因素 化疗可损害卵巢的功能,烷基类化疗药物可损害细胞 DNA,对不处于增殖状态的原始卵泡有杀伤作用。化疗对卵巢功能的影响与患者年龄、药物的类型及剂量有关。放疗的损害主要是导致卵泡丧失功能、间质纤维化和玻璃样变、血管硬化等。放疗对卵巢功能的损害程度与患者的年龄和放射剂量相关。卵巢受到的直接照射剂量在 $1.5 \sim 8.0$ Gy 时 $50\% \sim 70\%$ 的女性会出现卵巢功能衰竭,超过 8.0 Gy 时几乎所有女性的卵巢将发生不可逆的损害。妇科手术如卵巢肿瘤切除术、卵巢子宫内膜异位症囊肿剥除术等,均可影响卵巢的血运或引起炎症,造成 POI 或 POF。

环境因素 许多环境中的有毒物质,如垃圾燃烧产生的 1,4-二氧杂环己二烯等有害气体,塑料制品释放的双酚 A,重金属类污染物镉、砷、汞等均危害女性的生殖功能,导致 POI 或 POF。吸烟会损害卵巢功能,进而导致 POI 或 POF。生活节奏加快导致心理压力过大、产生负面情绪以及不良的生活方式等会影响下丘脑-垂体-卵巢轴或直接影响卵巢的生理功能,导致 POI 或 POF。

特发性因素 大多数 POI 或 POF 患者未能发现明确的病因,为特发性因素,占 $42\% \sim 70\%$。

临床表现 原发性 POI 表现为原发性闭经、第二性征不发育或发育差。继发性 POI 随卵巢功能的衰退,先后出现月经周期缩短或不规律、月经量减少、月经稀发和闭经等,可有潮热出汗、生殖道干涩及灼热感、性欲减退、骨质疏松、情绪改变、心血管症状和代谢紊乱等。

诊断 诊断标准:年龄 <40 岁或 40 岁以前发病;月经稀发或停经 4 个月以上;血清基础 FSH>25IU/L(至少 2 次,间隔>4 周)。POF 表现为 40 岁前停经 4 个月以上,伴有 FSH > 40IU/L,和/或雌二醇 <73.2pmol/L,第二性征及生殖器官发育正常,超声下可见卵巢较小或未探及,无卵泡;行腹腔镜检查发现 POF 者卵巢多萎缩、质硬、条索状。

临床通过临床症状和检查可确诊。①临床症状:40 岁前月经停止,可为原发性闭经和继发性闭经,伴有潮热、出汗、阴道干燥和性交痛等低雌激素的症状;较多患者出现不孕;低骨量和性功能障碍。②体格检查:一般体格、身材、体重和第二性征正常,染色体核型异常如性腺发育不全患者可表现为第二性征不发育、身材矮小、肘外翻、蹼状颈等表现。③辅助检查。

鉴别诊断 应与下列疾病相鉴别。

多囊卵巢综合征 以长期无排卵及高雄激素血症为特征,临床表现为月经异常、多毛、不孕及肥胖等。检查血 FSH 值正常或偏低、睾酮和硫酸脱氢表雄酮轻度增高、伴有不同程度的胰岛素抵抗。盆腔 B 超显示一侧或双侧卵巢的多囊样改变。

体质性青春期发育迟 一种暂时性、单纯性青春期发育迟,主要表现为青春期身材矮小、无第二性征发育,检查骨龄、实际年龄和促性腺激素水平一致,但均落后于同年龄女性,可能是遗传或环境因素使下丘脑-垂体-性腺轴暂未被启动。

先天性子宫阴道缺如综合征 表现为原发性闭经,检查为始基子宫或无子宫、无阴道,中肾旁管发育障碍引起的先天性畸形,可能与基因突变或半乳糖代谢异常相关。其染色体核型正常,生殖激素正常。外生殖器、输卵管、卵巢及女性第二性征均正常。

雄激素不敏感综合征 染色体核型为 46,XY,但 X 染色体上的雄激素受体基因缺陷。性腺为睾丸,位于腹腔内、腹股沟或大阴唇内。睾酮水平在正常男性范围,但靶细胞受体受损,睾酮转化为雌激素,故表型为女性。

卵巢不敏感综合征 主要表现为原发性闭经,第二性征存在。内源性促性腺激素水平升高,特别是 FSH 升高。抗米勒管激素接近同龄女性的平均水平。盆腔超声检查,卵巢大小及卵泡数在正常范围,但卵巢对外源性促性腺激素呈低反应或无反应。

子宫性闭经 感染、创伤导致子宫腔粘连,引起月经异常或闭经。常见于阿谢曼综合征、手术及放疗导致的子宫内膜受损。

治疗 主要措施是对症处理。治疗原则:调整月经,缓解症状,提高生活质量,解决生育难题,减少长期健康问题及远期并发症。

一般处理 了解是否有 POI 或 POF 家族史,为进行遗传咨询提供重要的信息。改善患者的不良生活方式,加强身体锻炼,保持规律的睡眠习惯及心态平衡;戒烟限酒,尽量避免接触有毒、有害物质。

激素补充治疗(hormone replacement therapy,HRT) 为纠正患者的低雌激素状态,改善患者绝经相关症状,建议应用 HRT,

可缓解低雌激素症状。HRT 用药剂量应尽可能与生理剂量接近，至少维持正常女性的自然绝经年龄，按照正常年龄绝经女性进行管理。HRT 治疗方法分为雌孕激素序贯法和雌孕激素连续联合疗法。

选择合理的生育方法　POI 患者并非完全的卵巢"衰竭"，存在间歇性和不可预测的卵巢活动，诊断为 POI 的女性约 25% 可能会自发排卵，5%~10% 的 POI 患者可能自然妊娠，自然妊娠率不足 5%，有生育要求的 POI 患者在行 HRT 治疗的同时，应积极选择合适的生育方法。赠卵-胚胎移植是有效解决患者生育问题的方法。

预防　POF 严重影响女性的生育能力，是妇科生殖内分泌领域的研究热点与难点。早期诊断、早期选择合适的方案，给予激素补充治疗非常重要。诊治其他系统疾病时，要充分考虑如何保护女性患者的生殖功能，尽可能更有效地预防医源性 POF 的发生，对特异的基因异常患者提供遗传咨询服务和尽早的生育指导建议，改善患者的生育能力及提高生活质量具有重要意义。

(吴　洁)

luǎncháo dīfǎnyìng

卵巢低反应（poor ovarian response，POR）

经过规范的超促排卵治疗，1 个周期内获得的卵泡和卵母细胞较少的现象。针对卵巢低反应的国际共识主要是博洛尼亚标准和波塞冬标准。2011 年，欧洲生殖医学会对卵巢低反应的诊断标准（博洛尼亚标准）是以下 3 条满足 2 条：①高龄（≥40 岁）或具有卵巢低反应的其他危险因素。②有 POR 病史（常规刺激方案获卵数 ≤3 个）。③卵巢储备功能检测结果异常，如窦卵泡计数（antral follicle count，AFC）5~7 个或抗米勒管激素（anti-Müllerian hormone，AMH）0.5~1.1ng/ml。若患者不属于高龄或卵巢储备功能检测结果正常，最大刺激后发生 2 次 POR 的患者可定义为低反应患者。

2016 年，波塞冬工作组基于"低预后"的概念提出 POR 的新定义，用于指导患者的管理。该标准将人群分 4 组：①1 组是患者年龄 < 35 岁，卵巢储备良好（AFC≥5 个；AMH≥1.2ng/ml），标准的卵巢刺激后发生非预期的卵巢低反应或次优反应。亚组 1a 获得<4 个卵母细胞，亚组 1b 获得 4~9 个卵母细胞。②2 组与 1 组的唯一不同是年龄≥35 岁，其余同 1 组。③3 组是年龄<35 岁，刺激前卵巢储备功能低下（AFC < 5 个；AMH < 1.2ng/ml）。④4 组是年龄≥35 岁，刺激前卵巢储备功能低下（AFC < 5 个；AMH<1.2ng/ml）。

病因和发病机制　POR 病因不明确。推测可能有内因和外因分别或共同作用。内因是患者由于卵巢不敏感或卵泡刺激素/黄体生成素受体多态性导致对标准剂量的促排卵药物反应欠佳，卵泡输出率低；外因包括促排卵药物使用剂量不足引起医源性低反应，或进行了不适当的垂体降调节，导致对常规剂量促排卵药物不敏感，或垂体降调节后促排卵开始启动的时机过早，垂体尚未从深降调节中恢复功能等。

临床表现　促排卵前无异常表现。促排卵中，出现卵巢慢反应、雌激素水平与卵泡发育水平不匹配，使用的促排卵药物剂量较大、时间较长等，取卵时可能获得的卵泡数少于预期，最终妊娠率也相应受到影响。

治疗　不适用垂体降调节的促排卵方案，拮抗剂方案、微刺激方案和黄体期促排卵方案等对垂体抑制较少的方案更适合这类患者。促排卵时，适当注意添加含有黄体生成素活性的药物，对提高卵巢反应有一定好处。

预后　由于患者可能存在先天性基因的多态性，导致其生育力下降，易发生不孕症。即使采用人类辅助生殖技术进行不孕症治疗，妊娠率也较低。

(李　媛)

chuítǐ xiànliú

垂体腺瘤（pituitary adenoma，PA）

来源于腺垂体上皮细胞的良性肿瘤。垂体腺瘤是一种常见的脑部疾病，诊断频率越来越高。垂体腺瘤在普通人群中的患病率在 15% 左右，全球范围内，垂体腺瘤患病率为 68/10 万~115/10 万。女性发病率高于男性。

分类　根据大小将直径 < 10mm 的称微腺瘤，其余为大腺瘤。垂体腺瘤是第三大最常见的中枢神经系统肿瘤。大多数垂体腺瘤偶然发现。垂体腺瘤的临床诊断患者中，以催乳素瘤最常见，占 40%~66%。非功能性垂体腺瘤占第二位（14%~43%），其次是分泌生长激素（growth hormone，GH）和分泌促肾上腺皮质激素（adrenocorticotropic hormone，ACTH）的 PA。

临床表现　临床表现结合垂体内分泌学和垂体影像学检查，多可确定垂体微腺瘤的类型，如催乳素微腺瘤、GH 微腺瘤、ACTH 微腺瘤或分泌功能无明显影响的微腺瘤（仅有头痛，或青年女性的轻度月经紊乱）等。催乳素微腺瘤最常见，发病率最高，多见于女性。

催乳素微腺瘤患者临床表现多样，从无症状到致死性脑卒中

（微腺瘤患者中极少见）均可发生，症状可来自由催乳素分泌过多引发的高催乳素血症，从而引发月经失调、泌乳等；由肿瘤压迫引发的头痛、视野缺损、垂体功能低下等。

诊断 催乳素微腺瘤的诊断包括测量血清催乳素，磁共振成像（MRI）检查以确认垂体的形态。催乳素水平<25μg/L 是正常的。催乳素水平通常与肿瘤大小相关，>500μg/L 可能存在分泌催乳素的大腺瘤，>250μg/L 可能提示催乳素微腺瘤的存在。其他可能引起催乳素分泌过度的情况包括：妊娠时血清催乳素水平较高（200~500μg/L），药物诱导的高催乳素血症（25~200μg/L），"柄效应"（25~250μg/L）抑制性多巴胺分泌作用受阻。确诊催乳素微腺瘤需要：是否有催乳素持续升高；是否显示垂体微腺瘤存在。

治疗 有些催乳素微腺瘤因其他原因行头 CT 或 MRI 检查时偶然发现，患者无任何催乳素微腺瘤的临床症状，垂体内分泌学检查正常，此类患者不需采取治疗，定期随诊即可。若无症状，每 1~2 年复查 1 次头部增强 MRI。

催乳素微腺瘤的治疗目标包括：①抑制过多的催乳素分泌，并治疗由此引发的其他临床疾病，如不孕、性欲下降和骨质疏松。②缩小肿瘤，减轻肿块效应（如视力障碍和头痛）。③保留剩余的垂体功能。④预防疾病进展与复发。催乳素微腺瘤和大催乳素瘤的总体治疗目标相同，但肿瘤大小的控制在大催乳素瘤的治疗中优先。主要治疗目标是激素控制。无症状的微腺瘤患者建议每 6~12 个月定期监测血清催乳素水平。

药物治疗 为首选治疗。确诊后，一般口服多巴胺受体激动剂（溴隐亭）治疗。溴隐亭仅能抑制症状，不能达成根治肿瘤的目的。有些患者服用溴隐亭过程中出现头痛、头晕、胃肠道反应和便秘等症状，可通过小剂量起始，逐步增加药量来减轻不良反应，也可选择阴道给药的方式。新一代的多巴胺受体激动剂，如双氢麦角隐亭可选择使用。治疗建议：对于催乳素正常至少 2 年，肿瘤缩小>50% 的患者可逐步停用多巴胺受体激动剂治疗，密切监测患者血清催乳素水平，行 MRI 检查。停药 2~5 年后，微催乳素瘤患中有 31% 再次发生高催乳素血症。

手术治疗 微腺瘤治疗可选择经蝶窦手术。脑垂体微腺瘤的特点是生长形状不规则，手术治疗无法切除干净，会复发，对患者伤害较大；尤其是颅内肿瘤的治疗需开颅，影响患者生活。有手术禁忌证或肿瘤术后残留的患者也可选择放射治疗。

（李 媛）

Tènà zōnghézhēng

特纳综合征（Turner syndrome, TS）

由性染色体数目异常引起的综合征。又称先天性卵巢发育不全，曾称先天性性腺发育不全。常见核型为 45, X。新生女婴的发病率为 1/5000。临床特点为身材矮小、生殖器与第二性征发育不良、肘外翻，部分智力低下。1938 年，由美国内分泌学家亨利·休伯特·特纳（Henry Hubert Turner, 1892~1970 年）首先描述，患者身材矮小、颈状蹼和幼儿型女性外生殖器，性腺为条索状，染色体缺 1 个 X。后发现无 Y 染色体，性腺发育为卵巢。45, X 核型的胚胎仅 1% 能存活到足月，自发性流产中 10% 是 45, X 核型。

病因和发病机制 某些条件下，细胞中的染色体组可发生数量或结构上的改变，称染色体异常。特纳综合征中失去的 X 染色体多因父亲的精母细胞性染色体不分离造成，其单一的 X 染色体来自母亲；也有可能是 46, XX 中的 1 条 X 染色体失活。TS 患者表型不是 X 单体造成的（45, XO 缺失的是失活的 X），是 45, XO 能存活的原因。失活的 X 染色体并非所有的基因都失活，拟常染色体区的基因并不失活，未失活的基因在性腺发育的调控中可能发挥作用。基因的数量改变，基因的产物（如酶、肽链等）的量随之发生相应改变，即产生基因的剂量效应，X 染色体数目减少、缺失、结构异常因基因的单倍剂量而导致女性性征的异常。

TS 的染色体除 45, X，可有多种嵌合体，如 45, X/46, XX、45, X/47, XXX，或 45, X/46, XX/47, XXX 等，临床表现根据嵌合体中是正常染色体还是异常染色体占多数而出现不同的正常或异常的表现。TS 亦可由性染色体结构异常，如 X 染色体长臂等臂 Xi（Xq），短臂等臂 Xi（Xp），长臂或短臂缺失 XXq-、XXp-，形成环形 Xxr 或易位，临床表现与缺失多少有关，缺失少者仍可有残留卵泡，可有月经来潮，数年后闭经。

临床表现 身材矮小，身高一般低于 150cm，生殖器与第二性征发育不良和躯体的发育异常。女性外阴发育幼稚，有阴道，子宫小或缺如；躯体特征为多痣、眼睑下垂、耳大位低、腭弓高、后发际低、颈短而宽、颈状蹼、胸廓桶状或盾形、乳头间距大、乳房及乳头均不发育、肘外翻、第 4 或第 5 掌骨或跖骨短、掌纹通关手、下肢淋巴水肿、肾发育畸形和主动脉弓狭窄等；智力发育程度不一，有人完全正常，也有人智力较差；寿命与正常人相同。患者黄体生成素（luteinizing hormone，LH）和卵泡刺激素（follicle-stimulating hormone，FSH）从 10～11 岁起显著升高，FSH 的升高大于 LH 的升高。部分患者的骨密度显著低于正常同龄女性。

剖腹探查可见女性内生殖器小，性腺为条索状，长 2～3cm，宽 0.5cm。相当于卵巢的部位显微镜下可见条索状组织，内有薄的皮质、髓质和门部，皮质内为典型的卵巢间质，孕 12 周前的 45,X 胚胎有正常数目的原始卵泡，较大胎儿时数量减少，出生时几乎没有。有患者能妊娠生育，但生育年龄周期短，易发生卵巢早衰，可能与卵母细胞在胚胎期消耗速度较慢有关。分析妊娠患者的染色体为 45,X/46,XX 的嵌合，46,XX 细胞系占多数时，卵巢能发育维持正常功能。45,X 个体中 8% 和 45,X/46,XX 个体中 21% 可有正常的青春期发育和月经。卵巢无卵泡缺乏功能时垂体分泌的促性腺激素如 FSF 与 LH 升高，少数患者 FSH 与 LH 并不升高而在正常范围，腹腔镜检查发现患者为小卵巢，活体检查显示卵巢内有卵泡。患者若能妊娠，流产、死产多，45,X 受精卵不能发育而致流产者多占流产中的 5.5%～7.5%。

诊断 除临床特征，首先应行染色体核型检查。初步判断染色体为 45,X 时，需有足够数量的细胞以明确是否有嵌合的存在；若属结构异常，需通过分带技术了解缺失或易位部分的染色体。

治疗 目的是促进身高增长，刺激乳房与生殖器发育，防治骨质疏松。

患者最终身高一般与同龄人相差约 20cm，并有种族差异，中国的未治疗 TS 患者平均最终身高为 142cm。对促进身高增长的治疗方法仍有争议。有主张用激素促进身高增长，单用雄激素促进身高增长，剂量小时效果不明显，剂量大时有效但不良反应大（主要为男性化和糖耐量受损等）；单用雌激素易引起生长板的早期愈合，从而限制骨的生长，抑制生长潜能。雌激素的应用时间非常关键，一般 12 岁前不用，最好在 15 岁后用。生长激素治疗较多，TS 患者是否有生长激素缺乏的问题尚有争议，可能有部分生长激素缺乏。外源性生长激素治疗的疗效尚不一致，缺点为价格昂贵并需注射治疗，治疗的依从性较差，难以推广。

雌激素刺激乳房和生殖器发育效果良好，需长期使用。过早应用雌激素促使骨骺早期愈合。一般先促身高增长，骨骺愈合后再用雌激素刺激乳房和生殖器发育。有子宫的 TS 患者应采用雌孕激素周期疗法，从小剂量开始，可用雌激素促乳房发育。有子宫内膜者可用雌孕激素周期疗法，可能有月经来潮，剂量可根据患者的反应进行调整，以小剂量有效为度。

预防 参照遗传病的有关预防措施：①禁止近亲结婚。②婚前检查以发现遗传病或其他疾病。③携带者的检出。通过群体普查、家系调查及系谱分析、实验室检查等手段确定是否为遗传病，确定遗传方式等。④遗传咨询。通过对既往有家族史或不良孕产史的孕妇及其家属的各项检查、咨询，评估遗传风险，作出相应预防措施。⑤产前诊断。产前诊断或子宫内诊断，是预防性优生学的一项重要措施。可通过羊膜穿刺、孕妇血行无创胎儿 DNA 检测、超声检查、绒毛细胞的性染色质测定和胎儿镜检查等手段实现。⑥胚胎植入前遗传学诊断。通过体外胚胎的活检及其遗传学检查，胚胎植入前阶段预防特纳综合征患儿的出生。

（李 媛）

luǎncháo bùmǐngǎn zōnghézhēng
卵巢不敏感综合征（insensitive ovary syndrome） 以卵巢内含许多原始卵泡及初级卵泡，少见窦状卵泡，无成熟卵泡，对高水平的促性腺激素缺乏反应为特点的综合征。又称卵巢抵抗综合征（resistant ovary syndrome，ROS）。临床表现为高促性腺激素性闭经，内源性促性腺激素水平升高，卵巢内有正常卵泡存在，对大剂量外源性促性腺激素刺激呈低反应。病理特点为患者卵巢内有许多原始卵泡，少见窦状卵泡，无成熟卵泡，卵巢内呈局灶性或弥漫性透明变性，对高水平的促性腺激素（gonadotropin，Gn）缺乏反应。卵巢不敏感综合征较少见，占高促性腺激素性闭经的 11%～20%。诊断需活检，确切的发病率尚不清楚。

病因和发病机制 病因尚不明确。可能的发病机制为：某些原因使体内产生对抗自体卵巢颗粒细胞上促性腺激素受体位点的抗体，或卵巢内卵泡刺激素（follicle-stimulating hormone，FSH）受体蛋白不足可能使受体的生物活性发生变化，致卵巢对促性腺激素的敏感性降低，使卵泡处于休止状态，不能发育成熟，雌二醇分泌减少，内源性促性腺激素升高。可能是缺乏腺苷酸环化酶，或自身免疫因子对 Gn 不敏感。

临床表现 可见原发性闭经或继发性闭经，较轻者可能月经周期基本正常。原发性闭经表现为第二性征及生殖器发育不良，腋毛、阴毛稀疏或缺如，外阴及乳房发育差；继发性闭经者第二性征明显，内外生殖器无萎缩，可见面部潮红、阵发性发热、多汗、烦躁等。常并发不孕症。

诊断 ①染色体检查：呈正常核型，性腺发育不全者及年轻的患者可能有染色体异常。闭经患者染色体异常率可达42%，其中8%有Y染色体存在、30%无男性化的表现，25%有Y染色体的成年人性腺发生恶性肿瘤。30岁以下的患者，即使表现无异常，也需染色体检查，排除其他疾病存在的可能。②评估卵巢储备功能：测定闭经患者的卵巢功能，鉴别卵巢性闭经与其他类型闭经，了解卵巢功能衰退的程度，对闭经患者的早期诊断及治疗有重要意义。③超声检查：可用于先天性卵巢发育不全或卵巢萎缩与卵巢不敏感综合征的鉴别诊断。卵巢功能衰退患者经阴道或直肠B超可见小子宫，无卵泡存在或数量很少。④血激素测定：月经周期的第2~3天取静脉血查FSH水平，>10IU/L提示卵巢储备功能减退，同时进行超声检查发现卵巢上窦卵泡计数≥5个或≥7个，且测定抗勒管激素≥1.1ng/ml，提示可能存在卵巢抵抗综合征。⑤免疫学检查：询问有无自身免疫病，有条件可测定抗卵巢抗体、抗甲状腺抗体、抗核抗体及抗平滑肌自身抗体等。

治疗 根据患者的年龄、临床表现特点、性激素水平及超声盆腔检查等结果制定个体化治疗方案。

一般治疗 ①心理疏导：卵巢不敏感综合征患者多数较年轻，出现闭经且伴有第二性征发育不良，担心影响婚姻、性生活及生育，表现为沮丧、自卑、抑郁和丧失自信心等。指导患者正确认识疾病，针对不同年龄的患者和需求制定明确的治疗方案，家属应关心患者，并配合患者的治疗。指导患者积极参加体育运动和社会交往，加强营养，定期随访，尤其长期补充性激素者更要随访。②钙剂和维生素D：口服钙尔奇和维生素D，利于钙剂的吸收，可有效预防雌激素水平低下导致的骨质疏松症。

性激素补充治疗 ①治疗目的：青春期女性促进女性性征发育，诱发月经来潮，保护生殖功能，改善性心理状况；生育期女性维持女性性征发育及正常的性生活，改善低雌激素引发的症状，预防骨质疏松；有生育要求者可行促排卵治疗。近围绝经期者可采用低剂量性激素补充治疗，预防雌激素低下发生的绝经后并发症。②治疗方法：分序贯疗法和联合疗法两种。雌孕激序贯法是模拟生理周期，雌激素治疗的基础上，后半期加孕激素10~14天。雌孕激素连续联合疗法是雌激素、孕激素同时，并按照月经周期应用。

常用的雌激素有戊酸雌二醇或17β-雌二醇1~2mg/d，连用21~28天，后10~14天加用醋酸甲羟孕酮4~6mg/d或1天1次地屈孕酮10mg。芬吗通（1/10或2/10剂型）每个月连续序贯使用，常用于较年轻的青春期女性及生育年龄女性。使用时根据应用目的、是否有生育要求及月经量决定最小有效剂量。

有生育要求患者的治疗 激素补充疗法的基础上进行促排卵治疗。①性激素补充疗法：通过雌激素对内源性促性腺激素的负反馈抑制作用，解除高促性腺激素对Gn受体的降调节作用，恢复卵泡对促性腺激素的敏感性，促使卵泡发育成熟。雌激素能激活卵泡内促性腺激素受体，使卵泡对高促性腺激素起反应，卵泡生长发育。少数卵巢不敏感综合征患者通过性激素补充治疗，可恢复排卵而妊娠。②激素替代治疗联合人类绝经期促性腺激素（human menopausal gonadotropin, hMG）促排卵：经单纯激素替代治疗无卵泡生长时，加hMG促卵泡发育。通常hMG的用量较大，每周期约50支（3750IU），超声监测卵泡成熟后用人绒毛膜促性腺激素6000~10000IU诱发排卵，指导妊娠。③促性腺激素释放激素激动剂（gonadotrophin-releasing hormone agonist, GnRH-a）联合hMG促排卵：①②无效时，使用GnRH-a抑制内源性促性腺激素水平，FSH水平降低至10IU/L以下时，使用hMG进行促排卵治疗，卵泡成熟时采用人绒毛膜促性腺激素进行诱发排卵。④赠卵治疗：①②③无效时，考虑赠卵的体外受精-胚胎移植。

(李媛)

chuítǐ gōngnéng jiǎntuìzhèng
垂体功能减退症（hypopituitarism） 任何原因引起的垂体激素分泌不足所导致的疾病。垂体功能减退症最早缺失的是促性腺激素，接着是生长激素（growth hormone, GH），最后是促甲状腺激素（thyroid-stimulating hormone, TSH）和促肾上腺皮质激素（adrenocorticotropic hormone, ACTH）。

临床表现 全垂体功能减退症表现为所有激素分泌都减少，所有靶腺的功能会下降。女性如黄体生成素（luteinizing hormone, LH）和卵泡刺激素（follicle-stimulating hormone, FSH）不足，产生闭经，第二性征退化及不孕。成人的 GH 不足常因无明显症状而不易被发现。TSH 不足导致甲状腺功能减退；ACTH 不足导致肾上腺功能减退，表现为疲劳、低血压及对应激和感染缺乏耐受力。希恩综合征（Sheehan syndrome）患者围生期中血容量减少和休克造成垂体坏死，产后可能无乳汁分泌，疲劳，出现阴毛和腋毛的脱落。散发的垂体激素不足常在儿童和少年生长发育停止或青春期缺如中被发现。

诊断　一旦怀疑为全垂体功能减退症，首先要检查血清中 TSH 和 ACTH 是否不足。测定基础状态下的血清 LH 和 FSH 的水平对判断绝经后没有使用外源性雌激素的女性是否有垂体功能减退症极有价值。垂体功能减退患者，FSH 和 LH 可能会处于极低范围内。

蝶鞍的 X 射线检查及正规的视野测定能够发现肿瘤。高分辨 CT 扫描（必要时使用对比剂）是诊断垂体腺瘤首选的诊断技术。如没有条件进行高分辨 CT 扫描，蝶鞍的多层 X 射线断层摄影可为主要诊断手段。动态 CT 扫描示蝶鞍周围血管有可能存在异常或动脉瘤时，需行脑血管造影。

治疗　目的是使功能减退的靶腺的激素得到替代。若垂体功能减退是垂体肿瘤所致，激素替代治疗的同时还包括肿瘤的治疗。肿瘤不大时，采用经蝶骨切除肿瘤，也可对垂体进行高压照射；肿瘤较大或已扩大到蝶鞍时，不能进行经蝶骨或经额骨的手术将其全部切除，可应用辅助性的高压照射。外科手术和放射疗法都

可能引起垂体其他激素功能的丧失。经过高压照射的患者可能数年间丧失内分泌功能。视交叉神经的纤维化可能出现视觉障碍，治疗后定期测定激素水平，术后 3 个月、6 个月各 1 次，以后每年测定 1 次，测定必须包括甲状腺和肾上腺功能的评估，蝶鞍的 X 射线摄影及视野的检查。

年轻的闭经患者，根据有无生育要求进行治疗。无生育要求者，考虑激素替代治疗维持子宫及月经周期，预防长期低雌激素带来的并发症，用药过程中要定期复查，预防外源性雌孕激素使用的各种激素依赖性肿瘤、血栓、肝肾功能异常等并发症的发生。有生育要求的患者，需评估卵巢功能，如卵巢功能正常，使用绝经期促性腺激素进行促排卵治疗。

（李嫒）

shūluǎnguǎnyán

输卵管炎（salpingitis）　输卵管发生的炎症。多为子宫内膜炎或腹膜炎的并发症。是妇科常见病，根据发病诱因不同分急性输卵管炎和慢性输卵管炎。慢性输卵管炎引起的输卵管肥大和输卵管积脓、积水是造成不孕的重要原因之一。引起输卵管炎的原因是下生殖道炎症上行扩散感染或淋巴及血行播散所致，可因治疗不当、不彻底呈慢性炎性改变。

分类　根据病理变化分 5 类。①慢性输卵管卵巢炎：输卵管和卵巢组织内有结缔组织增生、纤维化，输卵管壁增厚、粗硬，大部分管腔阻塞。卵巢变硬、变大，与输卵管、子宫粘连。②输卵管积水：炎症作用使输卵管伞端阻塞，管壁炎性渗出液潴留于管腔内形成积脓，脓液吸收可遗留清亮的液体成为积水。输卵管积水比积脓的体积大，甚至在腹部可

扣及，多累及双侧输卵管和卵巢。行腹腔镜手术中可见输卵管表面光滑、壁薄而透明，与周围粘连较少，活动度较大，偶尔可发生峡部扭转。输卵管壁镜下所见：黏膜上皮变平，黏膜皱褶消失；有的黏膜皱褶互相粘连，构成腺样小囊，在其横切面上看似多个小房样改变，又称滤泡型输卵管积水。③输卵管卵巢囊肿：主要来自输卵管炎症及卵巢周围炎症，炎性液体在局部形成包裹性积液，导致输卵管卵巢囊肿。常为双侧。直径可达 15~30cm，壁较薄，常与周围脏器广泛粘连。④输卵管卵巢炎性包块：长期的慢性输卵管卵巢炎可与周围脏器如大网膜、肠管、子宫等形成广泛粘连，结缔组织增生形成坚实的包块，粘连十分牢固，手术时易损伤。⑤慢性间质性输卵管炎：由急性间质性输卵管炎迁延而来，输卵管增粗、纤维化，肉眼可见输卵管峡部有多个大小不等的结节。镜下可见输卵管腔狭窄或呈数个小囊腔，有时可见部分管腔上皮被腺样上皮覆盖，易与子宫内膜异位症混淆，鉴别重点是组织内缺乏子宫内膜间质。慢性间质性输卵管炎在其肌层中有淋巴细胞及浆细胞浸润。

诊断　根据病史和临床表现，诊断不困难。可疑的盆腔炎性包块，可用超声、X 射线输卵管造影或腹腔镜进行辅助诊断。

治疗　有以下几方面。

保守治疗　除较大的输卵管积水或输卵管卵巢囊肿，慢性输卵管卵巢炎应首选保守疗法。保守疗法包括中医中药、抗菌药物和物理治疗。①中医中药治疗：通过中医辨证施治，多采用汤药或针灸治疗，也可用中成药入肛门透过直肠直接渗透入盆腔，疗

效较好。②抗菌药物：常选用广谱抗菌药物和抗厌氧菌药物联合应用。慢性输卵管卵巢炎中衣原体和支原体所引起的感染很常见，应尽量分离、鉴定致病病原体，如不能确定，经验性选择抗菌药物时，注意选用抗支原体和衣原体的药物。月经期间应用效果较好，可提高生殖器官部位的血药浓度；月经期间机体抵抗力较低，致病菌易生长繁殖。月经期用抗菌药物，连用 2~3 个月。③物理疗法：可选用超短波、音频、磁疗等局部治疗。多种方法联合治疗效果显著。

合并不孕的治疗　①手术或腹腔镜治疗：35 岁以下，反复发作、治疗效果不佳的慢性输卵管卵巢炎或较大的输卵管积水、输卵管卵巢囊肿可施行手术切除或腹腔镜结扎切除术，尽量保留卵巢皮质，维持卵巢功能。输卵管抽芯结扎切除术对卵巢功能的保护作用更优。久治不愈的不孕患者，输卵管造影示双侧输卵管伞端阻塞，可腹腔镜下行输卵管伞端分离术或造口术，也可开腹行输卵管整形术，前者术后妊娠率为 23%，后者术后妊娠率为 22%。②体外受精-胚胎移植：年龄>35 岁、年轻合并排卵障碍、男性不育因素或既往手术史、其他治疗失败者。随技术的进步，妊娠率逐步提高，较成熟的生殖中心移植患者的妊娠率可达 45%~60%。

预后　基本无恶变可能。如无生育要求，只需定期复查，可不作处理。

（李媛）

pénqiāng zhānlián

盆腔粘连（pelvic adhesion）

由子宫、输卵管、卵巢和肠道等器官感染细菌、病毒或其他致病源后，以及创伤或手术损伤而导致组织器官之间出现炎性病变及粘连的盆腔疾病。是慢性盆腔炎的一种，如输卵管粘连、卵巢和输卵管粘连、子宫输卵管粘连等。

病因　大多数患者有流产病史（人流、药流、复发性流产）、引产病史、异位妊娠手术病史、剖宫产病史、子宫肌瘤切除术病史、卵巢囊肿摘除术、阑尾炎手术病史、急性盆腔炎病史和输卵管卵巢炎病史等。

临床表现　约 20% 患者无症状，多是在不孕检查或其他妇科检查中发现。有症状者有不同程度的白带异常，反复发作的下腹坠痛、月经失调、月经量多，持续性腰骶酸痛，月经期前后及性生活、劳累后加重，尤以月经期疼痛加剧。个别患者还伴随有性交痛、尿频、尿急和尿痛等。

诊断　经妇科、腹部 B 超、子宫输卵管造影和宫腹腔镜等检查结合临床症状确诊。①妇科检查：通过双合诊或三合诊，发现附件区质地变韧或有包块可触及，活动度欠佳，同时伴有触痛、压痛。②输卵管造影：可通过子宫输卵管造影来检查，观察输卵管的通畅情况、盆腔内对比剂的弥散状况，作出判断。造影时可见对比剂在盆腔内弥散局限，考虑盆腔粘连。③宫腹腔镜检查：腹腔镜进入盆腔后，观察到子宫、卵巢、输卵管外形等，并可观察器官的活动性与周围组织有无粘连，结合宫腔镜下的亚甲蓝通液观察伞端有无液体流出及流出液体的量与速度等，可直观地判断是否存在盆腔粘连。

治疗　见输卵管炎。

预后　基本无恶变可能。如无生育要求，只需定期复查，可不作处理。

（李媛）

shūluǎnguǎn zǔsè

输卵管阻塞（salpingemphraxis）

由细菌感染、特殊的病原体感染（如结核分枝杆菌、沙眼衣原体、解脲支原体、人型支原体和原虫等感染）引起的输卵管伞端粘连或输卵管黏膜破坏，使输卵管闭锁的疾病。也可由先天发育异常或手术损伤引起。

病因　大多患者有流产病史（人流、药流、复发性流产）、引产病史、异位妊娠手术病史、剖宫产病史、子宫肌瘤切除术病史、卵巢囊肿摘除术、阑尾炎手术病史、急性盆腔炎病史和输卵管卵巢炎病史等。

临床表现　多数患者无症状，可于不孕症检查时发现。有症状的患者有不同程度的白带异常，反复发作的下腹坠痛、月经失调、月经量多，持续性腰骶酸痛、月经期前后及性生活、劳累后加重。个别患者还伴有性交痛、尿频、尿急、尿刺痛等。

诊断　一般经妇科、腹部 B 超、子宫输卵管造影、宫腹腔镜等检查结合临床症状确诊。①妇科检查：通过双合诊或三合诊，发现附件区质地变韧或有包块可扪及，活动度欠佳，同时伴有触痛、压痛。②输卵管造影：观察输卵管的通畅情况、盆腔内对比剂的弥散状况，作出判断。造影时可见对比剂在盆腔内无弥散，可考虑输卵管阻塞。根据阻塞部位不同分间质部阻塞、伞端阻塞以及其他部位阻塞。排除造影时插管不当阻塞输卵管开口，或子宫痉挛形成的假性的输卵管间质部阻塞。③宫腹腔镜检查：腹腔镜进入盆腔后，观察到子宫、卵巢、输卵管外形等，观察器官的活动性与周围组织有无粘连，结合宫腔镜下的亚甲蓝通液观察伞端有无液体流出及流出液体的量与速度等，可直观地判断是否存在输卵管阻塞。

治疗 见输卵管炎。

预后 基本无恶变可能。如无生育要求，只需定期复查，可不作处理。

（李媛）

shūluǎnguǎn jīshuǐ

输卵管积水（hydrosalpinx）

输卵管伞部和峡部因炎症粘连封闭时，输卵管黏膜细胞分泌的液体积聚形成，或输卵管炎症脓性分泌物经吞噬细胞清除后形成水样液体的疾病。是慢性输卵管炎中较常见的一种表现。子宫、输卵管、卵巢等器官感染细菌、病毒或其他致病源后，盆腔组织发生炎性病变，受炎症物质的影响，易发生输卵管粘连、卵巢和输卵管粘连、子宫输卵管粘连等情况，粘连较严重时，阻塞输卵管伞端，炎性液体积存在输卵管内，发生输卵管积水。

病因 多数患者有流产病史（人流、药流、复发性流产）、引产病史、异位妊娠手术病史、剖宫产病史、子宫肌瘤切除术病史、卵巢囊肿摘除术、阑尾炎手术病史、急性盆腔炎病史和输卵管卵巢炎病史等。

临床表现 很多患者无症状，可于不孕症检查时发现。有症状的患者有不同程度的白带异常，反复发作的下腹坠痛、月经失调、月经量多，持续性腰骶酸痛、月经期前后及性生活、劳累后加重。个别患者还伴随有性交痛、尿频、尿急、尿刺痛等。

诊断 一般经妇科、腹部B超、子宫输卵管造影、宫腹腔镜等检查结合临床症状确诊。①妇科检查：通过双合诊或三合诊，可发现附件区质地变韧或有包块

可扪及，活动度欠佳，同时伴有触痛、压痛。②超声检查：超声下可见附件区管样液性暗区，随月经周期的改变而改变，排卵期前表现最为明显时，可增加诊断概率。③输卵管造影：通过观察输卵管的通畅情况、盆腔内对比剂的弥散状况，作出判断。造影时可见对比剂在盆腔内无弥散，积存于输卵管内，输卵管呈增粗状或葫芦样或球样表现，考虑输卵管积水。④宫腹腔镜检查：腹腔镜进入盆腔后，观察到子宫、卵巢、输卵管外形等，可直观地判断是否存在输卵管积水。

治疗 见输卵管炎。输卵管积水可降低体外受精-胚胎移植的妊娠率，一旦确诊，应先行积水处理，再行胚胎移植。

预后 基本无恶变可能。如无生育要求，只需定期复查，可不作处理。

（李媛）

shūluǎnguǎn gōngnéng yìcháng

输卵管功能异常（abnormal fallopian tube function）

因各种原因导致输卵管运送卵母细胞的功能异常，以及精卵不能结合和/或受精卵的运送异常的疾病。可导致不孕症。输卵管功能异常大部分由结构异常导致，如输卵管周围粘连、输卵管阻塞、输卵管积水等，影响了输卵管的运送功能；也可是输卵管的功能性异常，如炎症或子宫内膜异位症或其他尚未明确的因素引起的输卵管分泌功能的异常，导致运送卵母细胞及受精卵的功能障碍。

患者一般无症状。不孕症行输卵管检查或分析病因，无法找到其他病因时，应怀疑输卵管功能异常。诊断见输卵管阻塞、输卵管积水和输卵管粘连。

治疗：35 岁以下，反复发

作、治疗效果不佳的慢性输卵管卵巢炎或较大的输卵管积水、输卵管卵巢囊肿可行手术切除或腹腔镜结扎切除术，尽量保留卵巢皮质，维持卵巢功能。输卵管抽芯结扎切除术对卵巢功能的保护作用更优。久治不愈的不孕患者，输卵管造影示双侧输卵管伞端阻塞，可在腹腔镜下行输卵管伞端分离术或造口术，也可开腹行输卵管整形术，前者术后妊娠率为 23%，后者术后妊娠率为 22%。

体外受精-胚胎移植技术适用于年龄 > 35 岁、合并排卵障碍、男方不育因素或既往有手术史、其他治疗失败者，移植后妊娠率可达 45%～60%。

输卵管功能异常可能会导致不孕症或异位妊娠，需针对具体情况相应处理。

（李媛）

zǐgōng nèimó yìwèizhèng

子宫内膜异位症（endometriosis，EMT）

具有生长功能的子宫内膜组织（腺体和间质）出现在子宫体以外部位的疾病。简称内异症。异位内膜可侵犯全身任何部位，绝大多数位于盆腔脏器和壁腹膜，以卵巢、子宫骶韧带最常见，其次为子宫、直肠子宫陷凹、脏腹膜和直肠阴道隔等部位，其他还可异位至脐、膀胱、肾、输尿管、肺、胸膜和乳腺等处。

病因和发病机制 异位子宫内膜来源尚未阐明，主要学说有以下几种。

子宫内膜种植学说 1921年，美国妇科医师约翰·阿尔伯特森·桑普森（John Albertson Sampson，1873～1946 年）首先提出，月经期时子宫内膜上皮细胞和间质细胞可随经血逆流，经输卵管进入盆腔，种植于卵巢和邻

近的盆腔腹膜，并在此处继续生长、蔓延，形成盆腔内异症。病因：①70%～90%女性有经血逆流，在经血或早卵泡期的腹腔液中，均可见存活的内膜细胞。②先天性阴道闭锁或宫颈狭窄等经血排出受阻者发病率高。③医源性内膜种植：如剖宫产后腹壁瘢痕或分娩后会阴切口出现子宫内膜异位症，可能是手术时将子宫内膜带至切口直接种植所致，患者有多次子宫腔手术操作史（人工流产、输卵管通液等）。④动物实验能将经血中的子宫内膜移植于猕猴腹腔内存活生长，形成典型子宫内膜异位症。种植学说虽被绝大多数学者接受，但不能解释盆腔外子宫内膜异位症的发生，也无法解释多数育龄女性存在经血逆流，仅少数（10%～15%）发病。

淋巴及静脉播散学说　研究者在光镜检查时发现盆腔淋巴管、淋巴结和盆腔静脉中有子宫内膜组织，提出子宫内膜可通过淋巴和静脉向远处播散。临床所见远离盆腔的器官，如肺、四肢皮肤、肌肉等发生子宫内膜异位症，可能是子宫内膜通过血行和淋巴播散的结果。该学说无法说明子宫内膜如何通过静脉和淋巴系统，而盆腔外子宫内膜异位症的发病率又极低。

体腔上皮化生学说　卵巢表面上皮、盆腔腹膜均由胚胎期具有高度化生潜能的体腔上皮分化而来，美国病理学家迈尔（Mayer）提出体腔上皮分化来的组织在受到持续卵巢激素或经血及慢性炎症的反复刺激后，能被激活转化为子宫内膜样组织。该学说尚无充分的临床及实验依据。

诱导学说　未分化的腹膜组织在内源性生物化学因素诱导下可发展成为子宫内膜组织。此学说是体腔上皮化生学说的延伸，在动物实验中已证实，而在人类尚无证据。

遗传学说　EMT 具有家族聚集性，有家族史患者的一级亲属的发病风险是无家族史者的 7 倍，单卵双胎孪生姐妹发病率高达75%。患者常出现非整倍体（11，16，17）、序列丢失或插入（1p，17q，6q，7q）等染色体异常。内异症和卵巢异位囊肿中有各种编码的孕激素信使核糖核酸存在，提示 EMT 可能通过多基因遗传。

免疫调节学说　免疫调节异常在 EMT 的发生发展中起重要作用，表现为免疫监视、免疫杀伤功能的细胞如自然杀伤细胞等细胞毒性作用减弱而不能有效清除异位内膜，免疫活性细胞释放白细胞介素-6、表皮生长因子、成纤维细胞生长因子等细胞因子促进异位内膜存活、增殖并导致局部纤维增生、粘连，细胞黏附分子异常表达，协同参与异位内膜的移植、定位和黏附等。EMT 与系统性红斑狼疮、黑色素瘤及某些人类白细胞抗原有关，患者的免疫球蛋白 G 及抗子宫内膜抗体明显增加，具有自身免疫疾病的特征。

其他因素　血管生长因子参与 EMT 的发生机制，患者腹腔液中血管内皮生长因子等血管生长因子增多，使盆腔微血管生长增加，导致异位内膜成功地种植生长。异位内膜有芳香化酶信使核糖核酸和细胞色素 P450 蛋白的高表达，细胞色素 P450 在卵巢中介导 C19 类固醇转化为 C18 雌激素，参与雌激素合成，异位内膜局部雌激素产生较正常子宫内膜增加；而Ⅱ型 17-β 羟类固醇脱氢酶表达下降，表明异位内膜除自分泌雌激素，还可削弱对 17β-雌二醇的灭活作用，促进自身增殖。异位内膜的自身凋亡总是低于在位内膜，且重症者较Ⅰ～Ⅱ期者凋亡减少，说明子宫内膜对凋亡的敏感性与疾病进程有关。

分型与分期　有如下内容。

临床病理分型　①腹膜型子宫内膜异位症：盆腔腹膜的各种内异症种植病灶，主要包括红色病变（早期病变）、棕色病变（典型病变）及白色病变（陈旧性病变）。②卵巢型子宫内膜异位症：根据子宫内膜异位囊肿的大小和粘连情况分Ⅰ型和Ⅱ型。Ⅰ型囊肿直径多<2cm，囊壁多有粘连、层次不清，手术不易剥离。Ⅱ型分 A、B、C 3 种。ⅡA 型，卵巢表面小的内异症种植病灶合并生理性囊肿如黄体囊肿或滤泡囊肿，手术易剥离；ⅡB 型，卵巢囊肿壁有轻度浸润，层次较清楚，手术较易剥离；ⅡC 型，囊肿有明显浸润或多房，体积较大，手术不易剥离。③深部浸润型子宫内膜异位症：病灶浸润深度≥5mm，包括子宫骶韧带、直肠子宫陷凹、阴道穹隆、直肠阴道隔、直肠或结肠壁的内异症病灶，也可侵犯至膀胱壁和输尿管。④其他部位的内异症：包括瘢痕内异症（腹壁切口及会阴切口）及其他少见的远处内异症（如肺、胸膜等部位的内异症）。

腹腔镜手术分期　临床常用的内异症分期方法是美国生殖医学学会（American Society for Reproductive Medicine，ASRM）分期（表1）：主要根据腹膜、卵巢病变的大小和深浅，卵巢、输卵管粘连的范围和程度，以及直肠子宫陷凹封闭的程度进行评分（部分封闭4分，完全封闭40分）。共分4期，Ⅰ期（微小病变）1～5分；Ⅱ期（轻度）6～15分；Ⅲ期

表1 内异症 ASRM 分期评分 单位：分

类别	位置	异位病灶大小			程度	粘连范围		
		<1cm	1~3cm	>3cm		<1/3 包裹	1/3~2/3 包裹	>2/3 包裹
腹膜	表浅	1	2	3	—	—	—	—
	深层	2	4	6	—	—	—	—
卵巢	右侧，表浅	1	2	4	右侧，轻	1	2	4
	右侧，深层	4	16	20	右侧，重	4	8	16
	左侧，表浅	1	2	4	左侧，轻	1	2	4
	左侧，深层	4	16	20	左侧，重	4	8	16
输卵管	—	—	—	—	右侧，轻	1	2	4
	—	—	—	—	右侧，重	4	8	16
	—	—	—	—	左侧，轻	1	2	4
	—	—	—	—	左侧，重	4	8	16

注：输卵管伞端完全粘连，评16分；只残留1侧附件，卵巢及输卵管的评分应乘以2；—表示无此项。

（中度）16~40分；Ⅳ期（重度）>40分。

临床表现 因个体和病变部位的不同临床表现多样，症状特征与月经周期密切相关。25%患者无任何症状。

症状 ①下腹痛和痛经：疼痛是主要症状，其原因为异位病灶受周期性卵巢激素影响而出现类似月经周期性变化，特点是痛经。继发性痛经、进行性加重是内异症的典型症状。疼痛多位于下腹、腰骶及盆腔中部，有时可放射至会阴部、肛门及大腿，常于月经来潮时出现，并持续整个月经期。疼痛严重程度与病灶大小不一定成正比，粘连严重、卵巢异位囊肿患者可能并无疼痛，而盆腔内小的散在病灶却可引起难以忍受的疼痛。少数患者长期下腹痛，月经期加剧。27%~40%患者无痛经。②不孕：患者不孕率高达40%。引起不孕的原因复杂，如盆腔微环境改变影响精子结合及运送、免疫功能异常导致抗子宫内膜抗体增加而破坏子宫内膜正常代谢及生理功能、卵巢功能异常导致排卵障碍和黄体形成不良等。中度、重度患者可因卵巢、输卵管周围粘连而影响受精卵运输。③月经异常：15%~30%患者有月经量增多、月经期延长或月经淋漓不尽，可能与卵巢实质病变、无排卵、黄体功能不足或合并有子宫腺肌病和子宫肌瘤有关。④性交不适：多见于直肠子宫陷凹有异位病灶或因局部粘连使子宫后倾固定者。性交时碰撞或子宫收缩上提而引起疼痛，一般表现为深部性交痛，月经来潮前性交痛最明显。⑤其他特殊症状：盆腔外任何部位有异位内膜种植生长时均可在局部出现周期性疼痛、出血和肿块，并出现相应症状。肠道内异症可出现腹痛、腹泻、便秘或周期性少量便血，严重者可因肿块压迫肠腔而出现肠梗阻症状；膀胱内异症常在月经期出现尿痛和尿频，但多被痛经症状掩盖而被忽视；异位病灶侵犯和/或压迫输尿管时，引起输尿管狭窄、阻塞，出现腰痛和血尿，甚至形成肾盂积水和继发性肾萎缩；手术瘢痕异位症患者常在剖宫产或会阴侧切术后数月至数年出现周期性瘢痕处疼痛，在瘢痕深部扪及剧痛包块，随时间延长，包块逐渐增大，疼痛加剧。

除上述症状，卵巢子宫内膜异位囊肿破裂时，囊内容物流入盆腹腔引起突发性剧烈腹痛，伴恶心、呕吐和肛门坠胀。疼痛多发生于月经期前后或性交后，症状类似输卵管妊娠破裂，但无腹腔内出血。

体征 较大的卵巢异位囊肿在妇科检查时可扪及与子宫粘连的肿块。囊肿破裂时腹膜刺激征阳性。典型盆腔内异症双合诊检查时可发现子宫后倾固定，直肠子宫陷凹、子宫骶韧带或子宫后壁下方可扪及触痛性结节，一侧或双侧附件处触及囊实性包块，活动度差。病变累及直肠阴道间隙时可在阴道后穹隆触及，或直接看到局部隆起的小结节或紫蓝色斑点。

诊断 育龄女性有继发性痛经进行性加重、不孕或慢性盆腔痛，盆腔检查扪及与子宫相连的囊性包块或盆腔内有触痛性结节，即可初步诊断为子宫内膜异位症。临床上还需借助腹腔镜检查和活组织检查才能确诊和确定分期。

影像学检查 阴道或腹部 B 超检查是鉴别卵巢异位囊肿和直肠阴道隔内异症的重要方法,可确定异位囊肿位置、大小和形状,诊断敏感度和特异度均在 96% 以上。囊肿呈圆形或椭圆形,与周围特别是与子宫粘连,囊壁厚而粗糙,囊内有细小的絮状光点。因囊肿回声图像无特异性,不能单纯依靠 B 超确诊。盆腔 CT 及磁共振成像(MRI)对盆腔内异症有诊断价值,但费用较昂贵。

血清糖类抗原 125(CA125)测定 血清 CA125 浓度可能增高,重症高于 Ⅰ 期、Ⅱ 期,但变化范围很大,临床多用于重度内异症和疑有深部异位病灶者。诊断早期内异症时,腹腔液 CA125 值较血清值更有意义。血清 CA125 水平用于监测异位内膜病变活动情况,监测疗效和复发较诊断更有临床价值,治疗有效时 CA125 降低,复发时又增高。

抗子宫内膜抗体 内异症的标志抗体,其靶抗原是内膜腺体细胞中一种孕激素依赖性糖蛋白,特异度 90% ~ 100%。患者血中检测出该抗体,表明体内有异位内膜刺激及免疫内环境改变。测定方法较烦琐,灵敏度不高。

腹腔镜检查 诊断内异症的最佳方法。腹腔镜下见到典型病灶或可疑病变进行活组织检查即可确诊。下列情况应首选腹腔镜检查:疑为内异症的不孕症患者、妇科检查及 B 超检查无阳性发现的慢性腹痛及痛经进行性加重者、有症状特别是血清 CA125 浓度升高者。腹腔镜检查或剖腹探查直视下可确定内异症临床分期。

鉴别诊断 需与以下疾病鉴别。

卵巢恶性肿瘤 早期无症状,有症状时多呈持续性腹痛、腹胀,病情发展快,一般情况差。除查有盆腔包块,多伴有腹水。B 超显示包块为混合性或实性,血清 CA125 值多显著升高。腹腔镜检查或剖腹探查可鉴别。

盆腔炎性包块 多有急性或反复发作的盆腔感染史,疼痛无周期性,平时有下腹部隐痛,可伴发热和白细胞增多等,抗生素治疗有效。

子宫腺肌病 痛经症状与内异症相似,但多位于下腹正中且更剧烈,子宫多呈均匀性增大,质硬。月经期检查时子宫触痛明显。警惕此病常与内异症并存。

治疗 根本目的是缩减和去除病灶、减轻和控制疼痛、治疗和促进生育、预防和减少复发。应根据患者年龄、症状、病变部位和范围及对生育要求等进行个体化治疗。症状轻或无症状者选用期待治疗。有生育要求的轻度患者先行药物治疗,重者行保留生育功能手术;年轻无生育要求的重度患者可行保留卵巢功能手术,并辅以性激素治疗;症状及病变均严重的无生育要求者考虑行根治性手术。

期待治疗 定期随访,对症处理病变引起的轻微月经期腹痛,可给予前列腺素合成酶抑制剂(吲哚美辛、萘普生、布洛芬等)。希望生育者应尽早行不孕的各项检查如子宫输卵管造影或输卵管通畅试验,特别是行腹腔镜下输卵管通液术,或镜下对轻微病灶进行处理,解除输卵管粘连扭曲,使其尽早妊娠。一旦妊娠,异位内膜病灶坏死萎缩,分娩后症状缓解并有望治愈。

药物治疗 包括抑制疼痛的对症治疗,抑制雌激素合成使异位内膜萎缩、阻断下丘脑 – 垂体-卵巢轴的刺激和出血周期为目的的性激素抑制治疗。适用于有慢性盆腔痛、月经期痛经症状明显、有生育要求及无卵巢囊肿形成患者。采用使患者假孕或假绝经性激素的疗法是临床治疗内异症的常用方法。较大的卵巢内膜异位囊肿,特别是卵巢包块性质不明者,不宜用药物治疗。

口服避孕药 最早用于治疗内异症的激素类药物,目的是降低垂体促性腺激素水平,并直接作用于子宫内膜和异位内膜,导致内膜萎缩和月经量减少。长期连续服用避孕药造成类似妊娠的人工闭经,称假孕疗法。临床上常用低剂量高效孕激素和炔雌醇复合制剂,用法为每天 1 片,连续用 6~9 月,此法适用于轻度内异症患者。

孕激素 单用人工合成高效孕激素,通过抑制垂体促性腺激素分泌,造成无周期性的低雌激素状态,并与内源性雌激素共同作用,导致高孕激素性闭经和内膜蜕膜反应,形成假孕。各种制剂疗效相近且费用较低。剂量为避孕剂量的 3~4 倍,连续应用 6 个月,如甲羟孕酮 30mg/d,不良反应有恶心、轻度抑郁、水钠潴留、体重增加及阴道不规律点滴出血等。患者在停药数月后痛经缓解,月经恢复。

孕激素受体水平拮抗剂 米非司酮有较强的抗孕激素作用,每天口服 25 ~ 100mg 引起闭经使病灶萎缩。不良反应轻,无雌激素样影响,亦无骨质流失危险,长期疗效有待证实。

孕三烯酮 19-去甲睾酮留体类药物,有抗孕激素、中度抗雌激素和抗性腺效应,能增加游离睾酮含量,减少性激素结合球蛋白水平,抑制卵泡刺激素(follicle-stimulating hormone, FSH）、黄体生成素（luteinizing hormone, LH）峰值并减少 LH 均值，使体内雌激素水平下降，异位内膜萎缩、吸收，是一种假绝经疗法。每周仅需用药 2 次，每次 2.5mg，于月经第 1 天开始服药，6 个月为一疗程，治疗后 50%～100% 患者发生闭经，症状缓解率达 95% 以上。孕三烯酮与达那唑比，疗效相近，但不良反应较低，对肝功能影响较小且可逆，很少因氨基转移酶过高而中途停药，且用药量少、方便。孕妇忌服。

达那唑　合成的 17a-乙炔睾酮衍生物。抑制 FSH、LH 峰；抑制卵巢类固醇激素生成并增加雌激素、孕激素代谢；直接与子宫内膜雌激素、孕激素受体结合抑制内膜细胞增殖，最终导致子宫内膜萎缩，出现闭经。因 FSH、LH 呈低水平，又称假绝经疗法。适用于轻度及中度内异症痛经明显的患者。用法：月经第 1 天开始口服 200mg，每天 2～3 次，持续用药 6 个月。若痛经不缓解或未闭经，可加至每天 4 次。疗程结束后约 90% 症状消失。停药后 4～6 周恢复月经及排卵。不良反应有恶心、头痛、潮热、乳房缩小、体重增加、性欲减退、多毛、痤疮、皮脂增加和肌痛性痉挛等，一般能耐受。药物主要在肝代谢，有肝功能损害、高血压、心力衰竭、肾功能不全患者不适用，妊娠患者禁用。

促性腺激素释放激素激动剂（gonadotropin releasing hormone agonist, GnRH-a）　人工合成的十肽类化合物，其作用与体内 GnRH 相同，能促进垂体 LH 和 FSH 释放，其活性较天然 GnRH 高百倍。抑制垂体分泌促性腺激素，导致卵巢激素水平明显下降，出现暂时性闭经，此疗法又称药物性卵巢切除。中国常用的 GnRH-a 类药物有：亮丙瑞林 3.75mg，月经第 1 天皮下注射后，每隔 28 天注射 1 次，共 3～6 次；戈舍瑞林 3.6mg，用法同亮丙瑞林。一般用药后第 2 个月开始闭经，可使痛经缓解，停药后在短期内排卵可恢复。不良反应主要有潮热、阴道干燥、性欲减退和骨质流失等绝经症状，停药后多可消失，但骨质流失需 1 年才能逐渐恢复正常。

手术治疗　适用于药物治疗后症状不缓解、局部病变加剧或生育功能未恢复者；较大的卵巢内膜异位囊肿且迫切希望生育者。腹腔镜手术是首选治疗方法，以腹腔镜确诊、手术+药物为内异症的金标准治疗。①保留生育功能手术：切净或破坏所有可见的异位内膜病灶，但保留子宫、一侧或双侧卵巢，至少保留部分卵巢组织。适用于药物治疗无效、年轻和有生育要求的患者。术后复发率约 40%。②保留卵巢功能手术：切除盆腔内病灶及子宫，保留至少一侧或部分卵巢。适用于 Ⅲ 期、Ⅳ 期患者、症状明显且无生育要求的 45 岁以下患者。术后复发率约 5%。③根治性手术：将子宫、双附件及盆腔内所有异位内膜病灶予以切除和清除，适用于 45 岁以上重症患者。术后不用雌激素补充治疗，几乎不复发。双侧卵巢切除后，即使盆腔内残留部分异位内膜病灶，也能逐渐自行萎缩退化直至消失。

手术与药物联合治疗　手术治疗前给予 3～6 个月的药物治疗使异位病灶缩小、软化，有利于缩小手术范围和手术操作。对手术不彻底或术后疼痛不缓解者，术后给予 6 个月的药物治疗推迟复发。

不孕的治疗药物治疗对改善生育状况帮助不大。腹腔镜手术能提高术后妊娠率，治疗效果取决于病变程度。希望妊娠者术后不宜应用药物巩固治疗，争取尽早行促排卵治疗。手术后 2 年内未妊娠者再妊娠机会甚微。

预防　①防止经血逆流：及时发现并治疗引起经血潴留的疾病，如先天性生殖道畸形、闭锁、狭窄和继发性宫颈粘连、阴道狭窄等。②药物避孕：口服药物避孕者内异症发病风险降低，与避孕药抑制排卵、促使子宫内膜萎缩有关，有高发家族史、易带器妊娠者可选择口服药物。③防止医源性内膜异位种植，尽量避免多次的宫腔手术操作。进入子宫腔内的经腹手术，特别是孕中期剖宫取胎术，均应用纱布垫保护好子宫切口周围术野，防止子宫腔内容物溢入腹腔或腹壁切口；缝合子宫壁时避免缝线穿过子宫内膜层；关腹后应冲洗腹壁切口。月经来潮前禁行输卵管通畅试验，以免将内膜碎屑推入腹腔。子宫颈及阴道手术如冷冻、电灼、激光和微波治疗及整形术等均不宜在月经前进行，否则有导致经血中的内膜碎片种植于手术创面的危险。人工流产吸宫术时，子宫腔内负压不宜过高，以免突然将吸管拔出使子宫腔血液和内膜碎片随负压被吸入腹腔。

（陈飞　杨华）

zǐgōng jīliú

子宫肌瘤（uterus myoma）

子宫平滑肌组织增生而形成的良性肿瘤。女性最常见的良性肿瘤。常见于 30～50 岁，20 岁以下少见。患病率难准确统计，育龄期女性的患病率约 25%。因肌瘤多无或很少有症状，临床报道发病率远低于实际发病率。根据尸检统计的发病率可达50%以上。

病因和发病机制 确切病因不明。常见的高危因素包括：年龄>40岁、初潮年龄小、未生育、晚育、肥胖、多囊卵巢综合征、激素补充治疗、黑色人种及子宫肌瘤家族史等。发病机制可能与遗传易感性、性激素水平和干细胞功能失调有关。

分型和分类 按肌瘤生长部位分类：子宫体肌瘤（90%）和子宫颈肌瘤（10%）。按肌瘤与子宫肌壁的关系分3类：①子宫肌壁间肌瘤，占60%~70%，肌瘤位于子宫肌壁间，周围均被肌层包围。②子宫浆膜下肌瘤，约占20%，肌瘤向子宫浆膜面生长，并突出于子宫表面，肌瘤表面仅由子宫浆膜覆盖。若肌瘤位于子宫体侧壁向子宫旁生长，突出于阔韧带两叶之间，称子宫阔韧带肌瘤。③子宫黏膜下肌瘤，占10%~15%，肌瘤向子宫腔方向生长，突出于子宫腔，仅为黏膜层覆盖。黏膜下肌瘤易形成蒂，在子宫腔内如异物，常引起子宫收缩，肌瘤可被挤出子宫颈外至阴道内。

子宫肌瘤的分型还可采用国际妇产科联盟（International Federation of Gynecology and Obstetrics, FIGO）的9型分类方法（图1）。

临床表现 包含症状和体征。

症状 可无明显症状，仅在体检时偶然发现。症状与肌瘤部位、生长速度、有无变性密切相关，与肌瘤大小、数目关系不大。①月经量增多和月经期延长：多见于较大的子宫肌壁间肌瘤及子宫黏膜下肌瘤，肌瘤使子宫腔增大、子宫内膜面积增加，并影响子宫收缩，导致月经量增多、月

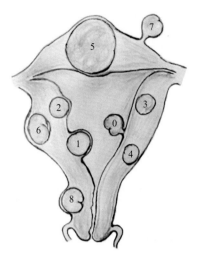

0型.有蒂子宫黏膜下肌瘤；1型.无蒂子宫黏膜下肌瘤，向基层扩展≤50%；2型.无蒂子宫黏膜下肌瘤，向基层扩展>50%；3型.子宫肌壁间肌瘤，位置靠近子宫腔，瘤体外缘距子宫浆膜层≥5mm；4型.子宫肌壁间肌瘤，位置靠近子宫浆膜层，瘤体外缘距子宫浆膜层<5mm；5型.子宫肌瘤贯穿全部肌层；6型.子宫肌瘤突向浆膜；7型.子宫肌瘤完全位于浆膜下，有蒂；8型.其他特殊类型或部位的子宫肌瘤，如子宫颈肌瘤。

图1 FIGO的子宫肌瘤9型分类方法

经期延长。子宫肌瘤可使肌瘤附近的静脉受压，导致子宫内膜静脉丛充血扩张，引起月经量过多。子宫黏膜下肌瘤感染伴坏死时，可有不规律阴道流血或血样脓性排液。长期月经量增多可导致继发贫血、乏力、心悸等。②白带增多：子宫肌壁间肌瘤使子宫腔面积增大，子宫内膜腺体分泌增多，并伴有盆腔充血导致白带增多。子宫黏膜下肌瘤感染后可引起大量脓样白带，如有溃烂、坏死、出血时，可有血性或脓血性有恶臭的阴道排液。③下腹包块：肌瘤较小时腹部摸不到肿块，肌瘤逐渐增大使子宫超过3个月妊娠大小时，较易从腹部触及。肿块居于下腹正中，实性、可活动、

无压痛、生长较缓慢。巨大的子宫黏膜下肌瘤可脱出至阴道外。④压迫症状：子宫前壁下段肌瘤可压迫膀胱引起尿频、尿急；子宫颈肌瘤可引起排尿困难、尿潴留；子宫后壁肌瘤可引起下腹坠胀不适、便秘等；子宫阔韧带肌瘤或子宫颈巨大肌瘤向侧方发展，嵌入盆腔内，压迫输尿管导致泌尿系统受阻，导致输尿管扩张，甚至肾盂积水。⑤其他症状：常见下腹坠胀、腰酸背痛，经期加重。子宫肌瘤影响子宫腔形态，阻塞输卵管开口或压迫输卵管使之扭曲变形，均可能导致不孕或流产。子宫肌瘤红色变性时可伴有急性下腹痛，伴呕吐、发热、局部压痛明显。子宫浆膜下肌瘤蒂扭转可导致急腹症。子宫黏膜下肌瘤由子宫腔向子宫颈、阴道排出时也可引起腹痛。

体征 与肌瘤大小、部位、数目及有无变性有关。大肌瘤可在下腹部扪及实质性不规则肿块。妇科查体：子宫增大，呈球形或表面不规则，单个或多个结节状突起，或与子宫相连的肿块；子宫黏膜下肌瘤可脱出至阴道内，粉红色、表面光滑，如伴有感染可有坏死、出血、脓性分泌物。

诊断 根据病史、症状、妇科查体和影像学检查，可作出诊断。

超声 诊断子宫肌瘤最常用的方法，具有较高的灵敏度和特异度，但对多发性小肌瘤（直径<0.5cm）的准确定位及计数存在一定的误差。超声检查时肌瘤多呈类圆形或椭圆形低回声的实性结节，单发或多发，大多界限清楚。较大的肌瘤内部回声不均，可见片状低回声。肌瘤周围有较清晰的直条状血流，同时还表现为半环状、环状及弓状血流信号。

磁共振成像（MRI） 具有软组织分辨率高、空间三维成像等优点。MRI 检查能发现直径 0.3cm 的肌瘤，对肌瘤的大小、数量、位置能准确辨别，是超声检查的重要补充手段。

CT 对软组织的分辨能力相对较弱，对肌瘤的大小、数目及部位特异性略差，一般不用于子宫肌瘤的常规检查，但能显示有无肿大的淋巴结及肿瘤转移等。

鉴别诊断 需与以下疾病鉴别。①妊娠子宫：妊娠时有停经史、早孕反应，子宫随停经月份增大变软，血尿人绒毛膜促性腺激素升高，B 超可见妊娠囊。②卵巢肿瘤：多无月经改变，囊肿呈囊性，位于子宫一侧。实质性卵巢肿瘤需与带蒂子宫浆膜下肌瘤鉴别，子宫肌瘤囊性变需与卵巢囊性肿瘤鉴别。③子宫腺肌病：局限型子宫腺肌病，即子宫腺肌瘤，质硬，也有月经量增多的表现，也可使子宫增大。子宫腺肌病多有继发性、渐进性痛经，子宫多呈均匀增大，很少超过 3 个月妊娠子宫大小。有时二者同时存在。④子宫恶性肿瘤：子宫肉瘤好发于老年女性，生长迅速，侵犯周围组织时出现腰腿痛等压迫症状，有时子宫口有息肉样赘生物脱出，触之易出血，肿瘤组织活检有助于鉴别；子宫内膜癌以绝经后阴道流血为主要症状，好发于老年女性，子宫均匀增大或正常，质软，诊刮有助于鉴别；子宫颈癌有不规律阴道流血及白带增多或不正常排液等症状，外生型较易鉴别，内生型子宫颈癌应与子宫颈管黏膜下肌瘤相鉴别，可借助子宫颈细胞学检查、子宫颈组织活检和分段诊刮等鉴别。

治疗 根据患者年龄、生育要求、症状、肌瘤的部位、大小、数目等全面考虑。

随访观察 肌瘤小，无症状，一般不需治疗，特别是近绝经期女性。绝经后肌瘤多可萎缩。每 3~6 个月随访 1 次，若肌瘤明显增大或出现症状，可考虑进一步治疗。

药物治疗 适应证：①子宫肌瘤导致月经过多、贫血和压迫症状，因近绝经年龄、不愿手术或全身情况不能耐受手术者。②子宫肌瘤剔除术或子宫切除术前预处理，纠正贫血、缩小肌瘤和子宫体积。③子宫肌瘤患者孕前可使用药物缩小子宫体积和肌瘤体积，为妊娠作准备。④多发性子宫肌瘤剔除术后，预防肌瘤近期复发。⑤有手术治疗禁忌证。

药物包括两大类，一类可改善贫血又能缩小肌瘤体积，如促性腺激素释放激素类似物（gonadotropin-releasing hormone analogue，GnRHa）和米非司酮；一类只能改善月经过多的症状，不能缩小肌瘤体积，如左炔诺孕酮宫内缓释节育系统（levonorgestrel-releasing intrauterine system，LNG-IUS）、口服避孕药、氨甲环酸和非类固醇类抗炎药。①GnRHa：周期性注射 GnRHa，将雌二醇降低到绝经后水平，抑制肌瘤生长，促进肌瘤萎缩，缓解症状。用药 6 个月以上可产生更年期症状、骨质疏松等不良反应。临床多用于术前辅助治疗 3~6 个月，待控制症状、纠正贫血、肌瘤缩小后手术，降低手术难度，减少术中出血，避免输血；对近绝经期患者，可有提前过渡到绝经的作用。②米非司酮：孕激素拮抗剂，与孕激素受体的结合力是孕酮的 5 倍。米非司酮可使肌瘤组织中的孕激素受体数量明显降低，影响肌瘤组织中表皮生长因子和血管内皮生长因子的表达，减少子宫动脉血流，使子宫肌瘤缺血缺氧、变性坏死，使子宫肌瘤体积变小。可作为术前用药或提前绝经使用。③LNG-IUS：通过使子宫内膜萎缩，可有效治疗肌瘤相关的月经过多，提高血红蛋白含量，但缩小肌瘤体积的作用不明显。不适合黏膜下肌瘤，子宫过大者易脱落。④复发短效口服避孕药：不能缩小子宫肌瘤体积，但可减少月经量，控制月经周期，能治疗与子宫肌瘤相关的点滴出血和月经过多。⑤氨甲环酸：可抑制纤溶酶、纤溶酶原与纤维蛋白结合，达到止血效果。⑥非类固醇类抗炎药：子宫内膜中的前列腺素可促进异常血管和新生血管形成，导致异常子宫出血。非类固醇类抗炎药可抑制前列腺素的合成，减少月经出血，还能同时缓解痛经。

手术治疗 治疗子宫肌瘤最有效的方法。适应证：①出现相应症状，如月经过多继发贫血，膀胱、直肠压迫症状如尿频、便秘。②不孕或复发性流产排除其他原因。③准备妊娠时子宫肌瘤直径≥4cm。④绝经后未行激素补充治疗但子宫肌瘤仍生长增大。

手术方式：①子宫肌瘤剔除术，适用于 35 岁以下希望保留生育功能的患者。多经腹腔镜或开腹剔除；子宫黏膜下肌瘤部分可经阴道或宫腔镜下剔除。②子宫切除术，适用于无保留生育要求、怀疑有恶变者。术前应行宫颈细胞学检查排除子宫颈恶性病变。

并发症 子宫肌瘤影响子宫腔形态，阻塞输卵管开口或压迫输卵管使之扭曲变形，可能导致不孕或流产。

预后 良好。

（陈 飞 桂 婷）

zǐgōng xiànjībìng

子宫腺肌病 （adenomyosis）

子宫内膜腺体和间质侵入子宫肌层中，伴随周围肌层细胞的代偿性肥大和增殖的疾病。主要症状包括月经量过多、继发贫血、严重痛经和不孕。好发于育龄期女性，尤其是 40 岁以上的经产妇，发病率为 7%～23%。

病因和发病机制 确切病因不明。人体所有空腔器官都有黏膜下层，子宫除外。黏膜下层的主要作用是阻止腺体向肌层内生长，保持向空腔方向生长。子宫腺肌病是基底层内膜细胞增殖、侵入到肌层间质的结果，原因包括：①遗传因素。②损伤，如刮宫和剖宫产。③高雌激素血症。④病毒感染。

分类 如下。

弥漫性子宫腺肌病 异位的子宫内膜腺体和间质在子宫肌层内形似小岛状，呈弥漫性生长，可部分或完全累及子宫后壁和/或前壁，导致子宫前后径增大，子宫对称或不对称性体积增加，呈球形。子宫剖面见子宫肌壁显著增厚且质地较硬，无子宫肌瘤的旋涡状结构，子宫肌壁中可见粗厚肌纤维带和微囊腔，腔内偶见陈旧性血液。临床上以此型居多。

局灶性子宫腺肌病 包括子宫腺肌瘤和子宫囊性腺肌病。异位的子宫内膜腺体和间质在子宫肌层内局限性生长，与正常肌层组织结集形成结节或团块，类似子宫肌壁间肌瘤，称子宫腺肌瘤。子宫囊性腺肌病的特征为子宫肌层内出现 1 个或多个囊腔，囊腔内含棕褐色陈旧性血性液体，囊腔内衬上皮，有子宫内膜腺体和间质成分，又称囊性子宫腺肌瘤或子宫腺肌病囊肿。

特殊类型 ①子宫内膜息肉样腺肌瘤：组织学特点是由子宫平滑肌纤维、子宫内膜腺体和子宫内膜间质交织构成。②非典型息肉样腺肌瘤：一种罕见的恶性潜能未定的子宫腔内病变。细胞生长活跃，显微镜下见杂乱不规则的腺体，类似于子宫内膜复杂性增生，基质组成中含有大量的平滑肌细胞，且腺体结构及细胞形态学存在不同程度的不典型性改变。

临床表现 典型临床表现是月经量增多和月经期延长（40%～50%），继发性痛经进行性加重（25%）、不孕。约35%的患者无任何临床症状。

痛经 典型的表现是继发性进行性加重的痛经，少数患者无痛经表现。常在月经来潮的前 1 周开始，至月经结束。同时还可伴有性交痛或慢性盆腔痛。

月经失调 多表现为月经过多、月经期延长及月经前后点滴出血。月经过多最常见，严重时可致贫血。部分患者还可有不明原因的月经中期阴道流血。

生育力低下 有 20%～40% 合并不孕。妊娠后出现流产、早产和死产的概率显著增高，相应的不良产科并发症如胎膜早破、子痫前期、胎位异常、胎盘早剥和前置胎盘的发生率也增高。

子宫增大 妇科检查可发现子宫呈均匀性增大或局限性结节样隆起，质硬，伴压痛，经期时压痛明显。子宫常为后位，活动度差。

其他 子宫增大可压迫邻近器官引起相应的临床症状，如压迫膀胱引起尿路症状，压迫肠管引起肠刺激症状。长期疼痛及不孕还可引起精神心理相关的躯体障碍。

诊断 根据病史、症状、妇科查体、影像学检查，可作出初步诊断，确诊需组织病理学检查。

病史 ①妊娠及分娩史，子宫腔操作史如人工流产、诊刮、宫腔镜手术等，子宫手术史如子宫肌瘤剔除史。②生殖道畸形导致生殖道梗阻史。③子宫腺肌病或子宫内膜异位症家族史。④其他疾病史，如高催乳素血症。

影像学检查 主要包括超声、磁共振成像（MRI）检查。①超声：首选影像学检查方式，能清晰显示与子宫腺肌病病理相关的声像特征，方便、廉价、易重复。超声检查诊断子宫腺肌病的准确性与 MRI 相近；经阴道超声诊断的灵敏度、特异度和准确率分别为 84%、92% 和 88%。超声表现为子宫增大、子宫前后壁不对称性增厚，多以子宫后壁及子宫底增厚为主；子宫肌层回声明显不均、粗糙；受累的子宫肌层内有小囊肿，直径 1～5mm，呈无回声或低回声，为子宫腺肌病较为特异的超声特征；子宫内可见很多垂直且细、呈放射状排列的扇形声影，又称百叶窗帘征或铅笔状声影；子宫内膜－肌层分界不清，内膜下线状、芽状或岛状高回声结节；彩色多普勒血流显像显示子宫肌层受累区域血流信号增加、血流走行为穿入血流方式；三维超声显示结合带增厚、不规则、中断或难以辨认。②MRI：图像直观、无操作者依赖性、多参数平面成像、自身的软件和硬件快速发展等优势，已越来越多应用于子宫腺肌病的诊断、分型和药物治疗后的连续监测。典型表现为子宫弥漫性增大，子宫肌层内可见边界欠清的低信号病灶，与子宫内膜毗邻，与结合带分界不清，也可表现为结合带增粗或扭曲。

实验室检查 糖类抗原125水平升高。

鉴别诊断 需与子宫肌瘤和子宫内膜异位症相鉴别。

治疗 根据患者年龄、生育要求、症状等全面考虑。

药物治疗 缓解疼痛、减少出血和促进生育是子宫腺肌病的主要治疗目标。药物治疗的疗效是暂时性的，停药后症状复发。药物治疗前应充分告知患者。尚无根治性药物。症状较轻者可用非类固醇类抗炎药、口服避孕药、口服孕激素类药物等对症治疗，主要用于缓解疼痛和减少月经量。对年轻、有生育要求和近绝经期者可试用促性腺激素释放激素类似物（gonadotropin-releasing hormone analogue，GnRHa）。GnRHa可使疼痛缓解或消失，子宫缩小，但停药后症状复发，子宫再次增大。对无生育要求者，可放置左炔诺孕酮宫内缓释节育系统，对缓解痛经、慢性盆腔痛和月经过多均有显著效果。

手术治疗 ①子宫全切术：对于症状严重的子宫腺肌病患者，子宫全切术是根治性治疗方法，可经腹腔镜、开腹或经阴道完成，手术路径的选择基于子宫大小、盆腔粘连情况等多种因素的考虑。②保留子宫的手术：从缓解症状和促进生育考虑，子宫腺肌病患者首先应选择药物治疗；对无法耐受长期药物治疗或药物治疗失败的生育年龄患者，可选择保留子宫的手术，即保留生育功能的手术，具体分为局灶性子宫腺肌瘤切除术和弥漫性子宫腺肌病病灶切除术。③宫腔镜手术：治疗子宫腺肌病的保守性手术，不推荐作为一线治疗方案，仅在部分局灶性及浅层弥漫性子宫腺肌病中有一定的治疗作用。电切镜下治疗适用于切除直径<1.5cm的浅层子宫腺肌病结节及浅层弥漫性子宫腺肌病。

介入治疗 子宫动脉栓塞术、高强度聚焦超声消融治疗及射频或微波消融治疗等，仅能缩小病灶、改善症状，不能去除病灶，无法获得病变组织进行病理学检查。

并发症 子宫腺肌病对生育力产生不良影响，20%～40%的患者合并不孕。主要由结合带功能障碍、子宫内膜容受性改变、雌孕激素受体调节失衡等引起。妊娠后出现流产、早产和死产的概率显著增高，相应的不良产科并发症如胎膜早破、子痫前期、胎位异常、胎盘早剥和前置胎盘的发生率也增高。对体外受精-胚胎移植的结局也有不良影响，表现为种植率、临床妊娠率、持续妊娠率和活产率下降，流产率升高。一般情况下，推荐辅助生殖技术。若患者年轻（<35岁），病情较轻，子宫增大不明显，可自然试孕或促排卵指导性生活试孕半年，如符合不孕症诊断标准，再考虑辅助生殖技术。一般推荐全胚冷冻，经药物或保留生育功能手术治疗后，待子宫基本恢复正常后，行冷冻胚胎移植。

（陈飞 桂婷）

zǐgōng nèimó zēngshēng

子宫内膜增生（endometrial hyperplasia，EH） 子宫内膜过度增生的状态。绝经前有月经的女性随月经周期的改变子宫内膜也发生变化，子宫内膜的厚度从月经后的3mm逐步增厚至黄体期的15mm左右。绝经后女性子宫内膜厚度一般<5mm。

病因和发病机制 确切病因不明。高危因素包括：①生殖相关因素，如排卵功能障碍、多囊卵巢综合征、未育或不孕、初潮早或绝经晚、绝经过渡期等。②医源性因素，如长期应用无孕激素拮抗的雌激素或他莫昔芬。③代谢相关疾病，如肥胖、糖尿病、高血压等。④分泌激素的肿瘤，如卵巢性索间质肿瘤等。⑤遗传因素，如林奇综合征。

分类 2014年，世界卫生组织将其分为子宫内膜不伴不典型增生和子宫内膜不典型增生两类。子宫内膜不伴不典型增生指子宫内膜腺体与间质呈比例增加，腺体类似于增殖期腺体，细胞核无异型性。子宫内膜不典型增生指内膜腺体的增生明显超过间质，出现背靠背、腺腔内乳头状结构，细胞形态不同于周围正常腺体，呈异型性，表现为细胞增殖呈复层改变，核圆形或椭圆形，核染色质呈空泡状，但缺乏明确的间质浸润，其中25%～40%的患者同时存在子宫内膜癌。

临床表现 异常子宫出血是最常见的临床表现。绝经前患者主要表现为月经周期频率、月经规律性、月经期出血量、月经期长度的改变及月经间期出血；绝经后患者主要表现为绝经后出血。其他症状包括阴道异常排液、宫腔积液、下腹疼痛等。

诊断 根据病史、症状、妇科查体和妇科超声检查，可作出初步诊断。确诊分型需组织病理学检查。

超声检查 经阴道超声检查是评估子宫内膜增生的首选方法，无性生活的女性推荐经直肠超声检查。关于诊断子宫内膜增厚的界值尚有争议。绝经前女性，增殖期内膜厚度<1cm，黄体期内膜厚度<2cm。绝经后女性，最理想的情况是内膜厚度<5mm，可放宽至0.8～1.0cm。

子宫内膜活检 可疑子宫内膜病变时应行子宫内膜组织活检以明确诊断。绝经前女性，如年龄≥45岁、长期异常子宫出血（>6个月）、B超提示子宫内膜过度增厚且回声不均、有子宫内膜癌的高危因素（高血压、糖尿病、肥胖、多囊卵巢综合征、口服他莫昔芬和林奇综合征等）、药物治疗异常子宫出血效果不佳时，建议行内膜活检。绝经后女性，内膜厚度>5mm伴绝经后阴道流血，或无绝经后阴道流血但内膜厚度>1cm、超声提示子宫内膜回声不均、血管生成增加及颗粒状液体等，建议行内膜活检。内膜活检主要包括诊断性刮宫和宫腔镜下定位活检。刮宫术为非直视下操作，多数情况下刮出内膜不完整，且易损伤正常子宫内膜，无宫腔镜手术条件或因出血多不适合行宫腔镜手术者，可行刮宫术。宫腔镜检查是一种安全、微创、可提供满意子宫腔评估的内镜技术，可对子宫内膜进行直接观察和定位活检，是评估子宫内膜病变的有效方法。

鉴别诊断 需与子宫内膜息肉、子宫内膜癌鉴别，主要有赖于术后组织病理学检查确诊。

绝经前治疗 包括子宫内膜不伴不典型增生和子宫内膜不典型增生治疗。

子宫内膜不伴不典型增生 去除高危因素，切除分泌性激素的卵巢肿瘤，体重管理，治疗和控制代谢性疾病，遗传性肿瘤咨询等。

期待治疗 存在明确高危因素的患者，如没有明确症状，且可去除高危因素，可考虑期待观察并严密随访。期待观察期间存在病变进展的风险，故不推荐作为首选方案。期待观察的时间并无明确要求。期待观察期间，病变未能缓解或出现异常子宫出血、绝经后出血的情况，应考虑其他治疗方案。

药物治疗 为首选治疗方式，孕激素是首选药物。与期待观察相比，孕激素治疗有更高的缓解率，可降低子宫内膜增生进展为子宫内膜恶性肿瘤的风险。①左炔诺孕酮宫内缓释节育系统（levonorgestrel-releasing intrauterine system，LNG-IUS）：与口服孕激素相比，LNG-IUS对子宫内膜不伴不典型增生的缓解率更高，复发率更低，是孕激素治疗的一线方案。放置LNG-IUS后子宫内膜病理评估可采用诊刮、子宫内膜吸取活检或宫腔镜下定位活检，后两种操作无须取出LNG-IUS。②口服孕激素：可连续治疗或后半周期治疗。连续治疗，如甲羟孕酮10～20mg/d、炔诺酮10～15mg/d。后半周期治疗，从月经周期第11～16天开始，每个周期的用药时间为12～14天，如醋酸甲羟孕酮10～20mg/d，醋酸甲地孕酮40mg/d，地屈孕酮20mg/d，炔诺酮15mg/d。③其他药物：包括复发口服避孕药、芳香化酶抑制剂、促性腺激素释放激素激动剂（gonadotrophin releasing hormone agonist，GnRH-a）等。④药物治疗时间和随访：口服孕激素应使用3～16个月，LNG-IUS则可长期使用、定期更换。治疗期间建议每6个月行超声检查和子宫内膜病理检查，以评估疗效。连续2次、间隔6个月的组织病理学检查均无异常发现时，可考虑终止子宫内膜病理评估。若药物治疗6个月仍未获得完全缓解，可在充分知情的基础上决定是否继续当前治疗。若药物治疗12个月仍未获得完全缓解，应考虑改用其他治疗方案。治疗结束后每年至少随访1次。

手术治疗 不是首选的治疗方案，大多数患者可经规范的孕激素治疗使内膜逆转至正常。手术指征包括：随访中进展为子宫内膜不典型增生或子宫内膜癌；药物治疗12个月后仍未获得完全缓解；药物规范治疗后复发、不愿意再接受药物治疗；治疗后有持续异常子宫出血；拒绝随访或药物治疗。

手术方式推荐子宫全切术，不推荐子宫内膜切除术，可能造成子宫腔广泛粘连，导致无法及时发现子宫内膜病变进展，延误治疗。若患者无法耐受手术，且有条件严密随访，可谨慎选择子宫内膜切除术，术前应向患者充分交代风险和利弊。

预防复发 子宫内膜不伴不典型增生获得完全缓解后应长期随访。建议每年至少随访1次，随访内容包括临床症状和体征的评估、身体检查、超声检查等，必要时行子宫内膜组织病理评估。保守治疗后应预防复发。指导患者调整生活方式，去除导致子宫内膜增生的潜在病因，如控制体重。无生育要求的女性，可考虑长期放置LNG-IUS以保护子宫内膜。口服孕激素和复方口服避孕药也是可选择的预防手段。

子宫内膜不典型增生 包括手术治疗和药物治疗，治疗主要依据年龄、是否有生育要求及疗效等因素进行。

手术治疗 子宫内膜不典型增生且无生育要求患者的首选方案。手术方式建议子宫全切+双侧输卵管切除术，切除输卵管的目的是降低未来罹患卵巢癌的风险。保留生育功能，进行保守治疗的患者，出现以下情况时仍建议行子宫全切术：子宫内膜不典型增生进行规范治疗 12 个月后，病灶仍持续存在甚至进展；完成孕激素规范治疗后复发且没有生育需求；异常子宫出血症状持续存在；不能进行随访或不能坚持药物治疗。

术后建议每年行妇科检查。保留卵巢的患者，建议每年行经阴道超声检查和糖类抗原 125 水平检测。既往无子宫颈病变史的患者，术后无须行细胞学检查和人乳头瘤病毒检测。

药物治疗　①药物治疗的指征：适用于有强烈生育要求、年龄<45 岁、无药物治疗禁忌证及不能耐受手术的患者。患者应有良好的依从性，能按时随访并定期进行子宫内膜病理检查，接受药物治疗前尚需排除药物应用禁忌证和妊娠。药物治疗前应让患者充分知情，告知子宫内膜不典型增生合并子宫内膜癌的比例达 19%~45%，以及治疗失败、进展为子宫内膜癌的风险。希望保留生育功能的女性，应充分告知生育治疗方案、可能的获益及风险。保留生育功能治疗的目标包括病变完全缓解、子宫内膜恢复正常功能、预防恶性肿瘤以及尽快实现妊娠。进行保守治疗前，患者应充分知情同意，应对包括生育功能在内的全面评估，应除外子宫内膜癌等合并存在的恶性肿瘤；治疗后应结合组织病理学检查、影像学检查、肿瘤标志物检测等，制定个体化管理和随诊方案。②药物治疗方案：第一，LNG-IUS 大剂量高效孕激素，口服醋酸甲羟孕酮或口服醋酸甲地孕酮。与口服孕激素相比，LNG-IUS 治疗后的完全缓解率更高，复发率更低。药物治疗过程中需定期随访，行身体检查并监测影像学和生化指标。长期口服孕激素可能导致体重增加、水肿、头痛、不规律阴道流血、肝肾功能受损、皮肤改变、卵巢囊肿及血栓形成等。LNG-IUS 放置后可出现不规律阴道流血、闭经或 LNG-IUS 脱落等问题。第二，GnRH-a 可用于治疗子宫内膜不典型增生。主要适用于肥胖、肝功能异常等孕激素治疗有禁忌或孕激素治疗无效的患者。可单独应用或联合 LNG-IUS/芳香化酶抑制剂。一般 GnRH-a 连续使用不超过 6 个月。③治疗时间和疗效评估：子宫内膜不典型增生获得完全缓解的时间为 6~9 个月，治疗 12 个月后大多数患者可获得完全缓解。治疗期间每 3 个月进行 1 次子宫内膜病理评估，根据子宫内膜对药物的反应情况调整用药剂量或治疗方案，直到连续 2 次子宫内膜活检病理未见病变。④药物治疗后的管理：子宫内膜完全缓解后，有生育要求者，建议尽快妊娠，可口服促排卵药物或辅助生殖技术，待生育结束后推荐行子宫全切术；无生育要求、不能耐受手术者，建议长期放置 LNG-IUS、应用口服孕激素或复方口服避孕药保护子宫内膜，预防复发。若药物治疗失败，建议行子宫全切术。

辅助治疗　药物治疗期间推荐生活方式干预、积极去除导致子宫内膜病变的危险因素，如减轻体重、治疗排卵功能障碍等。

复发后的治疗　子宫内膜不典型增生复发后，有生育要求者可再次选择行药物保守治疗，没有生育要求者建议手术切除子宫。

绝经后治疗　绝经后女性，无绝经后阴道流血，超声发现单纯内膜增厚但<1cm，可孕激素撤退出血 1 次；若内膜增厚>1cm、超声提示内膜回声不均或血管丰富，更倾向于宫腔镜检查加全面诊断性刮宫。出现绝经后阴道流血，不论内膜厚度多少，在排除老年性阴道炎和生理性因素造成出血后，建议宫腔镜检查加全面诊断性刮宫，一方面可获得足够的内膜组织进行病理检查，另一方面可全面清除内膜病灶。根据术后病理及雌激素水平，决定后续治疗方式。术后病理如提示子宫内膜不伴不典型增生，雌激素水平在绝经后范围，内膜厚度降至正常范围，之后定期复查超声监测子宫内膜厚度即可，不需行药物治疗；雌激素水平复查维持在较高水平，需明确有无分泌雌激素的卵巢肿瘤或摄入外源性雌激素等；术后病理如提示子宫内膜不典型增生，建议行全子宫切除术。

并发症　子宫内膜活检可能导致疼痛、流血、感染和子宫穿孔。活检可能因宫颈狭窄、阴道口小、疼痛或解剖异常如子宫肌瘤导致生殖道受限而无法进行。

预后　子宫内膜增生预后良好。子宫内膜不伴不典型增生进展为子宫内膜癌的风险为 1%~3%；子宫内膜不典型增生进展为子宫内膜癌的风险为 25%~33%。

（陈飞　桂婷）

zǐgōng nèimó xīròu

子宫内膜息肉（endometrial polyp，EP）

子宫内膜局部过度增生形成的赘生物。由子宫内膜腺体、间质和血管组成，数量可单个或多个，有蒂或无蒂。部分 EP 无症状，缺乏实际人群患病率和发病率的相关数据。估计育龄期、围绝经期及绝经后人群总体患病率为 7.8%~34.9%。EP 分别占绝经前、绝经后异常子宫出血的 10%~40% 和 10.1%~38.0%。

病因 确切病因不明。常见的高危因素包括年龄、雌激素依赖性疾病、代谢综合征相关疾病、应用他莫昔芬、感染、子宫腔操作史及遗传因素等。

分类 根据发病机制及病理学特征，分非功能性息肉、功能性息肉、腺肌瘤样息肉、他莫昔芬相关性息肉、绝经后息肉和子宫内膜-子宫经管内膜息肉（混合型息肉）。可单发或多发。直径小的数毫米，直径大的 1~3cm。基底部可宽可窄，有蒂或无蒂。

临床表现 主要表现为异常子宫出血，育龄期女性可合并不孕，少部分患者可有腹痛、阴道流液等。

异常子宫出血 最常见的症状。绝经前女性可表现为月经期延长、月经量增多、月经间期出血、性交后出血、不规律阴道流血等。绝经后女性可表现为阴道流血。

不孕及妊娠失败 可导致不孕、复发性流产及反复种植失败。子宫内膜息肉可通过机械性阻塞、子宫内膜局部炎症反应、子宫内膜容受性下降等机制导致不孕。子宫颈管和输卵管开口处的息肉可干扰精子的移动。子宫内膜息肉部位的内膜腺体和间质对孕激素的敏感性下降，影响子宫内膜脱膜化，降低子宫内膜容受性，影响胚胎植入。长期的不规律阴道流血会降低性生活频率，导致患者妊娠率下降。

腹痛或阴道排液 少部分患者可出现盆腔痛，可能与子宫内膜息肉刺激子宫收缩有关。另有少部分患者表现为阴道排液，可能与子宫内膜表面积增大、分泌物增多有关。

诊断 根据病史、症状、妇科查体和超声检查，作出初步诊断。确诊需在宫腔镜下手术切除子宫内膜息肉并行组织病理学检查。

超声 最常用的检查方法，已婚或有性生活者首选经阴道超声检查，简单、经济且无创。单发子宫内膜息肉超声下表现为：子宫肌层和子宫内膜结构正常，子宫腔内可见高回声团块，边缘连续光滑，外形规则、回声均匀，子宫内膜-肌层界面完整，可见穿入性血流信号。多发子宫内膜息肉表现为：子宫内膜增厚、回声不均，可见多个高回声团块，每个高回声团块的特点与单发息肉相似。绝经后子宫内膜息肉除具有以上典型超声表现，内部还可见大小不等的多发囊性区。超声检查的最佳时间为子宫内膜增殖期，增殖期内膜较薄且偏低回声，与息肉分界清晰，易于辨识。

宫腔镜及组织病理学检查 宫腔镜检查及镜下切除子宫内膜息肉并行组织病理学检查是诊断的金标准。宫腔镜下息肉表现为单个或多个，大小不一，位置可在子宫腔的任何部位，多数表面光滑，形态规则，血管不明显，有时表面可有出血或破溃。息肉表面出现丰富的异型血管、被覆黄白色溃疡改变、形态不规则时，应高度怀疑内膜息肉恶变。

鉴别诊断 需与子宫内膜增生、子宫黏膜下肌瘤相鉴别。症状和超声下表现比较相似，主要依据术后组织病理学检查确诊。

治疗 临床表现不相同，对患者的影响也不同。治疗方案需根据患者是否绝经、有无症状、有无生育要求及有无恶变风险进行个体化管理。有生育要求的患者，治疗原则为改善症状、保护子宫内膜、促进生育和预防复发；无生育要求的患者，治疗原则为去除病灶、改善症状、减少复发和预防恶变。

期待治疗 若绝经前子宫内膜息肉直径<1cm，可 1 年内自然消退。无症状、无恶变高危因素、直径<1cm 的绝经前子宫内膜息肉患者，可随访观察。绝经后子宫内膜息肉，不建议期待治疗。期待治疗推荐每 3~6 个月复查超声 1 次，若病情稳定，可每年随诊 1 次；若息肉增大或出现症状需进一步治疗。

药物治疗 很少单独用于治疗子宫内膜息肉，一般用于异常子宫出血患者宫腔镜检查术前，进行孕激素撤退试验鉴别真性息肉和假性息肉，合并慢性子宫内膜炎患者，可予抗生素治疗。宫腔镜子宫内膜息肉切除术后预防息肉复发的常用药物包括孕激素类药物和复方口服避孕药，但尚无明确证据表明这些药物有确切的预防息肉复发的作用。

孕激素类药物 机制上是通过拮抗雌激素的促进子宫内膜增生的作用，诱发细胞凋亡引起腺体细胞数量减少，发挥抗炎、抗血管生成作用。常用的有口服孕激素药物（地屈孕酮、微粒化孕酮、醋酸甲羟孕酮），但证据不充分，需进一步研究证实其疗效；子宫腔内局部使用孕激素如左炔诺孕酮宫内缓释系统（曼月乐），子宫内局部释放孕激素，可抑制子宫内膜增生，有一定的证据表明可抑制子宫内膜息肉生长，明显减少月经量，适用于近期无生育要求的绝经前子宫内膜息肉患者用于预防子宫内膜息肉复发。

口服避孕药 孕酮可对抗子宫内膜局部雌激素，使子宫内膜萎缩并周期性脱落，但抑制子宫内膜息肉生长的作用有待进一步研究证实。短期服避孕药可用于改善绝经前无禁忌证的子宫内膜息肉导致的异常子宫出血症状,连续口服3~6个月。临床常用药物包括炔雌醇环丙孕酮片、去氧孕烯炔雌醇片、屈螺酮炔雌醇片。

手术治疗 为主要治疗方法。临床需综合考虑息肉的大小、位置、治疗目的、手术风险、医院条件等因素,选择不同的手术方式,主要有宫腔镜下子宫内膜息肉切除术、刮宫术、子宫切除术。

宫腔镜下子宫内膜息肉切除术 主要适用于绝经前有症状、合并不孕症及辅助生殖技术治疗前、有恶变高危因素(绝经后出血、年龄>60岁、伴有代谢综合征、应用他莫昔芬、息肉直径>1cm)、复发性、药物治疗效果不佳及绝经后子宫内膜息肉。需保留生育功能的患者,手术时注意保护周围子宫内膜;无保留生育功能需求的患者,尽可能彻底切除息肉,减少复发率。

刮宫术 为非直视下操作,多数情况下刮出的息肉不完整,且易损伤正常子宫内膜,已不推荐使用。无宫腔镜手术条件或因出血多不适合行宫腔镜手术者,可行刮宫术。

子宫切除术 子宫内膜息肉反复发作且合并子宫内膜增生、子宫肌瘤或子宫腺肌病,无生育要求患者在充分知情同意后,可行子宫切除术。绝经后子宫内膜息肉合并子宫内膜增生者,可根据增生程度、有无不典型增生,选择是否子宫切除术。

预后 子宫内膜息肉切除术术后的复发率为2.5%~43.6%,且随时间的延长而升高。复发的高危因素包括多发息肉、息肉直径≥2cm、反复阴道炎症、子宫颈炎、慢性子宫内膜炎和子宫内膜异位症。建议术后放置宫内孕激素释放系统。绝经后患者,由于复发率较低,不建议药物治疗,可定期进行超声检查。

(陈飞 桂婷)

zǐgōng nèimó jiéhé

子宫内膜结核(endometrial tuberculosis)

由结核分枝杆菌侵及子宫内膜引起炎症的疾病。占生殖器结核的50%~80%,病程缓慢,症状不典型,易被忽视,临床检出率低。

病因 常由输卵管结核蔓延而来,感染的主要来源是肺或腹膜结核。

病理特征 多数由输卵管结核后继发感染而来,累及子宫内膜基底层。月经期结核病灶随内膜周期性脱落而排出,但增生的功能层内膜仍会再次感染,致使病程迁延。

病变早期结核分枝杆菌通过两侧子宫角处输卵管开口下行感染子宫内膜,子宫大小、形态无明显变化,随病程进展,出现干酪样坏死及表浅溃疡,子宫内膜层遭破坏,甚至侵入子宫肌层。子宫腔内大量瘢痕形成,致使子宫腔粘连、变形、挛缩。子宫内膜结核结节周围的腺体对性激素的反应不良,表现为持续性子宫内膜增殖期或性激素分泌不足的状态。

临床表现 无特异性表现。

不孕 输卵管内的结核分枝杆菌向子宫腔播散,子宫内膜感染后发生急性渗出性反应,导致子宫内膜炎性增厚、渗出,粟粒样小结节形成,若未及时治疗,功能的子宫内膜被大量破坏,子宫内膜菲薄、苍白、血运差,大面积的纤维组织覆盖子宫腔,严重者可导致子宫腔粘连,子宫内膜容受性下降,阻碍胚胎植入、发育,造成不孕。

月经改变 早期因子宫内膜炎症充血、溃疡形成使月经量增多、月经期延长或出现异常子宫出血;随子宫内膜破坏的加重,持续感染的内膜结核进入慢性纤维化和瘢痕形成期,子宫内膜纤维化,局部瘢痕形成,有功能的内膜面积越来越少,子宫腔粘连变形,致使月经量减少;严重者子宫内膜全部被侵袭破坏,继而出现闭经。

盆腔痛 盆腔炎症和盆腔粘连,出现不同程度的下腹坠痛,月经期腹痛加重。

全身症状 结核病变活动期,可出现发热,表现为午后低热、盗汗、乏力、食欲减退和体重减轻等结核病的一般症状。

妇科双合诊检查子宫正常或稍小,子宫活动度差,附件区明显增厚,有时可触及僵硬呈条索状的输卵管、无明显压痛的包块或结节。

诊断 对子宫内膜结核早诊断、早治疗,有助于保留患者的生育功能。子宫内膜结核大多病程缓慢,大部分患者缺乏结核病的典型症状,常用的X射线检查、子宫输卵管碘对比剂造影、结核菌素试验、B超、CT和磁共振成像(MRI)等检查阳性率较低,故诊断较为困难。常用的辅助检查如下。

病理组织学诊断 刮宫病理检查是诊断子宫内膜结核的金标准。月经前1周或月经来潮6小时内行刮宫术。术前3天及术后4天应每天肌内注射链霉素0.75g及口服异烟肼0.30g,以预防刮宫引起结核病灶扩散。子宫内膜结核多由输卵管蔓延而来,刮宫时应注意刮取子宫角部内膜,并将刮出物送病理检查,在病理切片上找到典型结核结节,即可诊断;

阴性结果并不能排除结核的可能。若有条件应将部分刮出物或分泌物作结核菌培养，必要时重复刮宫2~3次。

影像学检查 包括以下几种。

B超 无创、可重复检查，对诊断子宫内膜结核有一定参考价值。按病理过程和声像图改变，大致分为4型。①回声不均匀型：子宫内膜厚度正常或增厚，三线征消失，内膜蠕动不明显，回声强弱不等（图1），分布不均匀，基底层与子宫肌层分界欠清，彩色多普勒血流显像示子宫内膜层彩色血流信号稀少。②子宫腔粘连型：子宫腔线不清，基底层与周围肌层分界不清，子宫内膜明显变薄，可见多处不规则低回声累及整个子宫腔（图2）。③钙化型：子宫内膜层内可见散在或弥漫分布的点状或团状强回声（图3），两侧子宫角处基底层内膜多见，后方可伴或不伴声影，典型者呈"满天星"征。④混合型。表现为回声不均匀型、子宫腔粘连型、钙化型并存（图4）。

X射线检查 ①胸部、腹部：及时发现肺结核原发病灶，若盆腔X射线检查发现孤立钙化点，提示曾有盆腔淋巴结结核病灶。患者胸、腹部X射线检查提示有结核病灶，生殖器结核或子宫内膜结核的可能性大。②子宫输卵管造影：可发现70%以上的结核。子宫内膜结核的表现分为特异性和非特异性，特异性表现包括T形子宫腔、假单角子宫、小子宫畸形及三叶草样子宫腔等；非特异性表现如子宫内膜炎、子宫腔变形扭曲及对比剂逆流入静脉和淋巴管。结核所致子宫腔改变，轻者表现为子宫内膜炎，重者可见瘢痕形成导致子宫腔变形甚至消失。长期感染后子宫内膜和肌层受到破坏，形成纤维化，子宫腔正常形态消失，子宫输卵管造影术（hysterosalpingography，HSG）可表现为"指套样"外观，仅包含子宫颈部和一小部分残存子宫腔。子宫内膜结核另一种影像表现是形成"领扣样"脓肿，是结核的一种特异性改变（图5）。

宫腔镜检查 宫腔镜可在直视下近距离观察子宫腔，对子宫腔和子宫内膜情况进行准确的评价，并进行定点活检，其诊断效能较刮宫提高很多。宫腔镜检查过程中需灌注膨宫液，活动性结核可能扩散至腹腔，选用宫腔镜检查应谨慎，在检查前需抗结核治疗后进行。子宫内膜结核有结核病的渗出、增生、变质3种基本病理变化，宫腔镜镜下表现分3种：①子宫腔形态、大小正常，见两侧输卵管开口；子宫内膜发红、增厚，局部突起，表面见少量质脆的小颗粒状赘生物，可刮出质脆的内膜组织。②子宫腔大小正常，子宫腔内病灶无正常内膜，被覆一层厚厚的苍白的绒毛状或棉絮状的质脆组织，血管少且无异形血管，病灶下缘呈溃疡状，与正常组织有分界，灌流液中见棉絮状物翻滚，刮出物呈豆渣样。③子宫腔正常形态消失，子宫内膜瘢痕化，子宫腔呈不同程度狭窄。宫腔镜检查为子宫内膜结核的诊断提供依据（图6，图7）。

实验室检查 ①结核菌素试验：阳性表明曾感染过结核分枝杆菌，若强阳性，说明有活动性病灶存在，但不表明病灶部位，阴性结果也不能排除结核病；结核菌培养阳性率不高，耗时长故临床少用。②γ干扰素（interferon-γ，IFN-γ）释放试验：原理是体内曾受到结核分枝杆菌抗原刺

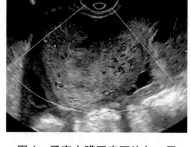

图1 子宫内膜回声不均匀，子宫与周围组织广泛粘连

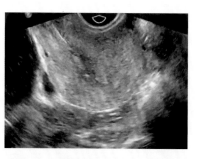

图2 子宫腔线不清，子宫内膜不明显

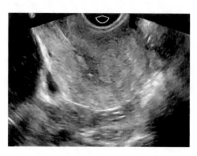

图3 子宫内膜层变薄，内膜及周围肌层散在钙化

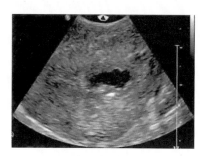

图4 子宫内膜层见钙化灶，子宫腔局部积液

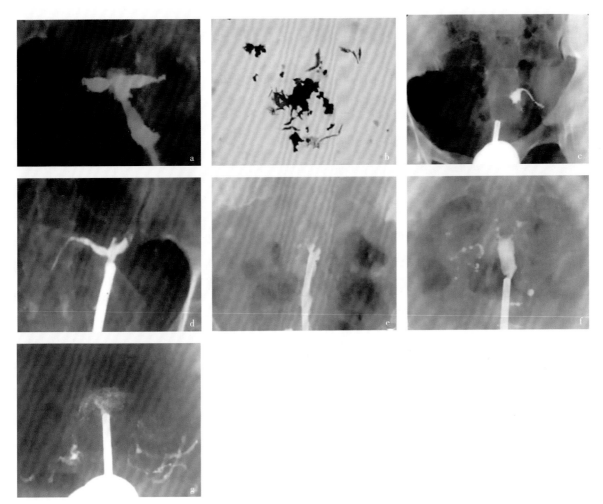

a. HSG 见子宫腔呈三叶草样外观，双侧输卵管未显影，周围血管内见对比剂渗入；b. 子宫内膜刮除活检 400 倍抗酸染色，油镜下可见散在紫红色抗酸染色阳性杆菌；c. 结核性假单角子宫腔 HSG 见部分正常子宫腔显影缺失，子宫腔内大范围充盈缺损，右侧子宫角及右侧输卵管未显影，子宫腔长轴垂直走向，左侧输卵管形态僵硬，峡部阻塞；d. HSG 见子宫腔正常形态消失，腔壁僵硬，子宫底窦道形成，双侧输卵管阻塞；e. 子宫内膜结核合并输卵管结核，HSG 见子宫腔呈指套样改变，双侧输卵管阻塞；f. HSG 见子宫腔正常形态消失，于子宫腔广泛粘连形成"指套样"外观，双侧子宫角及输卵开口未见，双侧输卵管阻塞，部分对比剂渗入周围间质；g. HSG 提示子宫腔输卵管正常形态轮廓消失，相当子宫腔及双侧输卵管区域大量对比剂渗入。

图 5　子宫内膜结核

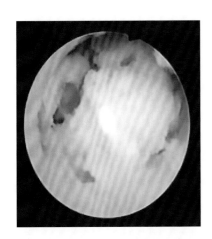

图 6　子宫腔内充满大量干酪样黄白色组织，质软

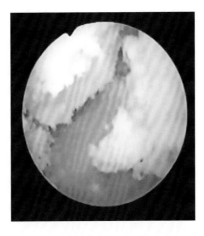

图 7　子宫腔内充满大量干酪样黄白色组织，质软，仅见局部子宫底内膜组织

激而致敏的 T 淋巴细胞再次遇到同类抗原时能产生 IFN-γ，可通过检测 IFN-γ 浓度或从单细胞水平检测分泌 IFN-γ 细胞数目来诊断肺结核及肺外结核，具有很高的灵敏度和特异度。

治疗　抗结核药物治疗为主，手术、支持治疗为辅的原则。

抗结核药物全身治疗　抗结核药物对 90% 的女性生殖器结核有效，是首选治疗方法。药物治疗应严格遵循早期、联合、规律、适量和全程的原则。选用异烟肼（isoniazid H）、利福平（rifampicin

R）、吡嗪酰胺（pyrazinamie Z）和乙胺丁醇（ethambutol E）联合治疗 6～9 个月。2010 年，世界卫生组织（WHO）结核病诊疗指南指出生殖器结核的抗结核药物的选择、用法、疗程参考肺结核病。常用的治疗方案：①强化期 2 个月，每天异烟肼、利福平、吡嗪酰胺及乙胺丁醇 4 种药物联合应用，后 4 个月巩固期每天连续应用异烟肼、利福平（简称 2HRZE/4HR）；或巩固期每周 3 次间歇应用异烟肼、利福平（2HRZE/4H3R3）。②强化期每天异烟肼、利福平、吡嗪酰胺、乙胺丁醇 4 种药联合应用 2 个月，巩固期每天应用异烟肼、利福平、乙胺丁醇连续 4 个月（2HRZE/4HRE）；或巩固期每周 3 次应用异烟肼、利福平、乙胺丁醇连续 4 个月（2HRZE/4H3R3E3）。第一个方案可用于初次治疗的患者，第二个方案多用于治疗失败或复发的患者。

手术治疗 手术方式如下。

宫腔镜手术 子宫内膜结核大多数经血行感染。非月经期可经输卵管至子宫内膜基底层；月经期随月经血可引起子宫内膜重复感染，持续反复的内膜结核可致子宫腔内瘢痕形成、有效内膜面积缩小，导致月经量减少、子宫腔粘连变形及阿谢曼综合征，严重者内膜被完全破坏，瘢痕广泛形成，子宫腔被鳞状上皮覆盖，出现闭经。宫腔镜在诊断子宫内膜结核的同时可对子宫腔粘连进行分离手术，恢复子宫腔正常形态，促进子宫内膜修复，增加月经量，提高妊娠率。

腹腔镜手术 子宫内膜结核常为继发感染，与原发病灶共存，出现以下情况时考虑手术治疗：①盆腔包块经药物治疗后缩小，但不能完全消退。②治疗无效或治疗后又反复发作者，或难以与盆腔、腹腔恶性肿瘤鉴别者。③盆腔结核形成较大的包块或较大的包裹性积液者。④子宫内膜结核严重，子宫内膜破坏广泛，药物治疗无效者。手术范围依据患者的年龄及病灶范围而定，年龄大的患者手术以全子宫及双侧附件切除为主，年轻患者应尽量保留卵巢功能。

介入治疗 子宫内膜结核经抗结核药物治疗难以治愈的盆腔包裹性结核病灶，可考虑介入治疗，超声引导下穿刺、抽吸、局部注射抗结核药物。

辅助生殖技术 子宫内膜结核患者多为年轻女性，对生育要求强烈，子宫内膜结核经药物治疗有一定的疗效，但自然妊娠成功率低，常需借助辅助生殖技术获得妊娠。体外受精-胚胎移植可能是结核性不孕症患者唯一现实妊娠的选择。

支持治疗 急性患者至少休息 3 个月，慢性患者可从事部分工作和学习，但要注意劳逸结合，加强营养，适当参加体育锻炼，增强体质。

（陈飞 李芳）

nǚxìng xìnggōngnéng zhàng'ài
女性性功能障碍（female sexual dysfunction）

性欲降低、性唤起障碍、不能达到性高潮或性交痛等引起女性痛苦的性问题。可从第一次性生活开始即存在，也可能在一段正常的性生活后出现。全世界约 40% 的女性存在性方面的问题，约 12% 的女性因性问题而感到苦恼或因此影响到其人际关系。临床医师在患者每次就诊时应关注性功能问题，但女性的大部分性问题并未被认识和治疗。

病因和发病机制 了解女性性反应周期有助于评估和治疗性功能障碍，关于女性性反应周期的描述包括性欲、性唤起（性兴奋）、性高潮和性消退 4 个阶段。很多女性的问题可能涉及性反应的多个方面，任何严重的疾病均可损害性功能，不仅来自疾病本身，还包括疾病对身体和心理健康造成的影响。主要有以下几方面。

内分泌 围绝经期和绝经后雌激素水平下降与性功能变化存在关联，主要源自雌激素过低对外阴、阴道组织和盆底产生的影响。激素改变引起血管舒缩症状也可能导致不适或睡眠障碍，从而影响性功能。雌二醇水平下降与阴道干涩和性交痛相关。手术绝经降低了雌激素水平。与自然绝经相比，手术绝经相关的性功能损害可能更大；手术绝经与性高潮障碍相关，自然绝经无此影响；手术绝经后的性唤起减退也比自然绝经后更严重。

伴侣关系 情感和心理苦恼、对性和伴侣满意度较低及一般健康状况（包括精神和躯体健康）减退均可能造成性欲低下。与性功能相关性最强的因素包括伴侣关系，而最常见的是阴茎勃起功能障碍影响女性的性体验。性或身体虐待史是出现性问题的重要危险因素。儿童期和成年期虐待会使女性发生性功能障碍的风险翻倍。

疲劳和压力 对女性的性欲影响较大。压力可能来自家庭、工作或疾病问题（包括心血管病、贫血、慢性阻塞性肺疾病或抑郁）。生育后，除身体的变化，满足婴儿的需求带来的疲劳也会显著降低女性的性兴趣。

精神障碍及其药物应用 精

神病是性功能障碍的危险因素，而抑郁和焦虑均与性问题有显著关联性。以下精神药物与性功能障碍相关：①5-羟色胺选择性重摄取抑制剂（serotonin-selective reuptake inhibitor，SSRI）可导致女性性欲低下和性高潮障碍。②多巴胺在性功能中发挥中枢性神经递质的作用，而抗精神病药物可抑制多巴胺，从而导致女性的性功能障碍；也可能是药物导致催乳素升高，造成性腺功能抑制，从而损害性功能。③苯二氮䓬类药物可引起性功能障碍，尤其是性欲减退。

妇科因素 ①妊娠与分娩：性功能在妊娠期减退，分娩后通常也会受到影响。婴儿的出生会给母亲带来极度的疲劳与压力，也会对夫妻造成压力。分娩后性功能障碍的病因包含多因素，不仅由解剖结构和激素改变引起，较常见的问题包括性欲低下和性交痛。与生育一样，不孕同样是引发性问题的一个危险因素。不孕不育的诊断与治疗常可引起性方面的问题，在女性中更常见。②盆腔器官脱垂和尿失禁：尿失禁与性问题显著相关。相比仅有盆腔器官脱垂或尿失禁的女性，同时存在这两种情况的患者性功能障碍的发生率似乎更高。③子宫内膜异位症：深部性交痛是子宫内膜异位症的主要症状之一，可能对性功能有负面影响。④子宫肌瘤：可能会出现深部性交痛。肌瘤引起的大量不规律出血及贫血和乏力也可能损害性功能。

其他疾病 ①糖尿病：对女性性功能的影响尚不明确。②甲状腺功能亢进（简称甲亢）：显性甲亢患者发生性功能障碍（性唤起减弱、润滑度降低、性高潮减少及性满意度降低）的风险是一般人群的2倍。③高催乳素血症：会降低性欲、性唤起、润滑度、性高潮和性满意度的评分。④高血压：可能是性功能障碍的危险因素。⑤神经系统疾病：多发性硬化和帕金森病女性患者也可出现性功能障碍，并且程度与病情轻重相关。62%的晚期多发性硬化女性患者存在生殖器区域感觉障碍。癫痫女性也会出现性功能障碍，特别是使用抗癫痫药拉莫三嗪、加巴喷丁和托吡酯的患者。⑥慢性肾病：慢性肾病和透析均与性功能障碍相关。利尿治疗可能是患者存在合并症的标志。⑦癌症：患者可能会在治疗期间或治疗后发生性功能障碍。进行盆腔或乳腺手术或放疗的患者，或化疗诱发卵巢早衰的患者，发生性功能障碍的风险尤其高。女性癌症患者中与性功能障碍相关的因素还包括治疗引起的乏力、反应性抑郁和焦虑、不孕造成的痛苦，以及乳腺或盆腔器官手术后的体像改变。⑧辅助内分泌治疗可能会产生影响性功能的不良反应。与他莫昔芬治疗者相比，使用芳香化酶抑制剂治疗的女性性兴趣低下、润滑不足、对性生活不满意更明显。

其他情况 ①肥胖和体像问题可损害女性性功能。根据女性性功能指数评估，肥胖女性在接受减肥手术后性功能会显著改善。②物质滥用：尼古丁可能会抑制女性的性唤起。乙醇和阿片类物质滥用均可导致促性腺激素水平低下状态，从而损害性功能。物质滥用还常导致精神和身体健康状况不佳、人际关系破裂、社会地位低下和财务状况不稳定，都会对性功能产生负面影响。

临床表现 性欲缺乏、性唤起障碍、不能达到性高潮或性行为中伴随疼痛。许多女性在性行为中，各阶段的出现顺序是可变的，也可能重合、重复或缺失，女性对性体验的主观满意可能并不需要具备所有性反应阶段，因此女性性功能障碍的表现存在明显的个体差异。

诊断 根据病史和性生活史是否符合诊断标准来确定。美国精神病协会（American Psychiatric Association，APA）关于性功能障碍的指南要求性问题须是反复出现或持续存在，且导致个人苦恼或人际关系困难，才能诊断为性功能障碍。症状必须存在至少6个月，并且无法用其他诊断解释（如抑郁）。主要包括以下几点。

女性性兴趣/性唤起障碍 至少有以下3项表现：①对性行为缺乏兴趣或兴趣降低。②性想法或性幻想缺乏或减少。③主动发起性行为的次数减少或没有，通常不响应伴侣的性生活要求。④在几乎所有的性行为中（75%～100%），性兴奋/性快感缺失或减少。⑤有任何内在或外在的性刺激（如书面、言语、视觉刺激）时，性兴趣/性唤起缺乏或减少。⑥在几乎所有性行为中（75%～100%），生殖器或非生殖器感觉缺失/减弱（在特定情况下，如果是泛发性的则在所有情况下）。

女性性高潮障碍 存在以下两种症状中的任意一种，且出现于几乎所有性行为中：①性高潮显著延迟、频率减少或缺乏。②性高潮的强度明显降低。

生殖器-盆腔疼痛/插入障碍 反复或持续发生下述一种或多种困难：①性交时插入阴道困难。②阴道性交或尝试插入时出现明显的外阴、阴道或盆腔疼痛。③插入阴道前、插入过程中或插

入后，女性对外阴、阴道或盆腔疼痛产生明显的畏惧或焦虑情绪。④尝试插入阴道时盆底肌明显紧张或紧缩。

物质/药物诱发功能障碍 通过病史、体格检查或实验室检查结果可证明存在物质/药物诱发的性功能障碍：①物质中毒或戒断期间或之后不久，或使用某种药物后，发生性功能显著损害。②涉及的药物/物质能够产生性欲缺乏、性唤起障碍、不能达到性高潮或性行为中伴随疼痛等症状。③不能由非物质/药物诱发的性功能障碍更好地解释。④性功能障碍不止发生于谵妄期间。

其他特定的性功能障碍 具有典型性功能障碍症状，但不完全符合性功能障碍诊断类别中任意一种障碍的标准，如性厌恶。

缺乏自发性欲不一定属于异常。评估女性性功能障碍包括获取病史和性生活史。盆腔检查对诊断性交疼痛障碍和发现性相关问题可能的致病因素和相关疾病有重要作用。只有在评估相关疾病时才需进行相应的实验室检查和影像学检查，具体根据病史或体格检查决定。不应根据性激素水平确定性问题的原因。

治疗 女性性功能障碍为多因素，常是几种不同病因的共同作用。仔细评估和运用现有疗法可改善许多女性的性功能。治疗前，先评估女性性问题的范围及与其问题相关的身体、心理和伴侣关系因素；了解患者的治疗目标。治疗方法包括改变生活方式、咨询、理疗、药物等。

常用措施 ①患者咨询：性问题在女性中常见，且可采用有效的治疗干预，鼓励患者参与治疗计划的制订。使患者知晓决定性生活满意度的首要因素是身心健康状况及与性伴侣关系的质量，采取改变生活方式的措施可改善躯体和情感健康状况、减轻疲劳和压力，使伴侣关系更紧密，从而改善性功能。②解决伴侣问题：包括对有性功能障碍的伴侣给予治疗。对有性功能障碍的女性应让其伴侣参与治疗，制订共同目标与期待，改善伴侣沟通及解决伴侣关系问题。③相关疾病的治疗：治疗基础疾病时，通过调整治疗方案尽可能减小性方面不良反应，改善性问题。抑郁女性因使用 SSRI 出现性欲低下或无性高潮时，可换另一类抗抑郁药来消除这些不良反应。④使用多学科和多模式方法：常需专科医师、心理治疗师、性治疗师和理疗师解决特定方面的问题。⑤理疗：可有效治疗刺激性盆底肌张力过高。通过对盆底、大腿和腹部肌肉实施肌筋膜松弛以降低肌张力，联合生物反馈，应用脱敏技术使女性能够控制肌肉紧张度/松弛度。⑥其他疗法：包括性治疗、渐进性放松、性感集中、肌电图和催眠治疗。对外阴疼痛综合征的女性识别并避免刺激物，以及有效治疗尿（便）失禁，可减轻疼痛。

药物治疗 女性满足性功能障碍诊断标准，且已证明非药物干预无效时，考虑使用药物治疗，常用药物如下。

雄激素 可将血清浓度升高至正常上限，改善性功能，安全性和有效性有待考证，尚无雄激素疗法被美国食品药品监督管理局批准用于治疗女性性功能障碍。绝经后女性应用 300μg/d 的睾酮透皮贴可改善性欲、性反应性、性高潮和性满意度。不良反应主要包括：多毛和痤疮，通常为轻度；治疗后血清高密度脂蛋白浓度略有下降，非口服给药不影响血脂；大多数雄激素可经芳香化作用转化为雌激素，会增加雌激素水平刺激子宫内膜及乳腺。开始行雄激素治疗前应先确认血脂和肝功能是否正常，开始治疗后约 6 个月应重新评估，此后每年评估 1 次。接受雄激素治疗的女性应每年检查 1 次乳腺钼靶或乳腺超声。

雌激素 尽管证据不支持全身性绝经激素治疗（menopausal hormone therapy，MHT）对治疗性问题的作用，但如果既往性生活满意的女性因性问题就诊，同时伴有潮热、盗汗、睡眠中断及其所致的疲劳，给予 MHT 治疗围绝经期症状可能改善性功能问题。可采用的药物包括：①替勃龙。一种合成的类固醇，代谢产物兼具雌激素、孕激素和雄激素的特性。替勃龙治疗绝经后女性的性功能障碍比雌激素/孕激素更有效。②5-羟色胺类药物或多巴胺类药物。氟班色林是作用于中枢的 5-羟色胺激动剂/拮抗剂，可使特定脑区出现 5-羟色胺一过性降低及多巴胺和去甲肾上腺素升高。性欲低下造成心理痛苦的绝经前女性每天使用氟班色林可轻度增加女性发生满意性行为的频率和性欲。但有嗜睡、头晕等常见不良反应，并且与乙醇或某些药物（如氟康唑、抗抑郁药）联用可能存在安全风险，如变态反应。③安非他酮。女性性功能障碍尝试非药物治疗无效后可选用安非他酮。安非他酮作用于神经中枢，作用机制类似氟班色林。安非他酮安全性较高。清晨用药，并观察女性有无焦虑增加、失眠和高血压。④丁螺环酮。通常作为抗焦虑药，也有助于治疗性欲下降。⑤西地那非。SSRI 相关性功能障碍的绝经前女性，采用西地那非对其性唤起和性高潮有积极作用。⑥注射 A 型肉毒毒素。可用于女性盆腔的肌筋膜疼痛综合征的治疗。

（陈飞 任常）

yīndào jìngluán

阴道痉挛（vaginismus） 在没有生殖器异常的女性中，阴道外口周围肌肉不自主痉挛收缩，阻碍性交及其他需要插入阴道的活动（包括妇科检查）的疾病。

病因 尚未明确，主要为心理因素引起，与性禁锢、过分保守的性教育、初夜疼痛、宗教守贞教育等性观念，以及阴道太小、阴茎太大、会撕裂和会患病等错误的性知识有关。

分类 临床将阴道痉挛分原发性和继发性：初次性交便发生阴道痉挛者，称原发性阴道痉挛；曾经性交成功，后来才发生阴道痉挛者，称继发性阴道痉挛。根据阴道痉挛发生机遇划分，分完全性和情境性两类：任何环境下性交均发生阴道痉挛者，称完全性阴道痉挛；环境改变后性交发生阴道痉挛者，称情境性阴道痉挛。

按阴道痉挛的严重程度分 4 度。Ⅰ度痉挛：痉挛的发生仅限于会阴部肌肉和肛提肌肌群；Ⅱ度痉挛：痉挛发生涉及整个骨盆的肌群；Ⅲ度痉挛：除上述肌肉痉挛，臀部肌肉也会发生不随意痉挛，整个臀部不自主地抬起；Ⅳ度痉挛：除上述肌肉痉挛，躯干四肢的肌肉也不随意痉挛，如双腿内收、极力后撤身体等。

诊断 结合女性性功能问卷（female sexual function index，FSFI）和阴道插入认知问卷（vaginal penet-ration cognition question-naire，VPCQ），客观地获得患者阴道插入的心理评估情况。需排除医源性引起的性交疼痛，如生殖道疱疹病毒的感染，外阴、阴道尖锐湿疣等可能引起外阴疼痛和阴道前庭疼痛的生理性疾病；评估患者是否可接受妇科检查。

妇科检查：仅少数阴道痉挛患者可接受妇科检查，大多数无法配合检查。麻醉情况下，对患者进行妇科检查，除外阴道畸形、处女膜肥厚等，麻醉的原因不能诱导患者阴道痉挛，无法判断盆底肌肉痉挛收缩的程度。阴道痉挛患者妇科检查的目的不同于其他患者，除排除患者生理、心理因素，阴道痉挛的严重程度也只是客观体现。根据妇科检查情况，阴道痉挛患者分 5 级：1 级，可放松地接受妇科检查。2 级，不能放松地接受妇科检查。3 级，臀部抬离妇科检查床；抗拒继续进行妇科检查。4 级，臀部抬离妇科检查床；两腿夹紧；明显抗拒继续进行妇科检查。5 级，除 4 级表现，再合并以下一项内容，面色苍白、血压升高、出汗、颤抖、尖叫、歇斯底里、跳下妇科检查床、意识障碍、恶心、呕吐及攻击检查者。

鉴别诊断 性交疼痛分性交困难和阴道痉挛两大类。性交困难指复发性或持续性与性交相关的生殖器疼痛排除由缺乏润滑剂或阴道痉挛所致疼痛，导致生殖器难相互交接的现象。阴道痉挛为复发性或持续的无意识的阴道肌肉痉挛妨碍性交，二者可独立存在，亦可同时存在互为因果关系。

治疗 生殖器官畸形或其他疾病引起的阴道痉挛，消除病因，阴道痉挛自然会缓解；女性生殖器官完全正常，阴道痉挛主要是心理因素或性交操作不当所致，需加强性知识的学习，给予咨询指导，必要时行阴道扩张治疗、（非）生物反馈物理治疗、性治疗、心理治疗、催眠治疗及认知行为治疗等。

阴道扩张治疗 阴道扩张器治疗的确切效果并没有被证实，被认为对患者生理、心理原因造成的性交恐惧有一定的治疗作用。具体治疗方法：根据直径从小到大分 1~6 号。从小号阴道扩张器开始，患者如将其在阴道内放置一晚，第二天即可增加一号直至到最大号。阴道扩张治疗患者的依从性差。

（非）生物反馈物理治疗 电刺激治疗是应用最广泛的治疗方法，主要是在生物反馈信号的提示下，通过采用电刺激使盆底肌纤维兴奋性，促进肌肉、神经功能恢复。

性咨询 可提高伴侣之间的沟通能力，减轻焦虑抑郁状态。对因阴道痉挛引起的伴侣之间的性不和谐问题有重要作用。

A 型肉毒毒素治疗 对中度到重度的阴道痉挛有一定疗效。

心理治疗和催眠治疗 目的是减轻阴道痉挛引起的焦虑情绪，特别是对曾遭受性侵害的女性。

预后 阴道痉挛是女性性功能障碍之一，通过对该病的正确认识，夫妻双方密切配合，在医师的指导和帮助下是可恢复正常。

（陈飞 李芳）

yuányīnbùmíngxìng bùyùn

原因不明性不孕（unexplained infertility，UI） 夫妻在标准检测（如排卵、输卵管通畅度和精液参数检测）正常时至少 1 年不能妊娠，未查出与不孕有关原因的现象。

病因 原因不明性不孕是一种生育能力低下的状态，可能同时存在其他输卵管功能问题、免疫问题或排卵异常、卵母细胞发育异常或受精异常、胚胎植入障碍等，有时心理上存在某种障碍也可造成不孕。UI 的诊断不明确，标准一直存在争议，发病率占不孕症的 30% 左右。

诊断　应结合病史、临床表现、体格检查和辅助检查确诊。

诊断标准　原因不明性不孕是诊断性术语，同时满足以下 4 个标准：正常规律性生活超过 1 年未妊娠；排卵监测有排卵的证据；输卵管通畅度检查（输卵管造影或腹腔镜检查）无盆腔输卵管异常的证据；男性精液的分析指标在正常范围。男女体格检查和专科检查没有发现与不孕有关的阳性体征。

辅助检查　包括以下几方面。

男性不育评估　通过病史采集、体格检查及精液分析来评估男性生育能力。①病史：包括婚育史，是否有隐睾症，是否有性功能障碍，是否有内外科病史，是否使用药物、烟草、乙醇或毒品等。体检时重点检查外生殖器，注意发育情况，是否存在炎症、畸形或瘢痕、精索静脉曲张或输精管缺如等。②精液分析：包括精液量、精液液化程度、精子密度、精子活动力、精子畸形率、精液 pH 和精子成活率等，判断男性精液是否正常，精液检查一般需进行 ≥2 次，确保检测结果的可靠性，结果评价参考《世界卫生组织人类精液检查与处理实验室手册》标准。

女性排卵检查　月经规律的女性大多有自然排卵，临床常用的评估排卵的方法包括尿黄体生成素检测、黄体中期血清孕酮水平测定、B 超监测排卵等。首选经阴道超声监测。

输卵管通畅度检查　可选择子宫输卵管造影术，包括 X 射线下造影术和超声下造影术。X 射线下造影术可能会有一定量 X 射线辐射，但拍片成像清晰，能对输卵管通畅度和子宫形态作出更准确的判断；超声下造影术避免了 X 射线辐射，对结果的判断没有 X 射线下成片准确性高。两种造影技术的诊断准确性不能完全确定，只呈现出输卵管腔是否通畅、伞端是否有粘连，对输卵管周围粘连及输卵管功能的诊断有待提高。宫腔镜下的输卵管插管术对诊断子宫腔状态，是否有子宫内膜息肉、子宫粘连、子宫炎症及子宫黏膜下肌瘤等有一定作用，对输卵管通畅度的诊断准确性欠佳。

子宫内膜容受性的检查　首选超声检查，尤其是排卵期，有助于判断子宫内膜厚度、形态、内膜下血流等。怀疑有子宫内的病变需要确诊时，采用宫腔镜检查，通过镜下肉眼所观及子宫内膜活检组织的病理检查结果进行诊断。

腹腔镜检查　判断输卵管通畅度的金标准，直视下检查腔内情况，观察输卵管结构是否异常如输卵管周围及伞端是否粘连等。既往合并盆腔炎性疾病、异位妊娠、子宫内膜异位症等的女性，可行诊断性腹腔镜评估检查。腹腔镜的有创性和费用高，临床应用也一直有争议，为明确 UI 的病因，对所有的 UI 女性进行腹腔镜检查，有可能导致过度检查，给患者带来不必要的身心创伤和经济负担，是否能够增加患者的生育机会仍有争议。

治疗　遵循个体化原则，根据 UI 夫妻年龄、不孕年限、治疗史、治疗效果、生育需求的迫切性及治疗成本等因素制订合适的治疗方案。UI 的治疗包括期待治疗、药物治疗（促排卵、调整异常的激素水平等）、手术治疗（宫腔镜、腹腔镜手术）及子宫腔内人工授精和体外受精－胚胎移植（in vitro fertilization-embryo transfer，IVF-ET）等辅助生殖技术治疗。

期待治疗　年龄 <35 岁，不孕年限 <2 年的患者，无卵巢功能减退者，可选择期待治疗 6~12 个月。卵巢功能欠佳、合并男性因素不育、年龄较大、不孕年限较长的患者，建议积极进行后续治疗，以免耽误妊娠时机。

药物治疗　目的是调整异常的激素水平及促排卵等。口服促排卵药物联合促性腺激素进行诱导排卵。单纯口服药物促排卵与期待治疗相比，并不能提高活产率。联合使用促性腺激素能有效提高活产率。经过 3~4 个周期的诱导排卵治疗仍不能妊娠的，积极手术治疗。

手术治疗　宫腹腔镜检查是 UI 判断的最后手段，如怀疑子宫内膜异位症，或有盆腔粘连危险因素的 UI 患者应考虑行宫腹腔镜检查和治疗，可增加患者妊娠机会。要考虑患者年龄、卵巢功能、是否合并男方因素等，必要时可跳过子宫输卵管造影，直接进行宫腹腔镜检查，以免耽误妊娠时机。

宫腔内人工授精　UI 患者是否一定要进行子宫腔内人工授精治疗尚存争议，特别是年龄 >40 岁的患者，进行子宫腔内人工授精成功率低（活产率 <5%），有可能延误妊娠时机。

IVF-ET　多数 UI 患者的最终治疗手段，需注意多胎妊娠、卵巢过度刺激综合征等并发症。年龄 <35 岁的患者经期待治疗 6 个

月及子宫腔内人工授精治疗3~4个周期仍未妊娠可考虑行IVF-ET辅助生殖；年龄35~39岁，不孕年限较长（>2年）的患者也可考虑直接行IVF-ET辅助生殖；年龄>40岁或卵巢储备功能减退的UI患者，建议直接行IVF-ET辅助生殖。

（李 媛）

miǎnyìxìng bùyùn
免疫性不孕（immune infertility）

因免疫性因素而导致的不孕。免疫性不孕症占不孕症患者的10%~30%，包括同种免疫、自身免疫。

临床上最多见是抗精子抗体所导致的免疫性不孕。女性生殖道炎症，使局部渗出增加，免疫相关细胞进入生殖道，同时生殖道黏膜渗透性改变，增强了精子抗原的吸收，且细菌、病毒等感染因子又可能作为天然佐剂，增强机体对精子抗原的免疫反应，生殖道局部及血清中出现抗精子抗体影响精子活力，干扰阻碍受精而导致不孕。

（严 肃）

nǚxìng búyùnzhèng pínggū
女性不孕症评估（evaluation of female infertility）

对女性不孕症患者进行的评估。发生于育龄期女性，有正常性生活未采取任何避孕措施，性生活1年未妊娠者，称不孕症。不孕症分原发不孕和继发不孕，从未有过妊娠史为原发不孕；既往有过妊娠史为继发不孕。

不孕因素包括：①排卵障碍：功能紊乱或器质性病变引起不排卵、染色体异常、卵巢不敏感综合征等。可通过基础体温（basal body temperature，BBT）、B超监测排卵、激素水平测定等进行排卵监测。②输卵管因素：输卵管炎症、阻塞、内膜受损、周围粘连，影响纤毛运动及输卵管蠕动功能，干扰精子与卵母细胞的结合和运送。可通过输卵管通液术、子宫输卵管造影、宫/腹腔镜下输卵管通液术等行输卵管通畅度的检查。③子宫因素：子宫发育不良、子宫内膜病变、子宫腔粘连、子宫黏膜下肌瘤、子宫内膜分泌反应不良等均可影响胚胎植入。可通过妇科检查、妇科彩超、子宫内膜活检、宫腔镜检查和子宫内膜容受性检查等排查子宫性不孕因素。④子宫颈因素：子宫颈炎症分泌物，不利于精子的生存、活动和穿过宫颈黏液；子宫颈畸形、粘连、狭窄、息肉、肌瘤和过度倾曲等影响精子通过。可通过妇科检查、妇科彩超、宫腔镜检查、子宫颈分泌物培养等排查子宫颈性不孕因素。⑤阴道和外阴因素：严重阴道炎分泌物中大量白细胞可能吞噬精子，消耗精液中的能量物质，降低精子活动力，缩短其生存时间，影响受精能力。外阴先天性发育异常（如处女膜闭锁、阴道横隔、先天性无阴道）导致精子不能与卵母细胞相遇。可通过妇科检查、妇科彩超、白带常规和阴道分泌物培养等排查阴道、外阴性不孕因素。⑥免疫因素在不孕症中的作用尚存争议，抗精子抗体、抗磷脂综合征指标、风湿免疫指标等与反复流产似乎有一定关联，但与不孕症关系的证据尚不充分。⑦与男性有关的女性因素：夫妻缺乏性生活知识、对不孕过分焦虑、紧张等。应对缺乏性生活知识或过度紧张焦虑的夫妻进行宣教及科普，为其答疑解惑，帮助其缓解焦虑、紧张等不利于妊娠的情绪及压力。

不孕症的评估需按照不同的病因进行初筛（图1）。

（赵晓苗）

jīchǔ tǐwēn
基础体温（basal body temperature，BBT）

人体处在清醒而又非常安静，不受肌肉活动、精神紧张、食物及环境温度等因素影响的基础状态下测量的口腔温度。通常在早晨起床前测定。采用体温表口腔动态测量和记录1个月经周期的基础体温变化，可间接反应女性的排卵情况。正常生育年龄的女性，基础体温月经期后稍低，排卵当天更低，排卵

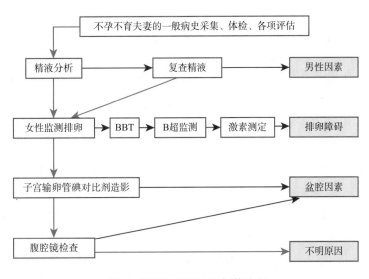

图1　不孕不育症病因初筛流程

后血清中的孕酮水平可刺激下丘脑的体温中枢，使基础体温升高0.3～0.5℃；行经前孕酮分泌下降，体温也随即下降，至下次排卵期后又上升，称双相曲线；无排卵者体温不升高，称单相曲线。双相型体温变化提示该周期可能发生排卵，正常排卵的女性体温升高应持续12～14天，过短表示黄体发育不全。一般体温上升在排卵后，黄体生成素（luteinizing hormone，LH）峰后2天，孕酮>4ng/ml可使体温升高；少数有排卵者BBT呈单相型。

1个周期的基础体温测定不能作为本周期排卵的预测，不能作为黄体功能不足的诊断依据，也不能确诊未破卵泡黄素化综合征。一般2个以上周期的基础体温测定才能评估排卵的发生。推荐配合其他排卵监测方法同时进行，如经阴道超声行卵巢基础状态测定和动态排卵监测。整个周期中如有发热或其他疾病应作记录以免影响准确性；一般连续测3～6个月。

适用年轻、试孕阶段、月经不调的不孕不育女性，作为自行初步检测排卵是否正常；月经异常女性用于评估有无排卵及黄体功能的一种初筛方法；有利于安全期避孕。方法和步骤：月经干净后，每晚睡前将体温计水银柱甩落至35℃以下，作好准备，晨起活动前口测体温5分钟，数值逐日记录并连成曲线。

（赵晓苗）

shūluǎnguǎn tōngchàng shìyàn

输卵管通畅试验（tubal patency test）

使用生理盐水经子宫颈注入子宫腔及输卵管，用于检查输卵管通畅度，以及治疗输卵管轻微阻塞、通而不畅的方法。按照操作方法及准确度的不同，输卵管通畅试验分为输卵管通液术、子宫输卵管造影、宫腔镜下输卵管通液术和腹腔镜下输卵管通液术。输卵管通液术简便，可提供输卵管是否通畅的初步诊断，但有假阳性或假阴性的可能，对怀疑有盆腔粘连的女性，输卵管通液术可能导致误诊，应及时行子宫输卵管造影或腹腔镜下输卵管通液术以确诊，并进行盆腔粘连松解术以利于妊娠。

输卵管通液术 通过导管向子宫腔内注入液体（如生理盐水、苯酚红溶液、亚甲蓝溶液等），根据注入液体的阻力大小、有无回流及注入液体量和患者感觉等判断输卵管是否通畅的手术。

适应证 原发或继发不孕，疑有输卵管阻塞者；输卵管造口或吻合术后，避免输卵管粘连，检查是否通畅；一侧输卵管妊娠手术后检查对侧是否通畅。

禁忌证 急性或亚急性阴道炎，盆腔炎；月经期，子宫或子宫颈出血者；各种原因的发热；有严重心肺疾病。

术前检查 妇科检查排除盆腔炎及妊娠；排除阴道滴虫炎或外阴阴道假丝酵母菌病。

手术时间 一般月经干净后3～7天。

操作方法 ①排尿后，取膀胱截石位，外阴常规消毒，铺巾，行阴道检查，了解子宫位置及大小。②窥器暴露子宫颈，用1：1000新洁尔灭消毒阴道及宫颈后，宫颈钳夹住子宫颈前唇。③将已吸好生理盐水（消毒）的20ml的注射器连接通水头，通水头前端伸入宫颈管或用（双腔管）宫颈钳向外牵拉宫颈管缓慢推注生理盐水，如可顺利推入20ml则输卵管通畅；注入4～5ml时即有阻力，同时患者感到轻微下腹胀痛，经休息后能将液体注完，表示输卵管痉挛，属通而不畅；注入4～5ml时即有阻力，同时患者感到下腹胀痛，经休息后仍不能将剩余液体注完，表示输卵管不通畅。④术后取出通水头或双腔管、宫颈钳、窥器。

注意事项 ①通水头或双腔管通畅才能使用。②注射液最好加温后用，以免过冷导致输卵管痉挛。③术前半小时必要时可肌内注射阿托品0.5mg。④注入液体时，注意子宫颈与通水管之间是否有漏液。

宫腔镜下输卵管通液术 宫腔镜直视下进行的输卵管通液术。一般月经干净3～5天后开始，隔天1次，排卵期前结束疗程，4～6次为1疗程。

适应证、禁忌证、术前检查和手术时间 同输卵管通液术。

操作方法 以5%葡萄糖液作为膨宫介质，宫腔镜直视下找到输卵管口，将外径1.4mm医用塑料导管插入输卵管口内2～3mm，先注入亚甲蓝液，推注阻力大小和有无染液向子宫腔内回流，判断输卵管通畅程度。然后注入药液（生理盐水10～20ml+庆大霉素8万单位+地塞米松5mg+透明质酸酶1500单位）进行通畅试验。出现一过性肛门坠胀感表明药液流入盆腔。通液结果应达到双侧输卵管完全通畅，否则有可能增加异位妊娠发生的风险。输卵管口位于子宫角侧壁者，最好采用特制的前段具有弹性、弧形弯曲、软硬适度的通液导管，以便导管插入时与输卵管间质部内腔行经方向尽量保持同轴。

宫腔镜下输卵管通液术对轻度粘连输卵管起疏通作用，同时有局部消炎作用。宫腔镜检查还能发现引起不孕或复发性流产的子宫内异常或病变，发现造成子宫输卵管阻塞的原因，如子宫角或输卵管间质部近段息肉粘连等。宫腔镜下输卵管通畅的可能征象为：漏斗型（同平坦型比较）子宫角区、输卵管口节律性收缩、子宫腔内灌注压力>70mmHg时膨宫介质流入盆腔，标准液体流速为25~50ml/min等。

较腹腔镜下输卵管通液术而言，宫腔镜下输卵管通液术有较大的盲目性，难以对输卵管形态、功能作出较为正确的判断。操作方法简单、易行，有一定的效果，是治疗输卵管梗阻的一种方法。

腹腔镜下输卵管通液术 见腹腔镜检查。

（赵晓苗）

zǐgōng shūluǎnguǎn zàoyǐng

子宫输卵管造影（hysteron salpingography，HSG）

通过子宫颈管向子宫腔内注入对比剂，使子宫腔显影，观察子宫及输卵管管腔解剖结构和功能的造影检查方法。是筛查输卵管通畅度的首选方式。常用方法包括经X射线子宫输卵管造影和经超声子宫输卵管造影。

经X射线子宫输卵管造影 在月经、短效避孕药使用周期或无排卵周期阴道流血干净后3~7天内，在X射线荧屏监测下进行。

操作步骤 选用40%的碘化油或泛影葡胺等水溶性对比剂，经子宫颈注入对比剂5~10ml，观察对比剂进入情况，并进行第1次拍片。碘对比剂造影在24小时后第2次拍片，泛影葡胺应于注药后10~20分钟进行第2次拍片。

结果判断 对比剂进入盆腔，表明输卵管通畅，也可判断是何侧输卵管通畅、何侧输卵管阻塞和阻塞部位以及有无伞端粘连、积水等。输卵管呈结节串珠状考

虑输卵管结核的可能。观察24小时后是否有对比剂弥散，对比剂弥散良好则输卵管通畅；局部堆积表明盆腔有粘连。了解子宫腔有无占位性病变，子宫腔有充盈缺损时表明有占位性病变。

适应证和禁忌证 适用于不孕患者，观察子宫形状、大小、输卵管是否通畅及阻塞部位；诊断子宫畸形、子宫内膜息肉、子宫黏膜下肌瘤、子宫内膜结核及输卵管结核病变。

禁忌证、术前检查及手术时间见输卵管通畅试验。

优点 经X射线子宫输卵管造影的准确率达90%以上，是一种简单、廉价而安全的方法，正确操作可提供子宫腔及输卵管结构信息：显示子宫和输卵管内部的结构、形态、结节串珠状，卷曲增粗、僵直、积水等；X射线片还可供他人参考分析，如碘对比剂局部弥散表明盆腔内有粘连，伞端增大表明伞部有粘连，水油珠表明输卵管内有积液。

局限性 主要是假阳性结果，尤其是近端输卵管阻塞，产生的原因：①输卵管间质部或峡部肌肉痉挛性收缩引起输卵管痉挛是近端输卵管阻塞常见原因之一。②子宫腔压力不足。实际的HSG操作中，部分患者子宫腔的体积较大、对比剂从子宫颈漏出等，可造成相对对比剂用量不足，从而形成近端输卵管阻塞的假象。对策：①药物。手术时给予解痉剂如高血糖素、地西泮、阿托品或特布他林等。②技术上。避免对比剂从子宫颈漏出，必要时增加对比剂的用量；操作中避免突然增加子宫腔压力，减少输卵管痉挛发生的机会。③为避免这种情况的出现，可重复进行HSG以确诊。

行子宫输卵管造影前，通常行碘过敏试验，将碘对比剂滴入患者舌根底部进行观察。需注意的是，行子宫输卵管碘对比剂造影过程中，偶有对比剂逆行进入循环系统，特别是输卵管结核阻塞的患者，碘对比剂进入循环系统后可引起肺栓塞，导致肺功能障碍。全身严重疾病、子宫出血及刮宫术后的患者禁行子宫输卵管造影术。透视下发现有对比剂逆行进入循环系统，立即停止操作，防止碘对比剂继续进入；严密观察油剂肺栓塞；进行抗过敏治疗。

经超声子宫输卵管造影 月经干净后5~10天内或月经开始20天内，向子宫腔注入超声诊断对比剂（常用过氧化氢、超声晶氧等），超声可观察其在子宫、输卵管和直肠子宫陷凹的影像，还可观察其在输卵管内流动情况（图1），确定输卵管梗阻的位置（图2）。

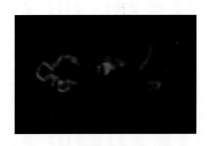

图1 超声子宫输卵管造影示双输卵管通畅

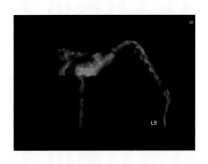

图2 经超声子宫输卵管造影示右输卵管阻塞

操作步骤 术前 30 分钟肌内注射阿托品 0.5mg，子宫腔插管后肌内注射间苯三酚，常规插入双腔子宫输卵管造影导管（6～8F），根据子宫颈松弛程度，在管的外腔内注入生理盐水约2ml。经阴道二维超声检查子宫及双侧附件情况，记录结果。随后进行三维造影：探头放在阴道顶端，子宫横切面上显示水囊及一侧/双侧卵巢后，进入编码造影成像技术及 3D 模式，取样框置于拟成像区域，恒压注入对比剂，对比剂进入子宫角时立启动 3D 模式，连续取 3～5 个容积数据并储存，记录对比剂用量、推注阻力、对比剂反流量、检查时间及患者反应。

结果判断 ①输卵管通畅：无阻力，3D 采集时见对比剂强回声光带由子宫角流入输卵管并向远端快速流动，从伞端溢出，卵巢周边及直肠子宫陷凹处见强回声光点涌动，3D 成像输卵管全程显影，伞端呈"树枝状"或"鸟尾状"。②输卵管阻塞：加压推注困难，对比剂在子宫腔内停滞或渗入子宫肌层，3D 成像输卵管不显影或见伞端膨大呈盲囊状，卵巢周边及直肠子宫陷凹处无对比剂。

优点 与经 X 射线子宫输卵管造影相比，准确率受检查者经验的影响，无辐射或变态反应，检查时间短（15 分钟），可即时重复，对不孕的后续治疗影响小，仅需检查当月避孕。

（赵晓苗）

fùqiāngjìng jiǎnchá

腹腔镜检查 （laparoscopy）

通过腹腔镜检查盆腔、腹腔的方法。不孕症患者中，子宫、输卵管因素引起的占 30%，常见的有盆腔炎症、子宫内膜异位症或盆腹腔手术后引起的输卵管阻塞、输卵管积水及输卵管伞端粘连、狭窄等。腹腔镜检查可在直视下发现盆腔解剖结构异常，直肠子宫陷凹的积液和粘连、盆腔粘连的部位和致密程度、是否存在盆腔囊性或实性包块，子宫周围或附件区是否存在粘连或子宫内膜异位病灶。

适应证 适用于临床诊断不能确定的情况：鉴别诊断正常或异常女性内生殖器；不明原因的原发或继发不孕；既往诊断提示为输卵管性不孕者；疑有盆腔子宫内膜异位症者；应用腹腔镜监护宫腔镜操作等。

禁忌证 包括生殖道或全身感染、较重的心肺功能不全、较严重的盆腔和腹腔粘连、过度肥胖；严重出血倾向；盆腔、腹腔肿瘤直径>5cm 者。

操作方法 全身麻醉或连续硬膜外麻醉联合静脉麻醉下，用 CO_2 形成气腹，取脐孔下缘作1cm 纵形切口，插入腹腔镜，若气腹形成或套管针穿刺不顺利，改为开放式腹腔镜检查。观察盆腔及腹腔，观察子宫、输卵管和卵巢外表是否正常，周围有无粘连，输卵管伞端是否游离，直肠子宫陷凹及盆底腹膜有无子宫内膜异位症病灶及粘连。有病灶及粘连，先松解盆腔粘连，游离输卵管伞端，再处理子宫内膜异位症病灶。

临床应用 包括以下几方面。

腹腔镜下输卵管通液术 腹腔镜直视下，经可通液的举宫器或双腔导管注入染液（如亚甲蓝液），观察染液在输卵管内的流动及伞端的溢出情况，判断输卵管通畅度，是公认的金标准。输卵管通畅度的判断标准如下：①输卵管通畅，推注亚甲蓝液时无阻力。亚甲蓝液流经输卵管时未见局部明显膨胀，伞端很快有大量亚甲蓝液喷出。②输卵管通而不畅，推注液体时可感一定阻力。腹腔镜下见输卵管局部亚甲蓝液充盈膨胀，消退超过 1 分钟。伞端可见亚甲蓝液缓缓流出。③输卵管伞端狭窄，推注有阻力。腹腔镜下见输卵管壶腹部充盈膨胀，伞端开口处狭窄，可见少量亚甲蓝液从伞端流出或渗出。④输卵管壶腹部积水，推注亚甲蓝液后，可见输卵管壶腹部高度充盈，伞端无亚甲蓝液流出。⑤输卵管间质部阻塞，推注亚甲蓝液时感阻力极大，腹腔镜下未见亚甲蓝液流入输卵管，无液体自伞端流出，子宫角部可见充盈、表面发蓝。

腹腔镜下输卵管矫治术 根据不同的情况，可在腹腔镜下进行输卵管矫治术，包括腹腔镜下输卵管、卵巢粘连松解术，腹腔镜下输卵管伞端成形术，腹腔镜下输卵管造口术，腹腔镜下输卵管结扎术或输卵管切除术。

子宫内膜异位症诊断 子宫内膜异位症是引起不孕的原因之一。盆腔、输卵管性不孕的患者中，部分病因源自盆腔子宫内膜异位症。腹腔镜检查是诊断子宫内膜异位症的金标准，可同时进行手术治疗。腹腔镜检查中可见直肠子宫陷凹有血性积液，盆底腹膜、子宫浆膜层、子宫骶骨韧带处可见暗红色或紫蓝色小结节或小点、卵巢有巧克力囊肿，可诊断为盆腔子宫内膜异位症或卵巢子宫内膜异位囊肿。有些子宫角处突出，表面发白，亚甲蓝液通过时可见蓝色改变，是子宫腺肌病侵入肌层的特征；严重的可见输卵管卵巢粘连、伞端闭锁、卵巢内膜囊肿和直肠子宫陷凹封闭等。根据具体情况行盆腔子宫内膜异位症病灶内凝术、粘连松解术和卵巢内膜囊肿穿刺术或剥出术等。

腹腔镜监护　用于某些困难宫腔镜矫治不孕症手术的腹腔镜监护，子宫黏膜下肌瘤、子宫内膜息肉、子宫腔粘连、子宫纵隔和子宫畸形是排卵正常但不孕患者的另一病因，可通过宫腔镜下的矫治手术治疗，如宫腔镜下子宫内膜息肉电切割术、黏膜下子宫肌瘤电切术、子宫纵隔切除术、宫腔粘连松解术等，手术均在封闭的腔内进行，具有一定的危险性，手术并发症为子宫穿孔，腹腔镜监护能提高安全性。

（赵晓苗）

lǜmǐfēn cìjī shìyàn

氯米芬刺激试验 （clomiphene citrate challenge test，CCCT）

通过给予氯米芬刺激，评估闭经患者下丘脑-垂体-卵巢轴的功能、鉴别下丘脑和垂体病变的方法。氯米芬的化学结构与人工合成的己烯雌酚相似，是一种具有弱雌激素作用的非类固醇类雌激素拮抗剂，在下丘脑可与雌、雄激素受体结合，同时又抑制下丘脑雌激素受体的募集，解除雌激素对下丘脑垂体的负反馈作用，引起促性腺激素释放激素 （gonadotropin-releasing hormone，GnRH） 的释放，同时增强垂体促性腺细胞对GnRH的敏感性。CCCT异常的女性有正常卵泡刺激素 （follicle-stimulating hormone，FSH）、黄体生成素水平和规律的月经周期，但生育能力下降。CCCT可作为了解患者卵巢储备功能的指标，且广泛用于辅助生殖技术中以提供结局预测。

原理　下丘脑存在的雌激素主要是雌二醇 （estradiol，E_2） 受体，血中 E_2 可与此受体结合，抑制下丘脑分泌 GnRH。氯米芬主要作用于下丘脑，同 E_2 竞争，与受体结合，阻断 E_2 的负反馈作用，GnRH 分泌增加；GnRH 作用于垂体，使 FSH 分泌增加。

作用机制　CCCT 的确切机制不清楚。推测是卵巢储备功能正常的女性，雌激素及抑制素能克服氯米芬对下丘脑-垂体-卵巢轴的影响，第 10 天将 FSH 抑制到正常范围。美国学者霍夫曼 （Hofmann） 等研究发现，氯米芬抗雌激素作用下，抑制 FSH 的唯一可能机制是通过卵巢抑制素 B 的作用。卵巢储备功能减退时，颗粒细胞产生的抑制素 B 减少，不足以维持基础 FSH 水平在正常范围内。有研究表明，卵巢储备功能正常者抑制素 B 水平均高于卵巢储备功能减退者，第 3 天和第 10 天的抑制素 B 水平与 FSH 水平呈负相关，第 10 天的 E_2 水平与抑制素 B 水平呈正相关。霍夫曼的研究认为，CCCT 筛查卵巢储备功能低下的生理学基础是使卵巢颗粒细胞所产生的抑制素 B 减少。

测试方法　月经第 5 天起每天口服氯米芬 100mg，连续 5 天，分别在第 3 天、第 10 天测定血 FSH 水平，服药后血 FSH 水平升高 > 10IU/L 或 2 次 FSH 之和 ≥ 26IU/L 提示卵巢储备功能下降。CCCT 在体外受精中预测卵巢低反应的灵敏度为 35% ~ 93%，特异度为 47% ~ 98%；预测妊娠失败的灵敏度为 13% ~ 66%，特异度为 73% ~ 97%。CCCT 预测的准确率及临床应用价值并不比窦卵泡计数联合基础 FSH 强，其操作较窦卵泡计数、抗米勒管激素等复杂，需考虑患者依从性，临床上相关预测结果不准确需进一步评估的情况。

氯米芬常见的不良反应　肿胀、胃痛、盆腔或下腹部痛，少见视觉症状、皮肤和巩膜感染，国外有极个别发生乳腺癌的报道。可能有弱的抗雌激素作用，影响宫颈黏液，导致精子不宜生存与穿透，影响输卵管蠕动及子宫内膜发育，不利于胚胎植入，可于近排卵期口服适量戊酸雌二醇等天然雌激素。

氯米芬用药期间需行下列检查：治疗前测定肝功能，长期用药者测定血浆内 24-去氢胆固醇含量，查明用药对胆固醇合成有无影响；血浆内的皮质激素传递蛋白含量；血清甲状腺素含量；性激素结合球蛋白含量；磺溴酞钠肝功能试验；甲状腺素结合球蛋白含量 （可能增多）；治疗 1 年以上者，行眼底及裂隙灯检查；用药中若出现视力障碍应立即停药并进行相应检查。

（赵晓苗）

jīngzǐ-gōngjǐngniányè chuāntòu shìyàn

精子-宫颈黏液穿透试验 （sperm-cervical mucus interaction）

检测宫颈黏液和/或精子是否有抗精子抗体及抗体抑制精子穿透和游动程度的方法。是诊断免疫性不孕的常用方法之一。

适应证　①性交后试验 （post coital test，PCT） 在不同周期至少 3 次阴性结果。②月经周期为 23 ~ 35 天，基础体温呈双相型。③女性年龄 18 ~ 35 岁，不影响输卵管运动或输卵管通畅度的盆腔粘连。

禁忌证　①严重机械因素 （双侧输卵管闭塞或一侧闭塞而对侧严重粘连）。②无精子症或严重少精子症 （精子浓度 $< 5 \times 10^6$ 个/毫升） 者。

术前准备　禁止性行为 3 ~ 7 天；女性处于排卵期。

检查时机　常在 PCT 阴性或异常后，需进一步作体外精子与宫颈黏液接触试验检测宫颈黏液对精子的相容性。

操作方法 常用玻片法。禁止性行为3~7天，收集精液，待液化后取1滴置于玻片上，取排卵期的宫颈黏液1滴，二者相距3~7mm，轻轻摇动使其界面刚好接触，镜下观察精子穿透能力。

结果判断 包括以下方面。

显示相溶 正常情况显示相溶。镜下观察，两种体液的黏稠度和表面张力不同，接触后可看到明显分界线。几分钟后精液表面出现指头样突起，精子充满突起内，多数情况下有1个精子带头率领后方排列成锥形的精子群，穿过突起尖端进入黏液中。带头精子克服了最初的界面阻力后，其余精子随之进入黏液，摇动鞭尾任意活动，遇细胞碎屑或白细胞阻挡，停止游动或改变方向。

不相溶的情况 精子不能通过界面或穿入，很快不再活动或仅呈摇动动作，不摇动鞭尾精子比例>25%，提示精子与宫颈黏液二者不相容，导致不孕。

PCT及体外精子-宫颈黏液穿透试验均为阴性，需不孕不育夫妻与健康者的宫颈黏液及精液的体外交叉：采用生育正常供者的精液与不孕女性的宫颈黏液，生育正常供者的排卵期宫颈黏液与不孕男性的精液，作交叉试验，通过试验可判断异常结果的原因是精子还是宫颈黏液。

(赵晓苗)

xìngjiāohòu shìyàn

性交后试验（postcoital test, PCT） 评估体内精子与宫颈黏液的相互作用，以诊断不孕的方法。女性排卵期或接近排卵期时，与男性性交后9~24小时，用两根消毒吸管分别吸取宫颈黏液及阴道后穹隆液体，分置两块玻片镜检，观察精子在宫颈黏液中的穿透能力，检测宫颈黏液的数量和质量、精子-宫颈黏液的相互作用及抗精子抗体的存在情况。

PCT的目的是测定宫颈黏液中的活精子的数量，更重要的是确定性交后一定时间内精子存活和运动情况，可为原因不明性不孕<3年的女性提供妊娠预测方法。有规律月经的女性仅有一半的预测价值，PCT的变异性较大及PCT阴性的夫妻广泛采用辅助生殖技术治疗，不推荐常规应用。

时间选择 排卵期可根据周期长度、基础体温、宫颈黏液变化和阴道细胞学检查，必要时测定血浆或尿中的雌孕激素水平及卵巢超声检查。嘱每对夫妻试验前避免性生活。重要的是使PCT评价宫颈黏液时间标准化（9~24小时）。

试验技术 选择不加润滑剂的窥器放入阴道，再用注射器（不带针头）、吸管或聚乙烯管在阴道后穹隆部吸取混合标本。再用另一注射器或导管吸取子宫颈腔中的黏液标本，并迅速地将标本置于盖玻片上，盖上盖玻片，相差显微镜下检查。压制标本的标准厚度可用硅胶浸渍过的直径为100μm的玻璃微球支撑控制，使测定黏液中的精子浓度标准化。

标本 ①阴道混合标本：通常精子在阴道内2小时即死亡，检查阴道混合标本的目的在于证实精液存在于阴道内。②宫颈黏液标本：子宫颈管下部的精子数目随性交后时间的推移而改变。性交后2~3小时内子宫颈管下部积聚大量精子。

结果判读 阳性为至少5个高倍视野（×400倍）中的一半以上视野存在至少1条前向活动精子；宫颈黏液在每高倍视野（×400倍）通常有50个以上的活动精子，活力属于a级、b级，相当于1mm³标本有2500条以上精子。每高倍视野中有20条或更多的a级前向运动的精子认为结果良好。每高倍视野中精子不足10条，只有缓慢或转圈的b级精子，表现精子穿透能力减弱或宫颈黏液异常。子宫颈和阴道后穹隆涂片均有活动精子说明正常；均无精子说明男性无精子；阴道后穹隆涂片有精子而子宫颈涂片无精子，说明女性宫颈黏液不正常。

其他异常的判读：①黏液分泌过多。排卵期1次测定的子宫颈管黏液量≥0.71ml或无色透明的宫颈黏液量>0.41ml，连续3天以上为黏液分泌过多。主要原因有慢性子宫颈炎、雌激素水平过高和多囊卵巢综合征等。②抗精子抗体存在。子宫颈组织可合成一些免疫球蛋白，黏液中的抗体达到一定浓度时，使精子凝集和制动。宫颈黏液或精子表面有抗体存在时，精子丧失穿透宫颈黏液和运动的能力，局部表现出摆动现象。③黏液分泌过少。排卵期宫颈黏液量<0.03ml，可诊断为分泌过少。子宫颈发育不良时，常伴有子宫颈腺体发育不良，导致正常的分泌功能不良。部分患者无上述先天或后天的因素，宫颈黏液分泌不良是雌激素受体缺陷的原因。

(赵晓苗)

chāoshēng luǎnpào jiāncè

超声卵泡监测（ovulation of ultrasound inspection） 经阴道超声连续监测不孕患者子宫附件、卵泡发育过程及有无排卵等情况的检查。自月经周期第8~10天开始监测卵泡发育情况，卵泡平均直径≤10mm时3天监测1次，

11 ~ 14mm 时 2 天监测 1 次，14mm 以上时每天监测卵泡大小直至卵泡成熟。通过动态观察卵泡超声图像的变化，全面监测卵泡的生长过程、成熟状况及排卵预测（包括数天内、1 天内甚至更短时间内的预测），结合其他辅助检查，可及时了解治疗周期卵泡生长发育情况，指导合理用药。该技术要求较高，需具有较高技术水平的医师对 B 超有较高的分辨力。监测期间患者每天到医院监测。

监测内容　一般选择月经周期第 3 ~ 5 天检查，监测内容包括：子宫形态和大小、卵巢的体积、双侧卵巢内 2 ~ 10mm 直径的窦卵泡计数、主导卵泡的直径（如有）、子宫内膜的厚度和分型及盆腔情况等。

子宫内膜监测　子宫内膜随卵泡的发育逐渐增厚，一般成熟卵泡阶段可达 9mm。卵泡期的子宫内膜"三线征"清晰，为 A 型；排卵期的内膜回声增强，子宫内膜"三线征"依稀可见，为 B 型；黄体期子宫内膜可呈高回声征象，为 C 型。

排卵监测　首次时间根据月经周期的规律选择，月经周期是 28 ~ 30 天，第 1 次的卵泡监测从月经周期第 10 ~ 12 天开始，最大卵泡直径达 14mm 时可每天监测尿黄体生成素（luteinizing hormone，LH），卵泡直径 18mm 以上时视为成熟卵泡。排卵前 4 ~ 5 天，主导卵泡直径每天按 2 ~ 3mm 速度生长，至排卵前卵泡发育成熟。

正常卵泡排卵的超声表现　①卵丘现象：卵泡内近壁处有一较强回声，约 20% 成熟卵泡（直径≥18mm）可见，预示排卵发生在 24 小时内。②卵泡周围透声环：随 LH 值的上升，膜组织水肿，颗粒细胞从膜组织层分离形成超声图像，预示排卵将在 24 小时内发生。③卵泡壁齿状改变：是颗粒细胞从膜组织底层完全分离形成超声图像，预示排卵将在 6 ~ 10 小时内发生。④子宫腔线增粗及其周围有低回声区等。

排卵特征　①卵泡消失：最多见，发生率 80% 以上，原卵泡所在部位无任何卵泡超声特征。②卵泡缩小：平均直径减少 5mm 以上，囊内出现弱回声，透声差，囊壁变厚，边界模糊，发生率 50% 以上。③血体形成：卵泡平均直径不减少或反而稍增大，囊内出现弱回声，边界模糊。④排卵后直肠子宫陷凹内少许液体积聚，超声显示液性暗区。⑤子宫内膜呈 B 型或 C 型；卵母细胞刚排出时，内膜尚未转化，可呈 A 型。

鉴别诊断　需与以下疾病鉴别。

未破卵泡黄素化综合征　内源性 LH 峰值或外源性人绒毛促性腺素注射后 48 小时再监测时，卵泡仍没有塌陷或消失，可视为黄素化卵泡未破裂，表现为卵泡不破裂，张力减低，界限渐模糊，包膜渐厚，囊内回声增多（黄体形成期），并逐渐形成单纯囊肿至下次月经来潮后消失，直肠子宫陷凹内无积液。诊断存在较大争议，一般需≥2 个周期才能考虑。根据卵泡生长的规律，一般在 1 个周期中 3 ~ 4 次 B 超检查可完成排卵监测。≥2 个周期没有主导卵泡出现并排卵、成熟卵泡不破裂和窦卵泡计数低于正常范围等征象持续发生，可考虑排卵障碍性导致的不孕，需进一步检查确诊。

小卵泡排卵　尿 LH（+）日优势卵泡的 3 个径线平均值<18mm，LH（+）日后 24 ~ 48 小时卵泡消失或明显缩小。

无排卵周期　双侧卵巢内细小卵泡稍发育后连续观察无变化或无卵泡发育；彩色多普勒超声检查常不能显示双侧卵巢内动脉血流信号。

多囊卵巢综合征　双侧卵巢均匀性增大，包膜增厚，皮质内大量小卵泡存在（≥12 个且直径<10mm），髓质部分回声增强。

（赵晓苗）

zǐgōng nèimó huójiǎnshù
子宫内膜活检术（endometrial biopsy）　利用手术器械对子宫内膜组织进行取样并进行病理学检查的操作。目的是了解有无排卵及黄体功能，发现内膜病变，明确诊断，指导治疗。子宫内膜活检病理检查结果可呈增生、单纯增生、复杂增生、子宫内膜息肉和非典型增生等，偶可并发子宫内膜腺癌。

适应证　①子宫异常出血：证实或排除子宫内膜癌、子宫颈管癌或其他病变。②月经失调：如功能失调性子宫出血或闭经，了解子宫内膜变化及其对性激素的反应。③不孕症：了解有无排卵及黄体功能。多可通过基础体温测定了解排卵及黄体功能。④疑有子宫内膜结核。⑤异位妊娠的辅助诊断。

禁忌证　①滴虫、真菌或细菌感染的急性阴道炎、子宫颈炎以及急性或亚急性盆腔炎。②不能耐受手术的严重内科疾病患者。③可疑妊娠。④体温>37.5℃。

术前准备　签署手术同意书；排空膀胱。

操作步骤　①排空尿，取膀胱截面位，外阴常规消毒，铺巾。②阴道检查子宫的大小及位置。③用窥器暴露子宫颈，1 : 1000 苯扎溴铵消毒阴道及子宫颈，碘伏消毒子宫颈管。④宫颈钳夹子宫颈前唇，探针依子宫方向探测子宫腔深度。⑤用 1 块纱布垫于阴道后穹隆处，收集刮出的内膜组织。⑥小刮匙或特制的诊断性刮宫刮匙，刮取子宫内膜，注意子宫颈有无变形、高低不平等。⑦刮出的子宫内膜全部固定于 10% 福尔马林液中，送病理检查。

诊刮的时间及范围 ①了解卵巢功能：月经前 1~2 天或月经来潮 8 小时内，子宫内膜是否呈增殖期还是分泌期改变或二者同时存在。②功能性子宫出血：疑为子宫内膜增生，于月经前 1~2 天或月经来潮 8 小时内诊刮；疑为子宫内膜剥脱不全，于月经第 5~7 天诊刮。③原发不孕：月经来潮前 1~2 天诊断，分泌良好提示有排卵，内膜仍呈增殖期改变提示无排卵。④怀疑子宫内膜癌：行分段诊刮（先刮子宫颈，再刮子宫体），标本分别装两瓶，刮出腐烂样组织取材送检即可。不需全面刮宫，以防出血、癌症扩散或子宫穿孔；未见明显癌变组织，应尽量全面刮，以免遗漏诊断。⑤子宫内膜结核：月经前 1 周或月经来潮 12 小时内刮。诊刮前 3 天每天肌内注射链霉素 1g，防止诊刮引起结核病灶扩散。子宫内膜结核多由输卵管结核蔓延来，诊刮时注意刮取两侧子宫角部的内膜送检。

注意事项 操作时应谨慎，避免子宫穿孔。

（赵晓苗）

niào huángtǐshēngchéngsù jiāncè

尿黄体生成素监测（pee luteinizing hormone monitoring） 通过测定女性尿液中黄体生成素（luteinizing hormone，LH）水平来判断排卵情况的检测。每个月经周期，黄体生成素 LH 峰值的出现与排卵时间的关系较为稳定，无论是自然周期还是促排卵周期均是预测排卵的有效手段，LH 分泌高峰可作为预测排卵常用的激素标志。

原理 卵泡发育初期，LH 值在 0~10mIU/ml 间波动，一般 B 超检测卵泡 ≥14mm 或月经周期 28 天的月经第 12 天时开始 8~24 小时检测 1 次尿 LH。随着卵泡的发育，排卵前 2 天有较低幅度升高，血 LH≤25mIU/ml；卵泡发育成熟（即排卵前 1 天）时，雌激素高峰使促性腺激素发生正反馈，触发 LH 高峰，峰值 50~100mIU/ml，其高低与个人排卵时间的不同而不同；24 小时内排卵，排卵后 LH 下降，LH≤25mIU/ml（极少数可维持在 50mIU/ml）。尿 LH 上升缓慢并维持 3 天以上，应考虑未破卵泡黄素化综合征的可能。

操作方法 以排卵胶体金预测试纸为例，取患者尿于干燥、清洁的容器内，试纸有箭头的一端插入尿液中，不超过标志线，约 3 秒钟后取出平放，10 分钟内观察结果。

判断标准 ①试纸条显示 2 条线颜色相近，表明 LH 峰值即将出现。②下端反应线深于上端，即为 LH 峰值水平，预示未来 12~24 小时内将排卵。③上端出现 1 条红色反应线，表明 LH 正常水平无排卵。④试纸无颜色反应线出现，表明试验失败或无效。

LH 峰值监测排卵无法直观反映卵泡大小和是否卵泡未破裂黄素化，但不需反复抽血且立即出结果，检测方便、快捷、经济。行阴道 B 超监测排卵至最大卵泡直径达 14~16mm 时，配合使用 LH 试纸条，预测排卵较为适宜。

（赵晓苗）

nǚxìng búyùnzhèng shǒushù zhìliáo

女性不孕症手术治疗（surgery for female infertility） 针对由解剖原因所导致的女性不孕进行的手术治疗。不孕症的病因包括卵巢性不孕、输卵管性不孕、子宫颈性不孕、子宫内膜异位症、免疫性不孕及原因不明性不孕等。其中可通过手术明确诊断并治疗的病因包括输卵管粘连或阻塞、盆腔粘连、部分子宫先天性发育异常、子宫内膜息肉和子宫黏膜下肌瘤以及子宫腔粘连等。不孕症相关的手术方法主要包括经腹腔镜手术和经宫腔镜手术。

经腹腔镜 腹腔镜检查可在直视下直观地了解盆腔内的病变，如子宫肌瘤、卵巢或输卵管囊肿等，尤其对盆腔粘连、子宫内膜异位症病灶等影像学检查不易发现的病变有很高的检查价值，被视为金标准。腹腔镜手术中可同时行输卵管通液术，即将稀释的染料自子宫颈口注入后在腹腔镜直视下观察染料从双侧输卵管口溢出的情况。输卵管通畅度的检查也可通过子宫输卵管碘对比剂造影来明确，但输卵管的收缩可能会导致阻塞假象，因此以腹腔镜下输卵管通液术的结果为最终诊断。

腹腔镜明确诊断后，腹腔镜下能够同时进行相应的治疗，如子宫内膜异位症病灶的烧灼或切除术、良性畸胎瘤等卵巢囊肿剥除术、盆腔粘连松解术等。输卵管病变，如输卵管远端阻塞可行输卵管伞端造口术，输卵管近端阻塞可尝试输卵管复通术。有些输卵管的非梗阻性微小病变可通过输卵管整形术处理。严重的输卵管积水或病变，输卵管内积聚的液体反流入子宫腔从而降低体外受精-胚胎移植的成功率，可考虑进行输卵管的切断或切除，避免后续对辅助生殖技术的负面影响。

经宫腔镜 宫腔镜检查可用于了解子宫腔的情况并处理子宫腔内的病变，包括子宫内膜息肉切除术、子宫肌瘤切除术、宫腔粘连松解术和子宫纵隔切除术等。除因发现子宫腔病变而行宫腔镜手术的患者，对有腹腔镜检查或治疗指征的患者也可在同一次麻醉下接受宫腔镜检查，对如子宫纵隔切除术等子宫穿孔风险较高的术式，行宫腔镜的同时可腹腔镜监测避免子宫穿孔。

其他 除常规的宫腔镜、腹腔镜联合检查及治疗，针对不孕症还有一些特殊的术式。输卵管全部阻塞但仍迫切要求自然妊娠的患者，可考虑进行自体卵巢移植术，将输卵管切除后切开小部分子宫角，将卵巢游离面缝合到子宫角处，随辅助生殖技术的进展，该手术已很少应用。一些复杂的子宫畸形，可行开腹子宫畸形矫正术。

不孕症的手术主要是针对子宫性不孕和输卵管性不孕等病因进行治疗，并可同时处理卵巢相关疾病。

（陈 蓉 谢卓霖）

shūluǎnguǎn chéngxíngshù
输卵管成形术（salpingoplasty） 对异常的输卵管进行手术，使其恢复正常结构的手术。广义包括输卵管伞端成形术、输卵管-卵巢粘连松解术和输卵管造口术。狭义主要指输卵管伞端成形术。11%~65%的不孕症由输卵管病变引起，其中输卵管远端病变的手术治疗结果可有显著改善。腹腔镜输卵管成形术后的全球妊娠率在20%~40%。

适应证 输卵管成形术主要适用于输卵管的远端梗阻或积水，尤其是轻度的输卵管远端梗阻，腹腔镜下表现为输卵管轻度积水、输卵管管腔扩张轻微（≤3cm）、管壁柔软、输卵管黏膜皱襞存在且输卵管内膜丰富、输卵管周围粘连疏松的轻度病变。重度输卵管远端梗阻，腔镜下表现为输卵管管腔明显扩张、管壁增厚纤维化、伞端纤毛缺失和管周广泛致密粘连的病变，术后效果往往不佳。

禁忌证 有麻醉禁忌证或一般情况差；有妊娠禁忌证；输卵管腔内多处粘连；输卵管剩余长度<4cm；输卵管两端阻塞；存在生殖道结核；盆腔内广泛粘连严重；急性附件炎。

术前准备 同一般腹腔镜的术前准备，包括术前禁食水、备皮、备血、肠道准备等。

操作步骤 输卵管成形术主要在腹腔镜下进行。首先需证实输卵管通畅情况，之后分解其周围的粘连带，尽量恢复输卵管正常的解剖形态和活动度。输卵管远端梗阻或积水时，输卵管伞端结构、功能被破坏，甚至形成严重的环形狭窄，伞端黏膜部分或全部外翻，需仔细辨认粘连或输卵管的伞端，并用细小的钳子轻柔地钝性分离组织，于输卵管伞端处行"大"字或"米"字形切开，将输卵管远端黏膜外翻并固定于输卵管浆膜层，注意勿损伤血管。

注意事项 不孕症病因复杂，输卵管成形术是针对输卵管阻塞性不孕进行的手术治疗，进行手术前必须确诊，排除其他不孕原因，明确为输卵管器质性病变。术前应完成相应的检查，包括超声、输卵管造影或通液等针对盆腔和输卵管结构与功能的检查，完成性激素、男性精液等排除其他不孕因素的检查。

（陈 蓉 谢卓霖）

shūluǎnguǎn zàokǒushù
输卵管造口术（salpingostomy） 输卵管阻塞发生在伞端末端时，可将闭锁阻塞部分打开后另行造口，替代原来闭锁伞端的手术。通常采用腹腔镜下进行操作，腹腔镜手术后妊娠率不低于开腹手术，具有术后粘连少、恢复快的优点。

临床应用 输卵管不孕症常由盆腔炎症性疾病导致，如不治疗，严重的可引起远端输卵管的慢性炎症，导致输卵管远端阻塞和液体积累，称输卵管积水。输卵管积水对体外受精-胚胎移植有负面影响，其原因为积水输卵管内的液体间歇性反流入子宫腔，降低了子宫内膜的容受性。患者行辅助生殖技术前，应用输卵管造口术纠正包括输卵管积水在内的输卵管病变，避免输卵管因素导致辅助生殖技术成功率降低或恢复患者自然妊娠能力。

适应证 适用于输卵管远端阻塞或积水，同时有生育需求的女性。

禁忌证 患者有麻醉禁忌证或一般情况差；有妊娠禁忌证；输卵管腔内多处粘连；输卵管剩余长度<4cm；输卵管两端阻塞；存在生殖道结核；盆腔内广泛粘连严重；急性附件炎。

术前准备 同一般腹腔镜的术前准备，包括术前禁食水、备皮、备血和肠道准备等。

操作步骤 一般在腹腔镜下进行，往往和盆腔粘连松解术和输卵管伞端成形术联合进行。造口前需先行输卵管周围粘连分离，术中减少能量器械使用可减少术后粘连的发生，可使用冷刀分离粘连。之后行输卵管通液术，在输卵管远端组织薄弱溢液处进行锐性扩大，锐性打开输卵管末端形成造口，并沿圆周缝合输卵管造口处的每一个边缘。术中注意间断性用生理盐水或乳酸钠林格注射液湿润术野。

注意事项 随辅助生殖技术的成熟和体外受精-胚胎移植技术开展的增加，输卵管造口术使用较少，更倾向于进行如输卵管切除术或结扎术等绝育性质的手术，以确保输卵管内积聚的液体与子宫腔分开。使用绝育性质的输卵管手术可使体外受精-胚胎移植成功的概率增加1倍，缺点是双侧输卵管病变并接受这类手术的患者未来所有妊娠尝试都要依赖辅助生殖技术。保留患者输卵管的管理策略是先行输卵管造口术，后让患者尝试自然妊娠，没有妊娠再考虑行辅助生殖技术。

根据2018年版《输卵管性不孕诊治的中国专家共识》，应根据不同程度的输卵管病变采取不同的治疗措施。输卵管病变的严重程度主要采用手术中所见分级，常用的是美国生殖医学会提出的输卵管远端梗阻评分系统。该共识认为，轻度的输卵管远端积水或伞端粘连可选择输卵管造口或输卵管伞端成形术；重度输卵管远端梗阻推荐行输卵管切除或结扎；行输卵管造口或伞端成形术等恢复自然生育能力手术后1年仍未妊娠者推荐行辅助生殖技术。

(陈 蓉 谢卓霖)

pénqiāng zhānlián sōngjiěshù

盆腔粘连松解术（pelvic adhesiolysis） 使用冷刀或能量器械对盆腔组织器官之间的粘连进行分离的手术。不孕症手术治疗中，盆腔粘连松解术是重要的术式，

20%~40%的继发不孕与盆腔粘连有关。

盆腔粘连指盆腔器官如子宫、输卵管、卵巢和肠管等由于感染、创伤或手术损伤而导致组织器官之间出现炎症反应及粘连。盆腔粘连的确诊只能靠术中所见，术前应通过临床表现或病史进行初步评估。盆腔粘连可表现为慢性盆腔痛、不孕、发作性消化功能不良和机械性肠梗阻等，也可无任何症状。病史方面，如患者有慢性盆腔炎反复发作、多次盆腹腔手术史、合并子宫内膜异位症及盆腔放疗史等需警惕合并有盆腔粘连。术前查体时，盆腔脏器的活动欠佳也可提示盆腔粘连。

适应证 适用于术前考虑有盆腔粘连或术中发现合并盆腔粘连的患者。

禁忌证 同腹腔镜或开腹手术的常规手术禁忌证。

术前准备 轻度的盆腔粘连，可按常规的腹腔镜术前准备进行。可疑盆腔粘连严重的患者需按肠道手术进行术前准备，包括术前3天流质饮食，充分口服泻药或灌肠以清洁肠道。

操作步骤 包括以下步骤。

建立安全入路 盆腔粘连松解术以腹腔镜手术为主，术前评估风险极大者，可考虑直接开腹手术或开放性建立气腹。建立气腹时，选择合适的套管针（Trocar）穿刺点。建立气腹失败时应考虑脐周围致密粘连，应及时转行开腹手术，或尝试从左锁骨中线肋缘下3cm（Palmei点）建立气腹。成功建立气腹后进入Trocar时，对于有多次手术史的患者，可选择距离原切口瘢痕2~5cm以外做第一穿刺孔避开手术带来的切口下方粘连。肠管腹壁粘连可能性大时，进Trocar前用

针头和注射器提前穿刺入腹腔，边退针边回抽，若抽出液体则提示肠管粘连，应选择其他点作为Trocar穿刺点。

分离粘连和恢复正常解剖 分离粘连前需辨认解剖结构。分离粘连应先易后难，先上后下，先前后后，尽量恢复原有的解剖关系。粘连稀疏时用剪刀锐性分离或单极电凝分离，同时肠管致密粘连时，剪刀分离也较安全。组织间粘连距离足够时可使用超声冷刀分离。

术毕检查有无手术损伤 盆腔粘连松解术中最易出现的是肠道和输尿管的损伤，尤其是合并重度子宫内膜异位症和深部子宫内膜异位症时。怀疑损伤时应立即采取相应的检查手段如结直肠充气试验、膀胱镜-输尿管镜等明确损伤，之后采取相应修补，如缝合肠道、置入DJ管等，必要时请专科医师协助。

预防再粘连形成 粘连松解术后再次粘连的发生率为55%~100%。术中应采取必要的措施预防粘连，如微创手术、减少或避免对肠管的纱垫摩擦和挤压、缩短手术时间、避免能量器械损伤腹膜和周围组织、止血确切、避免术中组织干燥、使用可吸收线避免盆腔内留下异物、减少感染、减少穿刺口的数量以及使用防粘连制剂等。常用防粘连制剂主要为防粘连膜，成分为几丁糖、透明质酸钠和氧化再生纤维素等，覆盖于创面上预防其与周围组织粘连。

注意事项 针对不孕症的手术治疗中，粘连松解是保证手术成功的首要条件。术中应重点关注输卵管及伞端和卵巢的分离。分离后尽量恢复输卵管正常解剖形态和活动度，连同两侧盆壁、

直肠子宫陷凹及子宫周围粘连一同分离，恢复输卵管捕捉卵母细胞和输送卵母细胞的功能。术中需注意避免损伤邻近脏器。

（陈　蓉　谢卓霖）

shūluǎnguǎn fùtōngshù
输卵管复通术（salpingostom）

对绝育手术或疾病引起的输卵管阻塞，使输卵管重新恢复通畅的手术。广义的输卵管复通术包括输卵管造口术、输卵管端端吻合术、输卵管子宫角移植术等，使原本阻塞或已行绝育术的输卵管重新恢复通畅的术式。狭义的输卵管复通术指主要针对输卵管近端阻塞的术式。

临床应用　输卵管因素的不孕中 10%～25% 是近端输卵管阻塞，其中由不定型物质、脆弱的粘连带或息肉所形成的闭塞可根据情况行输卵管复通术，原理是利用机械性的措施将阻塞的输卵管打通，重建输卵管通畅和恢复生育功能，有效治疗继发于输卵管近端阻塞的不孕症，避免进行昂贵的辅助生殖技术。输卵管复通术可在内镜（包括输卵管镜、宫腔镜、腹腔镜）、超声、放射透视下使用导管、柔性无创导丝或球囊系统进行，具体术式包括选择性输卵管造影和输卵管复通术，宫腔镜、宫腹腔镜联合、输卵管镜下的输卵管插管通液与导丝介入术，以及宫腔镜-输卵管镜-腹腔镜联合输卵管切开术、导丝插管、导丝扩张和直接气囊成形术等。其中经子宫颈的输卵管插管术可用于识别近端、远端或双极的输卵管闭塞患者，并区分输卵管阻塞的真假诊断，在一定程度上可避免不必要的宫腔镜或腹腔镜检查。输卵管复通术对输卵管被黏液栓或其他不定型物质阻塞、输卵管口痉挛治疗效果较好；对峡部结节性输卵管炎、子宫内膜异位症或盆腔炎所致纤维化物质阻塞效果欠佳，且术后复发或异位妊娠率较高。77% 的近端输卵管阻塞行输卵管复通术有较高的输卵管再通率和术后妊娠率，输卵管复通术后 48 个月累积妊娠率达28.5%。

适应证　可用于由输卵管阻塞导致的不孕症，尤其适用于输卵管近端梗阻的检查和治疗，而输卵管远端峡部、壶腹或伞状闭塞的病因是既往盆腔感染或子宫内膜异位症，很难再通，妊娠率很低。同时也适用于曾接受过输卵管绝育术而重新有生育需求的女性。

禁忌证　包括生殖器感染和生殖器结核、输卵管闭塞性纤维化、难以用导管绕过的长段输卵管闭塞、严重的输卵管损伤、配偶患有不育症和既往的输卵管手术史。有感染时，炎症反应导致输卵管壁易破裂，有感染播散导致腹膜炎的可能，而长时间的输卵管闭塞很难用导管绕过，也可能导致输卵管壁穿孔。

术前准备　不同术式术前准备也不同。经子宫颈的输卵管造影或经子宫腔的输卵管镜与有创性的开腹和腹腔镜显微外科手术相比，具有创伤更小、围手术期和术后并发症低、耗时短、几乎不需麻醉以及无肠道损伤、出血等风险低的特点，耐受性较好，可门诊实施。经宫腔镜、腹腔镜的输卵管复通术的术前准备同宫腹腔镜常规术前准备。

操作步骤　不同术式操作步骤不同。

近端输卵管阻塞的输卵管复通术　选择性输卵管造影和输卵管复通术是在 X 射线透视或数字减影血管造影机下，通过子宫颈将输卵管造影导管置入输卵管开口处注射对比剂。若输卵管未完全显影则将导丝置入导管内，沿输卵管开口处伸入输卵管中，遇阻力后可轻柔地抽插导丝从而疏通阻塞部位。疏通效果若不满意可增大导丝直径，疏通后稳定导管并缓慢撤出导丝，再次行造影评估疏通效果。为避免放射线的损伤，输卵管复通术也可在超声引导下进行，操作步骤同上。

宫腔镜及宫腹腔镜下的输卵管插管再通术基本原理同上。宫腔镜下可直视子宫腔，寻找输卵管开口较为简单，也可同时处理与不孕相关的子宫腔内病变。腹腔镜能够在监视下保证导管或导丝与输卵管同轴，同时也可用输卵管钳帮助导丝在输卵管腔内调整最合适的方向，并全面了解盆腔情况，同时处理盆腔粘连、子宫内膜异位症等病变。宫腔镜与宫腹腔镜可避免介入造影带来的辐射影响，需麻醉下进行，费用及创伤相对较高。

输卵管复通术也可在输卵管镜下进行，输卵管镜是可直接进入输卵管管腔的内镜，可经宫腔镜、腹腔镜引导，或独立进入输卵管腔，行复通术的同时可直观地看到输卵管内各段内膜的生理或病理形态，有独特的诊断优势。

输卵管端端吻合术　适用于输卵管壶腹部或峡部的阻塞，或行输卵管绝育后要求复通的患者。通常在腹腔镜下进行。具体操作步骤：向输卵管浆膜面下注入生理盐水后使浆膜层与管芯分离，切除闭锁段输卵管直至正常管腔黏膜，行通液检查确认输卵管现有管腔通畅度。仔细辨认输卵管前后黏膜层后，两断端对齐然后缝合，后依次缝合管壁、浆膜层，注意缝合时避免输卵管扭曲使血运受阻。

输卵管造口术 见输卵管造口术。

注意事项 输卵管复通术对近端输卵管梗阻的患者疗效好，但在治疗前对输卵管进行仔细的评估很有必要，区分真正的病理闭塞、痉挛和黏膜的异常对于采用的治疗方式至关重要。考虑输卵管梗阻原因为纤维化梗阻、病情严重的输卵管近端梗阻患者，手术治疗效果可能不佳，应尽早行辅助生殖技术。

(陈蓉 谢卓霖)

nánxìng bùyùzhèng

男性不育症 (male infertility)
育龄夫妻有规律性生活且未采取避孕措施，因男性因素导致女性在 1 年内未能自然妊娠的现象。分原发不育和继发不育，前者指男性从未使女性妊娠，后者指男性曾使配偶妊娠或有过正常生育史。

病因：①睾丸前因素。鞍区（主要指下丘脑、垂体区域）解剖或功能异常；内外源性激素异常造成促性腺激素分泌不足，导致继发性睾丸功能障碍，抑制生精功能。②睾丸因素。包括睾丸先天性异常、睾丸炎、睾丸损伤、精索静脉曲张、全身性疾病、睾丸肿瘤、肿瘤放射治疗或化学治疗以及性腺毒性药物、不良生活习惯。③睾丸后因素。包括输精管梗阻、精子功能异常、性功能障碍以及感染和炎症等。

诊断：不育症不是独立的疾病，是由某一种或很多疾病与因素造成的结果，根据患者病史、性腺毒素接触情况、体格检查及辅助检查等，明确发病部位（睾丸前、睾丸、睾丸后），可进行初步诊断。

治疗：需结合男性病情与其配偶生育力情况，进行一般生活方式干预、药物治疗、手术治疗、辅助生殖技术治疗。

预后：影响男性不育症治疗预后的因素主要包括精子质量、不育的持续时间、女性的年龄和生育能力，以及是原发不育还是继发不育。

(刘贵华)

jīngyè yìcháng

精液异常 (semen abnormality)
精液参数异常。反映男性生育力最重要且最直接的指标。包括多种类型。①无精液症：有性高潮，没有精液射出或逆行射精。②弱精子症：前向运动精子百分率$<32\%$。③弱畸精子症：前向运动精子百分率和正常形态精子百分率分别$<32\%$和$<4\%$。④无精子症：离心后精液中无精子。⑤隐匿精子症：新鲜精液制备的玻片中没有精子，离心沉淀中可观察到精子。⑥血精症：精液中有红细胞。⑦白细胞精子症（脓性精液症）：精液中的白细胞数$>1×10^6/ml$。⑧死精子症：精液中精子存活率$<58\%$。⑨少弱精子症：精子总数$<39×10^6$个或精子浓度$<15×10^6$个/毫升，且前向运动精子百分率$<32\%$。⑩少弱畸形精子症：精子总数$<39×10^6$个或精子浓度$<15×10^6$个/毫升，且前向运动精子百分率$<32\%$和正常形态精子百分率$<4\%$。⑪畸形精子症：正常形态精子百分率$<4\%$。⑫少畸精子症：精子总数$<39×10^6$个或精子浓度$<15×10^6$个/毫升，且正常形态精子百分率$<4\%$。⑬少精子症：精子总数$<39×10^6$个或精子浓度$<15×10^6$个/毫升。

(刘贵华)

gěngzǔxìng wújīngzǐzhèng

梗阻性无精子症 (obstructive azoospermia，OA)
睾丸生精功能正常，因输精管梗阻或先天性输精管缺如，精子不能排出体外的疾病。占无精子症的 20%～40%。睾丸网和射精管之间任何位置的阻塞均导致 OA。根据梗阻部位可分为睾丸内梗阻、附睾梗阻、输精管梗阻、射精管梗阻及多部位梗阻。

先天性 OA 的原因包括先天性双侧输精管缺如和隐源性附睾梗阻。后天性 OA 的病因包括输精管结扎术、感染、创伤或医源性损伤。

该病治疗原则为针对梗阻原因和部位，恢复输精管的通畅。具体包括输精管吻合术、输精管附睾吻合术、经尿道射精管切开术、附睾或睾丸精子获取术和卵胞质内单精子注射 (intracytoplasmic sperm injection，ICSI) 治疗。患者术中预测情况较好且配偶生育评估良好时，显微外科手术重建技术通常比取精术联合 ICSI 是更优先的选择。配偶因年龄或其他状况导致生育力下降，应直接选择 ICSI。

(刘贵华)

fēigěngzǔxìng wújīngzǐzhèng

非梗阻性无精子症 (nonobstructive azoospermia，NOA)
输精管道正常，睾丸生精功能障碍导致的无精子症。原发性生精衰竭占无精子症的 60%，表现为精子生成过程被破坏。生精细胞阻滞在不同发育阶段，如减数分裂前期阻滞阶段、减数分裂期阻滞阶段、减数分裂后期阻滞阶段。NOA 可继发于多种疾病，包括隐睾、睾丸易位、染色体异常、Y 染色体微缺失和其他导致睾丸功能衰竭的遗传疾病，但分子机制还未完全阐明。

NOA 病因包括两方面：①先天性因素，如卡尔曼综合征、生精小管发育不全、遗传性内分泌疾病和隐睾症等。②后天性因素，主要为精索静脉曲张。

精子在发生过程中受到不可逆的损害，睾丸活检和辅助生殖技术是患者获得生物学后代的唯一途径，睾丸切开取精术、显微镜下睾丸切开取精术及卵胞质内单精子注射仍是妊娠的唯一选择。

（刘贵华）

jīxíng jīngzǐzhèng
畸形精子症（teratozoospermia）

射出精液中正常形态精子百分比低于正常生育男性参考值下限的疾病。根据《世界卫生组织人类精液检查与处理实验室手册》（第 5 版）有关精子形态学的评估标准，精子正常形态百分率的参考值下限为 4%。精液分析检查中发现精子的头、体、尾部出现异常形态。特殊类型畸形精子症指精子形态表现为某种高度一致性的畸形，主要包括精子尾部多发形态异常、大头多尾精子症、圆头精子症和无头精子症。

畸形精子症的病因包括两方面：①遗传致病基因突变引起。②后天性因素，主要为生殖道感染、接触重金属、精浆微量元素异常、精索静脉曲张、内分泌因素、不良生活方式和有机化学毒物、药物等方面。

卵胞质内单精子注射是主要治疗方式，可有效帮助患者实现生育。已明确的几种特殊畸形精子症的致病基因均为常染色体隐性遗传，没有明显热点突变，并非行胚胎植入前遗传学检测适应证，但需告知患者遗传风险。

（刘贵华）

shǎojīngzǐzhèng
少精子症（oligozoospermia）

射出体外的精液中有精子，但精子总数（或精子浓度）低于正常生育力男性精液检查参考值下限。根据《世界卫生组织人类精液检查与处理实验室手册》（第 5 版）的参考值，禁欲 2~7 天，至少 2 次或以上精液分析结果显示每次射精的精子总数<$39×10^6$ 个或精子浓度<$15×10^6$ 个/毫升，而精子活动率、精子正常形态率等参数正常。

临床一般分 3 类：①轻度少精子症，精子浓度（10~15）×10^6 个/毫升。②中度少精子症，精子浓度（5~10）×10^6 个/毫升。③重度少精子症，精子浓度<$5×10^6$ 个/毫升。精子浓度<$5×10^6$ 个/毫升时，不管活动力如何，2 年内的自然妊娠率只有 26%。

治疗方案包括药物治疗、手术治疗和辅助生殖治疗。药物治疗包括：①特异性治疗，主要针对病因诊断明确的患者。②非特异治疗，即经验性药物治疗，主要针对隐源性少精子症患者，该类患者缺乏明确的病因，发病机制不明，以用可改善生精功能的药物为主。辅助生殖治疗中，轻度、中度少精子症可选择人工授精；重度少精子症可选择卵胞质内单精子注射。

（刘贵华）

ruòjīngzǐzhèng
弱精子症（asthenozoospermia）

射出精液中前向运动精子百分率低于正常参考值下限的疾病。根据《世界卫生组织人类精液检查与处理实验室手册》（第 5 版）的参考值，禁欲 2~7 天，采集精液，≥2 次精液分析结果显示前向运动精子百分率<32%，精子总数、浓度、正常形态率等参数正常。

临床一般分 3 类：①轻度弱精子症，前向运动精子百分率 20%~32%。②中度弱精子症，前向运动精子百分率 10%~20%。③重度弱精子症，前向运动精子百分率<10%。

治疗方案包括药物治疗、手术治疗和辅助生殖治疗。药物治疗包括：①特异性治疗，主要针对病因诊断明确的患者。②非特异治疗，即经验性药物治疗，主要针对隐源性弱精子症患者，该类患者缺乏明确的病因，发病机制不明，主要以提供能量、维生素和微量元素等抗氧化药物为主。辅助生殖治疗中，轻度、中度弱精子症可选择人工授精；重度弱精子症可选择卵胞质内单精子注射。

（刘贵华）

nánxìng xìngxiàn gōngnéng jiǎntuìzhèng
男性性腺功能减退症（male hypogonadism）

与睾丸功能活性降低相关，伴有雄激素生成减少及生精功能受损的疾病。因睾丸功能衰竭或下丘脑-垂体轴对睾丸的刺激不足导致。常见症状为潮热、体力下降、向心性肥胖和性欲下降等。

临床分为原发性性腺功能减退症和继发性性腺功能减退症。①原发性性腺功能减退症：睾丸本身病变使血清睾酮水平显著降低，引起精子发生障碍，负反馈调节血清促性腺激素水平升高，导致高促性腺激素性腺功能减退症。②继发性性腺功能减退症：血清睾酮水平低，精子发生减少且促性腺激素水平低于正常，导致低促性腺激素性腺功能减退症。

诊断基于临床症状和体征，至少 2 次清晨血清睾酮水平降低作为生物化学依据；合并急症或全身性（系统性）疾病、饮食失调、使用药物（阿片类镇痛药、糖皮质激素和酮康唑等）和过度运动等也导致血清睾酮水平降低时不应诊断为男性性腺功能减退症。

个体化的睾酮应用是治疗的核心。

(刘贵华)

低促性腺激素性腺功能减退症（hypogonadotropic hypogonadism，HH）

先天遗传性或获得性下丘脑或垂体功能障碍，下丘脑促性腺激素释放激素和垂体促性腺激素分泌不足，导致性腺功能减退的疾病。又称促性腺激素功能低下型性腺功能减退症。为青春期发育部分或全部缺失为特征的一种先天性遗传疾病。临床根据患者是否合并嗅觉障碍，将其分两类：伴有嗅觉受损者的卡尔曼综合征（Kallmann syndrome，KAL）和嗅觉正常的 HH。

临床表现为第二性征不发育和配子生成障碍；骨骺闭合延迟；嗅觉障碍；躯体或器官异常等。男性骨龄 >12 岁或生理年龄 ≥18 岁、尚无第二性征出现和睾丸体积增大、睾酮水平 ≤3.47nmol/L（100ng/dl），促性腺激素（包括卵泡刺激素和黄体生成素）水平低或正常，且找不到明确病因者可诊断。该病需与多种腺垂体激素分泌障碍、体质性青春期发育延迟、营养状态对青春期发育的影响、慢性系统性疾病对青春期发育的影响以及合并有性腺轴功能减退的各种遗传性疾病相鉴别。

治疗包括睾酮替代治疗、促性腺激素生精治疗、促性腺激素释放激素脉冲治疗。

(刘贵华)

精子生成受阻（blocked spermatogenesis）

精子生成过程被破坏的现象。生精细胞阻滞在不同发育阶段，如减数分裂前期阻滞阶段、减数分裂期阻滞阶段、减数分裂后期阻滞阶段。

病因包括染色体异常、内分泌疾病（如下丘脑功能障碍、垂体功能障碍等）、生殖道感染、输精管梗阻、睾丸生精功能异常、隐睾、小睾丸、无睾、病毒性睾丸炎、精索静脉曲张，毒素、磁场、高热和外伤，精子结构异常和精浆异常、免疫性不育、男性性功能障碍和药物毒性等因素，均可导致男性精子生成受阻。由上述某一种或多种疾病与因素造成的精子生成受阻，根据病史、性腺毒素接触史、体格检查及辅助检查等，可进行初步诊断。

治疗总目标是去除致病因素、改善精子质量、增加自然妊娠机会或提高辅助生殖技术的成功率。制订治疗方案时应遵循的原则是首先充分考虑配偶的生育能力，再从病因诊断入手，合理选择各种可能的治疗方法，对病因诊断明确者对因治疗，病因未明者则可选择经验性治疗。

(刘贵华)

精子结构异常（structure abnormality of spermatozoon）

精子畸形。按精子形态异常部位分 3 类：①头部畸形，如圆头、无头、双头、空泡头、精子核异常、大顶体、小顶体伴不规则头和梨形头等。②颈部和中段畸形，如剩余细胞质和断头精子。③尾部畸形，如鞭毛多发形态异常和原发性鞭毛运动障碍。

病因包括两方面：①遗传致病基因突变引起，致病基因均为常染色体隐性遗传，没有明显热点突变，并非行植入前遗传学检测适应证。②后天性因素，主要为生殖道感染、接触重金属、精浆微量元素异常、精索静脉曲张、内分泌因素、不良生活方式、化

学毒物及药物等方面。卵胞质内单精子注射是精子结构异常患者获得后代有效的治疗方法。

(刘贵华)

男性性功能障碍（male sexual dysfunction）

正常男性性功能的整体活动过程（包括性欲唤起、阴茎勃起、阴茎插入阴道、性欲高潮、射精和性满足 5 个环节）中，任一环节发生障碍，从而影响正常性功能的现象。男性性功能评估分为性欲、勃起功能和射精功能评估。

最常见的临床表现是勃起功能障碍和早泄。勃起功能障碍指阴茎持续不能达到和/或维持足够的勃起以获得满意的性生活，发病时间持续 6 个月以上的疾病。治疗方法是基础治疗、口服药物治疗、物理治疗、海绵体注射治疗和手术治疗等。

早泄主要是以阴茎插入阴道后射精的控制能力减弱，射精潜伏期短为临床表现，可使用心理和行为疗法、选择性 5-羟色胺再摄取抑制剂和经皮电刺激辅助等治疗方法相结合。

(刘贵华)

勃起功能障碍（erectile dysfunction，ED）

阴茎不能持续达到和/或维持足够的勃起以获得满意的性生活，且发病时间持续 6 个月以上的疾病。为成年男子的常见疾病，病因包括血管性因素、激素异常、神经系统和心理功能障碍。

治疗包括：①基础治疗，ED 可能是全身疾病的前驱症状及局部表现，对 ED 患者伴发的基础疾病、不良生活方式及精神心理因素需进行有效管理，包括调整生活方式、治疗原发基础疾病、

心理疏导和性生活指导等，有利于 ED 的康复。②口服药物治疗，主要指 5 型磷酸二酯酶抑制剂，是 ED 治疗的首选方式；其次，包括雄激素补充治疗、给予抗氧化剂和改善微循环的药物。③物理治疗，如负压吸引与微能量等作为 ED 治疗的辅助手段，对于单纯使用口服药物疗效欠佳的患者，可选择或联用恰当的物理治疗。④海绵体内血管活性药物注射，ED 的二线治疗方案，患者口服药物无效时考虑。⑤手术治疗，腹壁下动脉-阴茎背动脉吻合术（血管成形），腹壁下动脉-阴茎背深静脉吻合术（静脉动脉化），腹壁下动脉-阴茎背深静脉吻合+静脉结扎术。手术治疗是 ED 的三线治疗方法，用于一、二线治疗无效的中度至重度 ED 患者。

（刘贵华）

bùshèjīng

不射精（anejaculation，AE）

心理性或器质性病因导致的性交时间延长、伴或不伴性高潮、不能射精的疾病。导致男性不育。

按病因分为功能性不射精和器质性不射精。①功能性不射精：多见，以精神心理因素为主，如躁狂、抑郁、性唤起障碍、夫妻关系不和、性技巧缺失和性生活环境不佳等导致不射精。②器质性不射精：包括先天发育或解剖异常、手术或外伤引起神经传导障碍、内分泌异常等导致不射精。

对功能性不射精患者，需进行针对性的心理疏导，通过性技巧和方法指导，获得精子。对器质性不射精患者，需先治疗原发病，后采用药物降低射精的阈值，可能有效的药物是肾上腺素 α 受体激动药，如米多君、麻黄碱、伪麻黄碱等；或利用阴茎震动器震动刺激或电刺激仪诱导射精。

药物治疗或刺激取精效果欠佳时，可选择手淫取精或直接经睾丸穿刺取精行辅助生殖技术生育后代。

（刘贵华）

nìxíng shèjīng

逆行射精（retrograde ejaculation）

阴茎能正常勃起，性交时有性高潮和射精动作，但无精液从尿道口排出，而是排入膀胱腔内的疾病。又称逆向射精。是唯一机制明确的射精障碍，有射精动作发生，但没有精液或仅有极少量液体从尿道口排出，表现为干射，精液实际射入膀胱内。射精后即刻留取尿液标本，离心沉淀后观察发现大量精子。

治疗方案包括药物治疗和辅助生殖技术。药物治疗指使用肾上腺素 α 受体激动剂（麻黄碱、伪麻黄碱、米多君等），通过交感神经刺激促进膀胱颈闭合及精囊和输精管收缩，诱发顺行射精。药物治疗或手术治疗无效时可采用辅助生殖技术，通过碱化尿液再射精后离心收集精子，洗涤后如达到人工授精的标准可行人工授精，若质量较差（如尿液精子未见活动精子）则行睾丸穿刺取精进行卵胞质内单精子注射。

（刘贵华）

báixìbāo jīngzǐzhèng

白细胞精子症（leukocyte spermatozoa）

各种原因引起的男性精液中的白细胞数量异常增多导致的综合征。病因主要和细菌感染密切相关。临床表现为尿频、尿急、尿痛，附睾增大、触之疼痛，上腹部持续性疼痛、排尿困难、性交疼痛等。诊断标准是男性精液内白细胞数 $> 1 \times 10^6/\mathrm{ml}$。

白细胞精子症反映精液内可能存在炎症。人体尤其是泌尿系统出现炎症的情况下，会出现反

应性的白细胞渗出，提示存在泌尿生殖系统的炎症。白细胞不仅杀死细菌和病毒等有害物质，对正常组织的生存环境也会造成一定的影响。白细胞增加对正常的精子有害。

一旦诊断为白细胞精子症，首先要筛查病原菌，然后再筛查感染的来源，通过有效的抗感染治疗，达到对白细胞精子症的有效控制，改善精子的生存环境，改善男性生育能力。

（严肃）

jīngyè bùyèhuà

精液不液化（prolonged liquefaction）

精液排出体外后在约25℃温度下60分钟仍呈胶冻状或仍含有大部分凝块的状态。正常精液射出体外后，在精囊分泌的凝固酶作用下，呈稠厚的胶冻状，射出体外 10~20 分钟后在前列腺分泌的纤维蛋白溶解酶的作用下而液化，变得较为稀薄。精液正常液化时间<30 分钟。液化异常指在射精后至少半小时精液不能完全液化或超过 1 小时才开始液化的现象，包括精液不液化及精液液化迟缓，习惯上统称为精液不液化。

（严肃）

jīngsuǒ jìngmài qūzhāng

精索静脉曲张（varicocele，VC）

精索蔓状静脉丛扩张、伸长和迂曲的血管病变。由于影响睾丸精子发生的微环境，常导致进行性睾丸功能减退，是男性不育的常见原因之一。临床依据病因分为原发性与继发性两种。原发性精索静脉曲张是精索静脉瓣膜异常或精索静脉发育不良导致血液回流障碍引发。继发性精索静脉曲张是腹腔内或腹膜后肿瘤、肾盂输尿管扩张积水或异位血管压迫上行的精索静脉引起，一经

确诊需处理原发疾病。

病因和发病机制 原发性精索静脉曲张患者多为青壮年，发病率约 15%。青春期前发病率较低。左侧精索静脉与左肾静脉相连形成回路注入下腔静脉，右侧精索静脉直接与下腔静脉相连接，左侧精索静脉通常较右侧长 8~10cm（图 1）。90% 以上原发性精索静脉曲张见于左侧。男性不育者中精索静脉曲张发病率占 35%~40%，是不育症的常见原因。

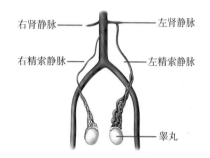

图 1　精索静脉解剖示意

精索静脉曲张引起男性不育的机制尚未完全清楚，可能与下列因素有关：①精索静脉内血液淤滞，睾丸局部温度升高，改变了精子发生需要的特定温度环境，精子的生成出现障碍。②精索静脉曲张形成的血液滞留影响正常血液循环，造成睾丸组织缺氧。③多种代谢产物蓄积，如类固醇、儿茶酚胺、5-羟色胺等，使生精细胞的功能发生紊乱。④精索静脉曲张时睾丸周围的静脉丛血液淤滞，静脉压增高，影响睾丸新陈代谢。⑤两侧睾丸之间的静脉血管有丰富的交通支，一侧曲张静脉蓄积的有害代谢物质可影响到对侧，使精子的生长发育或受精能力受到影响。

临床表现 除可造成男性不育，常见症状是患侧阴囊疼痛不适，可向下腹部、腹股沟区及后腰部放射，立位或劳累后症状会加重，平卧、休息后症状可减轻或消失。尽管部分患者阴囊可观察或触及蚯蚓状曲张的静脉团，但静脉曲张程度不一定与症状一致。

诊断 通过 B 超或彩色多普勒超声等检查可明确诊断。一般认为静脉血管直径>2mm 应怀疑精索静脉曲张。

治疗 无症状或症状较轻的患者，建议采取非手术治疗，阴囊托带，尽量避免造成盆腔及会阴充血的剧烈活动，定期随访。发现睾丸缩小、质地变软或有不育史等，及时手术治疗。

（毛全宗）

jīngyè jiǎnchá

精液检查（semen analysis） 按照世界卫生组织推荐的标准方法评估男性精液质量的技术。是评估男性生育能力的重要手段。主要了解精子浓度、活力与形态或受精功能的实验室评估体系，包括精浆生化参数等，强调在质量保证体系下严格实施检查。

操作步骤 ①精液标本采集前，男性应禁欲至少 2 天，最多 7 天，通过手淫方式将精液完整采集于洁净干燥的专用容器中，记录受检者的名字、编码、禁欲时间、标本采集时间、标本的完整性及采集标本中遇到的困难等信息。②标本采集后立即送检，实验室接收标本后置于 20~37℃ 环境中待其液化，液化后应尽快开始检测，首先大体观察精液的外观、液化时间、黏稠度、体积和 pH 等，然后采用显微镜检测精子浓度、活力、形态学和非精子细胞等参数。

注意事项 精液采集务必注意禁欲时间，并确保标本的完整性。检测过程按照世界卫生组织推荐的方法规范进行。

（新镭）

nánxìng bùyùzhèng pínggū

男性不育症评估（investigation of male infertility） 因不能使配偶妊娠就诊的男性，通过规范的评估流程确定是否存在不育、不育的类型及导致不育的原因的过程。不育症是配偶正常，有正常性生活而 1 年未能使配偶妊娠的男科疾病。

评估流程包括病史采集、体格检查及精液分析等辅助检查。①病史采集：包括就诊者的性生活史、配偶有无妊娠经历及妊娠结局、生育相关的检查结果及治疗情况、可能影响生育的危险因素等。②体格检查：除一般体检，应重点关注生殖器官（阴茎、阴囊、睾丸、附睾和输精管等）的外观、质地、有无结节或缺失等病损。③精液常规检查：最基本的实验室检查项目。④根据就诊者的具体情况选择其他必要的检查项目，如精浆生化分析、性激素测定、睾丸超声等。结合病史、体检及实验室检查的结果对就诊者作出综合判断。

jīngzǐ xíngtàixué fēnxī

精子形态学分析（sperm morphology analysis） 通过各种染色对精子形态进行观察和分析，突出显示精子结构的细节，了解精子的功能或造成精子各种损伤的可能机制和因素的方法。

操作步骤：①取适量精液涂于载玻片，经空气干燥及固定后，按照标准的操作流程进行染色，用光学显微镜检查评估。②对精子进行染色：常用的精子染色方法有巴氏染色法、Shorr 染色法及 Diff-Quik 染色法。巴氏染色法能很好地显示精子头部的顶体区（淡蓝色）和顶体后区（深蓝色）、残留细胞质（粉红色或红色）、中段（红色）和主段（蓝色或淡红色），可显示未成熟生精细胞及非精子细胞，被世界卫生组织推荐作为最适合评估精子形态的染色方法。③染色后的涂片使用亮视野显微镜在 1000 倍油镜下观察，有顺序地选择涂片的几个区域，对视野中的每个精子进行评估，至少评估 200 个精子，重复评估 2 次，计算正常形态精子百分率。正常形态精子的参考值下限为 4%。

（新 镭）

jīngzǐ DNA suìpiàn jiǎncè

精子 DNA 碎片检测（sperm DNA fragmentation test）

测定精子 DNA 链断裂情况的方法。精子 DNA 链是男性遗传信息的载体，多种病理过程如基因突变、氧化应激和电离辐射等，可导致精子 DNA 单链或双链断裂，影响受精、胚胎发育及妊娠等，引起男性不育、妊娠丢失等不良后果。精子 DNA 碎片检测与精液常规分析的参数不同，仅靠精液常规检验难以准确了解精子 DNA 损伤的程度，精子 DNA 碎片检测可为男性不育的诊疗提供重要的补充信息。常用的检测方法包括末端脱氧核苷酸转移酶缺口末端标记（TUNEL）、染色质扩散试验、彗星试验（又称单细胞凝胶电泳实验）及吖啶橙流式细胞术等，几种技术的测定结果间存在相关性。

适应证 原因不明性不孕、复发性流产、体外受精-胚胎移植治疗反复失败等的男性检查。

操作步骤 各种检测方法均有商业化的试剂盒供选用，操作步骤应按照使用说明书进行。

注意事项 精液标本的采集应参照精液检查的要求，包括提前禁欲 2~7 天、完整收集精液标本、及时送检。

（新 镭）

jīngpí fùgāo chuāncì qǔjīng

经皮附睾穿刺取精（percutaneous epididymal sperm aspiration，PESA）

使用细针经皮肤穿刺附睾头部，负压抽吸以获取精子的操作。主要用于梗阻性无精子症患者的诊疗，术中获得的精子可用于卵胞质内单精子注射（intracytoplasmic sperm injection，ICSI）或冷冻保存，操作简便、快捷、廉价，患者痛苦小，且绝大多数患者可获得足够用于 ICSI 或冷冻的精子。

操作步骤 ①术前向患者充分说明操作的目的及注意事项，进行必要的皮肤准备。②操作时患者取平卧位，常规消毒铺巾后，术者一手固定患者附睾，一手持细针穿刺附睾头部，持续负压抽吸，获得浑浊的附睾液，拔出细针后将附睾液送检。③操作完成后注意压迫穿刺点，减小局部血肿的风险。

注意事项 操作时常有轻微的睾丸和附睾疼痛、肿胀等，可能出现局部感染、血肿甚至睾丸萎缩等相对罕见的并发症，应注意观察，及时处理。

（新 镭）

jīngpí gāowán chuāncì qǔjīng

经皮睾丸穿刺取精（testicular epididymal sperm aspiration，TESA）

使用细针经皮肤穿刺睾丸，负压抽吸以获取精子的操作。操作简便、快捷、廉价，患者痛苦小。

适应证 用于梗阻性无精子症、非梗阻性无精子症的诊疗，术中获得的精子可用于卵胞质内单精子注射或冷冻保存。此外，

射精障碍的男性患者，必要时也可采用 TESA 方式取精。需要特别指出的是，部分患者可能获取精子失败而不得不改行卵母细胞冷冻、供精甚至放弃治疗。

禁忌证 Y 染色体 AZF 基因 a 区或 b 区完全缺失的无精子症患者，通过 TESA 获得精子的机会极低，应避免该操作。

操作步骤 ①术前向患者详细说明操作的目的及注意事项，进行必要的皮肤准备。②操作时患者取平卧位，常规消毒铺巾后，术者一手固定患者的一侧睾丸，一手持细针穿刺睾丸，持续负压多点抽吸，获取睾丸液，拔出细针后将所获得睾丸组织送检。③操作完成后注意压迫穿刺点，减小局部血肿的风险。

注意事项 操作时常有轻微的睾丸疼痛、肿胀等，可能出现局部感染、血肿甚至睾丸萎缩等罕见的并发症，应注意观察，及时处理。

（新 镭）

gāowán huójiǎnshù

睾丸活检术（open testis biopsy）

采取切取或穿刺等方法从患者睾丸取出组织进行病理学检查的技术。是一种具有诊断和治疗双重功能的临床技术，有助于鉴别是生精功能障碍引起的无精子症，还是生殖管道梗阻引起的无精子症，并且可以诊断和估计生殖内分泌紊乱及卵泡刺激素和黄体生成素受体分布的情况，是不育症最重要的检查手段之一。对无精子症患者可明确睾丸生精状态；对可疑睾丸肿瘤患者也有利于明确诊断。

适应证 睾丸活检属于有创检查，术前对患者进行全面评估，尽量避免不必要的操作。仅在常规无创性检查无法明确诊断时进

行活检。

禁忌证 遗传学检查提示患者的 Y 染色体 *AZF* 基因 a 区或 b 区完全缺失，活检找到成熟精子的机会极低，不应对此类患者实施睾丸活检。

操作步骤 全身或局部麻醉下进行，患者平卧位，常规消毒铺巾后，逐层切开阴囊皮肤、肉膜及鞘膜，暴露一侧睾丸后，用尖刀在睾丸白膜上切口，从切口处提取适量组织送检，逐层缝合白膜、鞘膜、肉膜及皮肤，加压包扎。

注意事项 操作时常有轻微的睾丸疼痛、肿胀等，术后可能出现局部感染、血肿甚至睾丸萎缩等相对罕见的并发症，应注意观察，及时处理。

（新 镭）

qùtòumíngdài cāngshǔluǎn-jīngzǐ chuāntòu shìyàn

去透明带仓鼠卵–精子穿透试验（zona-free hamster egg penetration assay）

将获能和发生顶体反应的精子与去透明带仓鼠母细胞一起孵育，在显微镜下观察，检测精子获能、顶体反应、精子卵膜融合能力及精子核解聚能力的试验。将经过上游或密度梯度离心处理的精子调整至适当浓度，与去除透明带的仓鼠卵母细胞共培养 3 小时，用相差显微镜观察记录有精子穿透的卵母细胞百分率及穿透每个卵母细胞的精子数、仍结合于卵母细胞表面的精子数。该技术相对陈旧，世界卫生组织《人类精液检查与处理实验室手册》（第 6 版）已不再收录。

（新 镭）

jīngjiāng shēnghuà fēnxī

精浆生化分析（biochemical composition of seminal plasma）

通过生化成分分析检测精浆所含的生物活性物质以评估附属性腺功能的检测。精液除去精子后所剩余的精浆中，含有多种生物活性物质，由输精管道及附属性腺上皮（如附睾、精囊及前列腺等）分泌，对维持精液的性状、维护精子的功能具有重要作用，测定含量可反映附属性腺的功能、评估精液质量、查找男性生育力是否受损的因素。

临床应用 ①前列腺分泌能力：精液中的锌、柠檬酸和酸性磷酸酶反映前列腺的分泌，这几个参数间具有良好的相关性，临床通过色度计技术检测精浆锌含量，评估前列腺功能。②精囊分泌能力：精液中的果糖反映精囊的分泌，通过色度计技术检测精浆果糖含量，评估精囊功能。③附睾分泌能力：精液中的左旋肉碱、甘油磷酰胆碱及中性 α 葡糖苷酶反映附睾的分泌。中性 α 葡糖苷酶检测具有更好的灵敏度和特异度，通过色度计技术检测精浆中性 α 葡糖苷酶含量，评估附睾功能。

适应证 精液液化不良、少精子症、弱精子症、畸形精子症、无精子症及原因不明性不孕等。

操作步骤 各种分泌物的测定有商业化的试剂盒供选用，操作步骤应按照使用说明书进行。

临床意义 一次射精所取得的精液中的某种分泌物的总含量而非浓度，可反映相应腺体的总体分泌功能，总含量通过该物质的浓度与精液体积相乘来计算。

（新 镭）

jīngzǐ bāobèi kàngtǐ jiǎncè

精子包被抗体检测（testing for antibody coating of spermatozoa）

检测体内是否存在精子包被抗体的方法。精液中存在抗精子抗体时，影响精子的受精能力，导致生育力下降，通过精子包被抗体检测在精子表面或体液中检测到免疫球蛋白 A 或免疫球蛋白 G，可评估免疫学因素对男性生育力的影响。检测精子表面抗体采用直接试验，包括混合抗球蛋白反应和免疫珠试验；检测没有精子的体液中的抗精子抗体应采用间接试验，将待测体液与除去了精浆、不含抗体的供者精子孵育后再检测。

该方法适用于怀疑免疫学因素导致男性不育的患者。操作步骤见免疫珠试验和混合抗球蛋白反应。

（新 镭）

miǎnyìzhū shìyàn

免疫珠试验（immunobead test, IBT）

使用结合了免疫球蛋白（immunoglobulin，Ig）的微珠检测精子包被抗体的方法。包括直接免疫珠试验和间接免疫珠试验，直接免疫珠试验主要用于检查精子表面抗体，将包被共价键结合的抗 IgG 或抗 IgA 的兔抗人免疫球蛋白的微珠与洗涤过的精子相混合，免疫微珠结合到活动精子上提示该精子表面有 IgG 或 IgA 抗体；间接免疫珠试验用于检测不含精子的体液，无抗体的供者精子吸附了待测定液体中的抗体后，采用直接免疫珠试验来检测。

直接免疫珠试验操作步骤

①取 3 张载玻片，分别滴上 5μl 待测定的精子悬液、抗精子抗体阳性精子悬液和抗精子抗体阴性精子悬液。②每个精子悬液滴旁边，加 5μl 抗 IgG 免疫珠悬液。③用移液器吸头将每份免疫珠悬液和精子悬液充分混匀。④在混合液上盖上盖玻片，室温下在载玻片湿盒内静置 3～10 分钟。⑤用相差显微镜放大 200 倍或 400

倍观察，评定活动精子和黏附有2个或更多免疫珠的活动精子的百分率，至少检测200个活动精子。⑥用抗 IgA 免疫珠悬液重复以上步骤。

间接免疫珠试验操作步骤

①将待检测体液（宫颈黏液、血清、精浆、睾网液等）置于56℃热处理灭活补体后稀释。②将待测定液体与供者精子悬液混合后，37℃孵育1小时，离心弃上清液，缓冲液反复洗涤后重新悬浮，备用。③其他同直接免疫珠试验的步骤。

注意事项 没有基于可生育男性精液免疫珠试验的有抗体结合精子的循证参考值，实验室应使用已使配偶妊娠、精液参数正常男性的精液样本定义和确定该实验室的参考值范围。

（新 镭）

hùnhé kàngqiúdànbái fǎnyìng

混合抗球蛋白反应（mixed antiglobulin reaction，MAR）

使用"桥连"抗体将包被了抗体的微珠与精液中未经洗涤的精子表面暴露的免疫球蛋白 G（immunoglobulin G，IgG）或 IgA 相作用，来检测精子包被抗体的方法。

操作步骤 ①充分混匀精液标本后，在2张载玻片上各滴1份3.5μl精液，另取2张载玻片，分别滴上3.5μl抗精子抗体阳性精液和抗精子抗体阴性精液作为对照。②在每滴待检测的精液及对照精液中，滴加3.5μl包被了IgG的微珠，用移液器吸头混匀。③加3.5μl抗人 IgG 抗血清到每个待测液滴中，混匀。④加盖片，室温水平静置于载玻片湿盒内3分钟。⑤用相差显微镜放大200倍或400倍观察1次，评定活动精子和黏附有2个或更多微珠的活动精子的百分率，至少检测200

个活动精子，10分钟后再观察1次。⑥用包被了 IgA 的微珠代替包被了 IgG 的微珠，抗 IgA 抗体代替抗 IgG 抗体，重复以上步骤。

注意事项 没有基于可生育男性精液 MAR 试验的有抗体结合精子的循证参考值，实验室应使用已使配偶妊娠、精液参数正常男性的精液样本定义和确定该实验室的参考值范围。

（新 镭）

nánxìng bùyùzhèng shǒushù zhìliáo

男性不育症手术治疗（surgical treatment for male infertility）

通过外科手术治疗影响精子发育形成及精子在输精管道输送的疾病的方法。

适应证：①输精管道梗阻导致不育，需通过外科手术恢复管道通畅。②手术矫正输精管道外的其他因素，如逆行射精或阴茎、尿道异常致精液不能正常排入女性生殖道内的不育症。③改善睾丸的生精功能，如精索静脉曲张结扎术及隐睾下降固定术。④通过外科手术治疗其他器官疾病，如垂体、肾上腺、甲状腺疾病导致内分泌激素紊乱引起的男性不育。

（毛全宗）

shūjīngguǎn fùtōngshù

输精管复通术（vas deferens anastomosis）

将人为阻断或病理性阻断的输精管修复再通的手术。男性绝育手术如输精管结扎术、输精管粘堵术、输精管栓堵术或输精管夹闭塞术等，需再行输精管复通时常采用的手术方式。输精管的吻合再通是输精管复通术常用手术方式。20世纪70年代前，输精管复通采用肉眼直视吻合方式，复通率30%～60%。随医疗技术的进步，广泛开展显微镜下输精管吻合术，复通率显著

提高，可超过90%。

适应证 ①输精管结扎术后因特殊原因需再生育。②绝育术后附睾淤积症经非手术治疗无效。③绝育术后因精神因素所致的性功能障碍经多方治疗无效，且无手术禁忌证。④外伤或手术意外损伤输精管。⑤输精管阻塞性无精子症。

禁忌证 ①性功能不正常且接受绝育术前无生育史。②生殖器官发育不正常，存在附睾病变合并输精管粘连等异常症状。③有未控制的泌尿生殖系炎症。

术前准备 ①以恢复生育为目的者，进行血清抗精子抗体检查；双侧睾丸体积均<12ml 者还需检查血生殖激素如卵泡刺激素、黄体生成素、睾酮和催乳素等。②术野备皮。③术前6小时禁食水。

操作步骤 有以下两种。

常规吻合 ①采用局部麻醉、骶管或硬膜外麻醉。必要时加静脉辅助药物。②常规消毒铺设无菌巾。③于阴囊前外侧将扪及的输精管固定于皮下，切开皮肤、肉膜2cm左右，解剖暴露输精管远端、近端或梗阻部位，距病损部位0.2～0.3cm切断输精管。远端输精管内插入钝针头，注入生理盐水确认是否通畅无阻力。近附睾端输精管若有液体溢出，直接涂于载玻片，加生理盐水混匀后显微镜检查有无精子，若无精子，可挤压同侧附睾，进行溢出液复检。④用6～0尼龙缝线将输精管的远近两端全层缝合4～6针进行对合吻合，吻合口两端的输精管周围组织，缝合2～3针减低吻合口张力。管腔内置尼龙线作支撑物，术后7～9天拔除。缝合皮下组织及皮肤，完成手术。对侧输精管复通，方法同上。⑤术

后托起阴囊 1 周，减轻直立时睾丸下坠造成吻合口张力。若手术中放置引流管，术后 24～48 小时拔除。术后 5 天内每晚口服雌激素类药物，避免阴茎勃起。⑥术后 1 个月、3 个月、6 个月、12 个月复查精液常规检查，了解精子的数量和质量情况。

显微外科输精管吻合法 步骤与常规吻合基本相同。显微镜下目标可放大 10～40 倍，解剖更清晰，手术可采用更加细的针线缝合，输精管对合更好，甚至可做到输精管壁层、外膜和周围组织 3 层缝合法。术中一般不放置尼龙线支撑输精管。

手术成功的判断标准 ①解剖学成功：出现一定数量的精子和有正常活力的精子。②功能成功：出现配偶妊娠。③心理成功：消除了对心理上的不良影响。

预后 输精管吻合手术操作部位表浅，控制好出血和感染因素通常无严重并发症。影响输精管吻合手术后复通、生育的因素较多，包括手术方法、吻合部位、吻合处输精管两断端组织健康状况、输精管断通绝育时间、吻合次数、手术熟练程度及精液液化异常等。

(毛全宗)

jīngsuǒ jìngmài gāowèi jiézāshù
精索静脉高位结扎术（high ligation of spermatic vein）

在腹膜后、腹股沟管内环水平上高位结扎和切断精索内静脉的手术。

适应证 主要治疗原发性精索静脉曲张。①精索静脉曲张导致不育者，存在精液检查异常，无其他影响生育的疾病，配偶生育能力检查无异常，应及时手术。②精索静脉曲张伴明显站立后阴囊坠胀痛等，体检发现睾丸明显缩小，即使无生育需求，也可考虑手术。③青少年期的精索静脉曲张，伴有睾丸容积缩小者应尽早手术治疗，预防成年后不育。④轻度精索静脉曲张患者，如精液分析正常，应定期随访（每 1～2 年），一旦出现精液分析异常、睾丸缩小、质地变软应及时手术。⑤精索静脉曲张同时伴有非梗阻性因素所致少精子症患者，精索静脉曲张手术同时建议施行睾丸活检，以利配偶妊娠。

禁忌证 有腹腔感染和盆腔开放手术病史合并广泛粘连。

手术方法 传统开放高位结扎术、腹腔镜下手术、显微镜下手术及精索静脉栓塞治疗。

术前准备 ①精液分析，了解是否存在生精功能障碍。②生殖、内分泌及抗精子抗体等检查，了解有无其他因素引起精液异常。③术野备皮。④术前禁食水 6 小时。

操作步骤 包括以下几种。

传统开放精索静脉结扎手术经由腹股沟、腹膜后或腹股沟下途径实施。①腹股沟入路：患者麻醉后取平卧位，臀部垫高，常规术区消毒铺无菌巾，腹膜沟上方斜切口，依次切开皮肤、皮下组织、腹外斜肌腱膜和提睾肌，打开腹股沟管，游离精索静脉丛，分离精索静脉的每支，通常是 3～4 支，钳夹离断，远近端分别结扎。检查无活动出血，逐层缝合切口。②腹膜后入路：仰卧位，内环外上方纵行 3～5cm 长切口；切开腹外斜肌腱膜，钝性分离腹内斜肌和腹横肌、腹横筋膜，进入腹膜后间隙。向内侧推开腹膜，显露精索静脉血管。粗大的精索内静脉常为 1 支，很少达 3～4 支。仔细分离每支静脉，钳夹离断，远端、近端分别双重结扎。组织彻底止血后，分层关闭切口。腹膜后入路的优点是精索静脉越往高处分支越少、离断结扎越确切、术后复发率低。缺点是手术视野深，操作较腹股沟切口困难。

腹腔镜下精索静脉高位结扎术或显微镜下手术 腹腔镜手术具有损伤小、同时行双侧手术等优点，肥胖、有腹股沟手术史、开放手术后复发及需双侧手术的患者，宜采用该种手术方式。显微镜下手术能够结扎精索所有引流静脉，清晰辨别地保留动脉、淋巴管及神经，操作更细致，术后复发率低。

精索静脉介入栓塞术 通过经皮穿刺插管方式，经颈静脉、肘静脉或股静脉途径，选择性插管至精索静脉，注入硬化剂，达到闭塞精索静脉主干，阻止血液反流的目的，优点是创伤小、住院时间短；缺点是技术复杂，术后复发率较其他术式高。

注意事项 无论哪种手术方式，均须仔细辨认并保留睾丸动脉与伴行的神经，防止影响睾丸功能。

并发症 ①阴囊水肿或睾丸鞘膜积液：术后常见并发症，与淋巴管损伤有关。②睾丸萎缩：与睾丸动脉损伤有关。③神经损伤：经腹股沟手术易损伤髂腹股沟神经、生殖股神经及精索上下神经，术中应仔细辨认血管与神经。④腹腔镜精索静脉曲张手术中采用的 CO_2 气腹会造成网膜阴囊气肿，常于数小时后自行消失。⑤经腹膜后入路会伤及邻近的输尿管等脏器，应细致操作，避免误伤。

(毛全宗)

búyùnzhèng huànzhě xīnlǐ kùnjìng
不孕症患者心理困境（psychological distress of infertility）

不孕症患者因无法生育引起的

一系列心理上的痛苦境遇。包括悲伤、愤怒、紧张及拒绝接受事实甚至可能抑郁等。尽管男性不育的比例在增加，面对不孕时女性的心理压力更大。无法生育通常被认为是女性的问题。许多不合理的社会认知及偏见会使不孕女性遭受各种类型的歧视且承受更多的社会后果，如家庭暴力、婚姻破碎、恶意诽谤等。不孕症患者被蔑视，自身也产生不认同感。不孕症的心理困境影响患者的身心健康和社交生活，许多患者会失去社交沟通能力，封闭自己，产生焦虑及抑郁情绪，甚至推迟不孕治疗。

不孕治疗前 有抑郁症病史的女性患不孕症的概率是无抑郁症病史女性的 2 倍。抑郁症与不孕有很强的关联性，皮质醇、女性性激素与不孕有关。压力激素可与输卵管受体结合，减少血流，阻碍配子在输卵管的运输。

不孕年限 2～3 年的不孕患者，相对于不孕 1 年或 6 年以上的患者，抑郁评分较高。有明确原因导致不孕的患者比原因不明性不孕患者抑郁评分高。

不孕症治疗初期，19.4% 的患者会出现中-重度的抑郁症状，54% 出现轻微抑郁症状。大多数不孕症女性不会出现抑郁症状，但不孕症的诊断会给患者带来心理压力，74.6% 的不孕女性会出现情绪改变，49.2% 会发生自我认知的改变。

不孕治疗中 不孕症治疗药物和技术提高妊娠率，但治疗过程中患者会出现心理反应，表现为抑郁、紧张、愤怒甚至精神错乱。①口服避孕药常在体外受精治疗中应用，实现对垂体-下丘脑的降调节及预防早排卵。含有较高剂量孕激素的口服避孕药与抑郁有关（5%～50%）。少数女性服用口服避孕药可引起体内激素水平的波动，导致情绪波动，建议使用口服单相片剂。②体外受精中抑制早发的黄体生成素峰。75% 使用促性腺激素释放激素激动剂的患者会出现抑郁症状。温和的拮抗剂方案使患者压力降低，较少出现抑郁症状。③氯米芬作为雌激素受体的竞争性拮抗剂，可干扰雌激素的负反馈，刺激卵泡的生长。不良反应包括焦虑、睡眠障碍、易怒及围月经期症状。④多巴胺激动剂治疗高催乳素血症，直接作用于多巴胺受体，产生包括抑郁、嗜睡、失眠甚至精神错乱等心理不良反应。⑤不孕女性在体外受精或卵胞质内单精子注射过程中表现出更多的抑郁情绪。体外受精治疗前及妊娠失败后，8% 的患者会出现中-重度抑郁情绪，严重程度随不孕年限的增加而加重。不孕治疗年限不同，发生的抑郁症状也不同，第 1 年治疗中患者情绪紧张非常明显，第 2 年时出现缓解，第 3 年情绪紧张的情况再次显著增加。不孕患者的婚姻状况和性生活满意度治疗第 1 年、第 2 年时比较稳定，第 3 年时出现恶化。

（梁晓燕）

búyùnzhèng huànzhě xīnlǐ zhìliáo
不孕症患者心理治疗（psychological treatment of infertility）

应用心理学的原理和方法对不孕症患者的心理、情绪、认知和行为有关问题进行治疗的方法。不孕患者常产生焦虑、抑郁和自卑等负面情绪，导致生活满意度下降、社交孤立和社交回避，严重者影响工作和沟通。对不孕患者进行心理干预和治疗十分必要。

不孕症患者的心理治疗包括早期压力评估，评估工具主要有霍尔姆斯和瑞赫压力量表或生育生活质量量表（Fertility Quality of Life，FertiQoL）。FertiQoL 是第一个国际认可的评估工具，用来衡量不孕症患者对生活品质的感受，从生活的主要领域及各个维度对患者进行评估，对压力水平高的患者是缓解压力的手段。建议在进行不孕治疗前使用认知-行为治疗、放松疗法等。

不孕治疗前 对不孕患者过往用药史及精神史进行评估，关注既往或现在出现的情绪改变。

主动观察患者的情绪及焦虑症状，更好地对患者进行有效的治疗。鼓励患者接受健康的生活方式，包括戒烟、戒酒等。

个人特质、处事方式及信仰会影响不孕患者对于不孕诊断的适应能力。积极的个性、低水平的神经质及高水平的外向型人格预示着更好的个人情绪调节能力，不合作的性格会带来负面的情绪反应。不孕人群的无助感会增加患者的焦虑情绪，更强的掌控感意味着更好的适应能力。

不孕治疗中 不孕患者，特别是有抑郁症病史的患者，不孕治疗过程中应关注其是否会出现抑郁症状。抑郁症状产生于治疗本身或产生于治疗所带来的压力及婚姻中的矛盾。抑郁症状明显并导致患者感到悲痛，必须进行心理咨询，可帮助评估患者的症状是适应障碍伴抑郁心境、具体事物引起的情绪障碍还是重度抑郁障碍。不孕患者在治疗中会经历悲伤、抑郁及紧张，已有许多手段并针对不孕治疗中引起的情绪进行治疗。

决定进行不孕治疗时，必须考虑患者可能存在的妊娠状态或妊娠需要。治疗中应首先选用对胎儿无害的治疗手段。心理治疗对轻-重度抑郁患者是高效的一线治疗手段。心理干预可减轻抑郁症状及悲痛情绪且有助于提高妊娠成功率。认知行为疗法及人际关系治疗作为短期治疗手段应用于不孕患者的治疗。短期治疗的目标是帮助患者减轻无助感、改善性生活体验、改变负面认知、获得不孕知识及提高婚姻沟通技巧。接受不孕治疗的夫妻，可参与不孕支持组织及国际网站寻求帮助。

药物治疗：5-羟色胺抑制剂，可耐受性高，较少的药物相互作用及无明显致畸性可应用于不孕抑郁症患者中，不孕治疗前及治疗中应用舍曲林或氟西汀可有效缓解抑郁症状的发生。

其余针对不孕患者抑郁情绪的治疗还包括非精神药物治疗，如 ω3 脂肪酸，对情绪有镇静作用。S-腺苷甲硫氨酸对有重度抑郁症的患者可减轻情绪反应。光照疗法也是可行的治疗。有中-重度抑郁症的人群，需必要的心理检测。心理评估及建议因人而异。

妊娠失败后 不成功的治疗常会导致一系列的情绪变化，包括悲伤、愤怒等。支持性的咨询会帮助一些夫妻接受没有后代的现状并积极地寻求其他人生目标。个人咨询、婚姻咨询及相关组织的支持也会帮助夫妻更好地合理利用资源。

（梁晓燕）

fǔzhù shēngzhí jìshù

辅助生殖技术（assisted reproductive technology，ART）运用医学技术和方法对配子、合子或胚胎进行体外操作以治疗不孕不育的技术。包括人工授精、体外受精-胚胎移植及其衍生技术以及配子和胚胎的冷冻保存技术等。ART 的本质是针对患者生育相关过程中存在障碍的环节，以技术手段绕过或克服存在的障碍而实现妊娠的目的，是在对人类生殖过程的认识不断加深的基础上建立的针对不孕不育的医学治疗技术和手段的总和。

研究简史 1770 年，全球首例现代定义的辅助生殖技术获得成功。英国外科医师约翰·亨特（John Hunter，1728~1793 年）为 1 名患有严重尿道下裂患者的妻子施行夫精人工授精使其获得妊娠。1959 年，美籍华人生物学家张民觉（1908~1991 年）成功地应用体外受精技术使家兔获得妊娠，奠定了体外受精技术的基础。1978 年，英国生理学家罗伯特·杰弗里·爱德华兹（Robert Geoffrey Edwards，1925~2013 年）和帕特里克·克里斯托弗·斯特普托（Patrick Christopher Steptoe，1913~1988 年）成功地将体外受精-胚胎移植（in vitro fertilization and embryo transfer，IVF-ET）技术应用于临床，世界上第一例试管婴儿由此诞生。1989 年，英国医师艾伦·汉迪赛德（Alan Handyside）等人首次应用胚胎植入前遗传学检测（preimplantation genetic testing，PGT）技术成功鉴定植入前胚胎的性别。1992 年，比利时医师巴勒莫（Palermo G）首次将卵胞质内单精子注射（intracytoplasmic sperm injection，ICSI）应用于临床并诞生了婴儿。1988 年，在北京医科大学第三附属医院张丽珠（1921~2016 年）团队努力下，中国内地首例 IVF-ET 婴儿诞生。1996 年，在中山大学附属第一医院庄广伦（1936~2021 年）团队的努力下，诞生中国内地首例 ICSI 技术婴儿。1999 年，也是庄广伦团队诞生中国内地首例胚胎 PGT 婴儿。

分类 经典的辅助生殖技术主要包括：①人工授精。以人工方式取代性交途径将处理后的精子注入女性生殖道内，在体内自然受精以实现妊娠从而治疗不孕不育的技术。人工授精根据精子来源可分使用丈夫精液的人工授精称夫精人工授精和使用来自精子库捐赠者精液的供精人工授精。根据授精的部位可分子宫腔内人工授精、子宫颈管人工授精、阴道内人工授精及输卵管内人工授精等，应用最多的是子宫腔内人工授精。②IVF-ET。从女性卵巢中取出卵母细胞，在体外加入经洗涤处理的精子，精子自行进入卵母细胞使之受精，继续培养至受精后 3~7 天，然后选择具有发育潜能的胚胎移植到女性子宫腔内，胚胎植入子宫内膜并进一步发育从而实现妊娠的技术。受精与胚胎早期发育在体外进行，俗称试管婴儿技术。主要的技术程序包括采用控制性卵巢刺激技术促进多个卵泡发育、回收卵母细胞、体外受精、受精卵和胚胎的体外培养及观察、选择有发育潜能的胚胎进行移植。③以 IVF-ET 的技术原理为基础发展的衍生技术，包括 ICSI 技术、PGT 技术及卵母细胞体外成熟技术等。ICSI 是通过显微操作将单个精子直接注入成熟卵母细胞细胞质内使其受精的技术，是治疗严重男性不育症最重要的技术之一；PGT 在胚胎移植前活检其部分细胞进行遗传学检测，选择目标遗传性状正常或相关表型正常的胚胎进行移植从而获得健康后代的技术，主要用于有可能生育威胁生命或严重影响健康的单基因病、染色体病、性连锁遗传病的子代的高风险人群等；卵母细胞体外成熟是将不成熟卵母细胞从女性卵巢中取出，在体外适宜条件下培养成熟后再实施IVF-ET，主要适用于卵母细胞成熟障碍或卵母细胞成熟率低的患者。

风险 不同的辅助生殖技术的程序复杂程度差异很大，所致风险也不同。人工授精程序相对简单，不涉及有创性操作，且诱导排卵所使用的药物剂量较小，总体风险较低，但仍存在引起感染、多胎妊娠等问题。IVF-ET及其衍生技术程序复杂，涉及有创操作，可发生多胎妊娠、卵巢过度刺激综合征、卵巢破裂及扭转，以及穿刺取卵相关的风险如出血、盆腔感染、盆腔内脏器损伤等。

（周灿权）

fǔzhù shēngzhí jìshù lúnlǐ yuánzé

辅助生殖技术伦理原则（ethical principle of assisted reproductive technology）

涉及辅助生殖技术中的人工授精、体外受精-胚胎移植技术及其各种衍生技术的伦理问题时应遵循的原则。包括遵循知情同意原则（签署知情同意书）、保密原则和子代权益。

2003年6月，中国卫科教发〔2003〕176号文发布了卫生部关于修订人类辅助生殖技术和人类精子库相关技术规范、基本标准和伦理原则的通知，列出了人类辅助生殖技术和人类精子库原则，其中对知情同意原则、保密原则和保护后代原则进行了论述。

2005年2月，卫办科教发〔2005〕38号文发布了卫生部办公厅关于印发实施人类辅助生殖技术病历书写和知情同意书参考样式的通知，列出了实施人类辅助生殖技术知情同意书参考样式，包括《体外受精-胚胎移植知情同意书》《卵胞质内单精子显微注射知情同意书》《胚胎冷冻、解冻及

移植知情同意书》《多胎妊娠减胎术知情同意书》《赠卵知情同意书》《供精人工授精知情同意书》和《供精知情同意书》7份知情同意书样式。

2014年，人民卫生出版社出版的全国辅助生殖技术规范化培训教材《辅助生殖的伦理与管理》对有关的伦理与管理进行了较为详尽的论述。2021年，人民卫生出版社出版的《辅助生殖伦理案例分析》对相关问题也有描述。主要根据以上文件及书籍的相关论述和生命伦理的原则，对辅助生殖技术的知情同意原则、保密原则及子代权益进行说明和论述。

（张云山）

zhīqíng tóngyì yuánzé

知情同意原则（principle of informed consent）

临床医师为患者作出诊断和治疗方案后，必须向患者提供包括诊断结论、治疗决策、病情预后及治疗费用等方面的真实充分的信息，尤其是诊疗方案的性质、作用、依据、可能带来的损伤、不可预测的意外及其他可供选择的诊疗方案及其利弊等信息，使患者或亲属自主地作出选择，并以相应方式表达其接受或拒绝此种诊疗方案的意见和承诺。又称知情承诺原则。

基本内容 ①人类辅助生殖技术必须在夫妻双方自愿同意并签署书面知情同意书后方可实施。②医务人员对有人类辅助生殖技术适应证的夫妻，须使其了解实施该技术的必要性、实施程序、可能承受的风险及为降低这些风险所采取的措施、该机构稳定的成功率、每周期大致的总费用及进口、国产药物选择等与患者作出合理选择相关的实质性信息。③接受人类辅助生殖技术的夫妻

在任何时候都有权提出中止该技术的实施，且不会影响对其以后的治疗。④医务人员必须告知接受人类辅助生殖技术的夫妻对其已出生的孩子随访的必要性。⑤医务人员有义务告知捐赠者进行健康检查的必要性，并获取书面知情同意书。

应用 知情同意原则贯穿辅助生殖技术治疗的全过程：①促排卵，涉及促排方案及药物选择。②取卵及取精。③受精及胚胎培养，包括受精方式及培养时长。④胚胎选择的依据及方法。⑤胚胎移植。⑥胚胎冻存。⑦黄体支持，包括药物及用药方式的选择。⑧验孕及妊娠或未妊娠的处理。⑨辅助生殖技术治疗并发症特别是对卵巢过度刺激综合征的判断和处理。⑩妊娠早期的黄体支持。⑪妊娠早期异常情况包括异位妊娠及流产等的处理。⑫心理波动及心理支持等。⑬胎儿畸形的可能性及可能的应对方法。⑭解冻移植涉及子宫内膜的准备方式。⑮各项技术的费用及总费用。

以上各类治疗处理方式及相关问题的利与弊、治疗可能存在的风险及应对措施都必须以患者能理解的语言和逻辑让患者充分知情。

（张云山）

bǎomì yuánzé

保密原则（principle of informed secrecy）

医疗相关人员不向他人泄露患者私密及个人信息。

基本内容包括：①互盲原则。凡使用供精实施的人类辅助生殖技术，供方与受方应保持互盲、供方与实施人类辅助生殖技术的医务人员应保持互盲、供方与后代保持互盲。②机构和医务人员对使用人类辅助生殖技术的所有参与者（如卵母细胞捐赠者和受

者）有实行匿名和保密的义务。匿名是藏匿供者的身份；保密是藏匿受者参与配子捐赠的事实及对受者有关信息的保密。③医务人员有义务告知捐赠者不可查询受者及其后代的一切信息，并签署书面知情同意书。

涉及病情的个人隐私在夫妻间是否需要保密的问题，一般认为，只要不对另一方造成实际损害，在患者有要求的情形下应对另一方保密，如女性曾有过流产史不愿让男性知情。一方单独要求知道另一方病情甚至和病情有关的个人隐私，如要求复印另一方的病历、检查报告，原则上应在另一方在场或同意（口头或书面）的情况下进行。

实施辅助生殖技术涉及夫妻、出生的孩子，可能是供精、供卵和/或代孕而出生，除要遵守一般的医疗保密原则，还有自身特点。中国对供精或供卵的医疗行为及供者与子代之间关系施行匿名、保密及互盲原则。要求辅助生殖机构及医务人员藏匿供者身份，对受者信息进行保密。具体工作中，供者与受者互盲，供者与实施辅助生殖技术的医务人员互盲，供精治疗中能够做到，因精子来源于另一个独立的精子库机构，但供卵治疗中，鉴于要求的供卵模式实际上不可行；供者与由其配子产生的后代间互盲，要求供者清楚知道不可查询受者及后代的信息并签署知情同意书。遗传信息时代，如果供者后代将来愿意查询其遗传来源并不困难，这一点必须向供者及受者明示。一种提法是变"匿名"为"隐去身份"，后代可知道其遗传来源者的一切生物学信息甚至教育、工作背景，只是隐去其个人身份信息。国际上也存在定向及交叉捐赠，

供者和受者完全有可能互相知道，不存在保密及互盲。

（张云山）

zǐdài quányì

子代权益 （interests of offspring）

辅助生殖后代各方面利益及权利的保护。2003 年 10 月 1 日，中国卫生部公布实施的《人类辅助生殖技术和人类精子库伦理原则》中，规定了保护后代的原则，是对子代权益的重视和体现。

基本内容　①医务人员有义务告知受者通过人类辅助生殖技术出生的后代与自然妊娠分娩的后代享有同样的法律权利和义务，包括后代的继承权、受教育权、赡养父母的义务和父母离异时对孩子监护权的裁定等。②医务人员有义务告知接受人类辅助生殖技术治疗的夫妻，对通过该技术出生的孩子（包括对有出生缺陷的孩子）负有伦理、道德和法律上的权利和义务。③如果有证据表明实施人类辅助生殖技术将会对后代产生严重的生理、心理和社会损害，医务人员有义务停止该技术的实施。④医务人员不得对近亲间及任何不符合伦理、道德原则的精子和卵母细胞实施人类辅助生殖技术。⑤医务人员不得实施代孕技术。⑥医务人员不得实施胚胎赠送辅助生殖技术。⑦在尚未解决人卵细胞质移植和人卵核移植技术安全性问题前，医务人员不得实施以治疗不育为目的的人卵细胞质移植和人卵核移植技术。⑧同一供者的精子、卵母细胞最多只能使 5 名女性妊娠。⑨医务人员不得实施以生育为目的的嵌合体胚胎技术。

需注意的问题　辅助生殖子代权益的体现和保护十分复杂，需深入探讨和制度的不断完善。一些国家和地区对此形成了一些

法律规定。中国没有辅助生殖技术有关的法律及行政法规，只有一些部门规章、特殊具体问题的司法解释和一些法律判例。辅助生殖出生的子女权益的体现和保护在具体实施中，需特别注意以下几个问题。

出生选择权问题　子代的出生与否应该是亲代需认真考虑的问题，子代永远只能被动出生，没有出生选择权。进行辅助生殖的亲代及医务人员，必须高度重视辅助生殖子代的权益问题，特别对一些易造成辅助生殖子代权益问题的技术，要进行充分的咨询和准备，充分考虑该技术下辅助生殖子代的权益保护，不能为生殖而生殖。

子代安全性问题　辅助生殖技术过程中对配子和胚胎的操作，使胚胎早期发育过程偏离自然，配子和胚胎在体外受到的影响会对基因的表观遗传发生影响，使胚胎源性疾病发生率增加。辅助生殖技术有逐渐走向简单化、少干预的趋势。辅助生殖的双胎发生率、早产儿、低体重儿增加明显，导致围生儿患病率和死亡率增加。囊胚培养技术的过度使用，会导致男性胎儿出生显著多于女性。全世界对单次胚胎移植数目的要求越来越严格，提倡单胚胎移植，并限制囊胚培养移植比例。

子代生长环境和心理健康问题　辅助生殖的出现导致高龄父母比较多，影响子代与亲代的顺畅沟通与交流。接受辅助生殖的亲代要设定年龄要求，一般认为年龄高限是女性自然绝经平均年龄比较好，即 50 岁左右。对冻胚胎的时限要作出规定，不能无限期冻存胚胎，一些国家规定胚胎冻存最高年限是 10 年。

一些特殊人群进行辅助生殖

技术，其子代权益保障要在辅助生殖实施前进行充分评估，如获得性免疫缺陷综合征，智力障碍、聋哑等残障人士，有精神疾病史者，癌症特别是晚期患者等，要充分评估子代出生后可能面临的权益侵害和保障问题，必须进行遗传、心理、社会的充分咨询。

配子捐赠的一个问题是将来子代可能发生的血缘婚姻问题，特别是精子捐赠。要求配子捐赠资料永久保存，并设有相应机制可供将来配子捐赠出生子女对有关信息的查询。配子捐赠的另一个问题，是否告知子代其遗传来源？何时告知？如何告知？一旦告知会对子代身心造成什么影响？如选择不告知，保持"秘密"十分困难，一旦子代意外获悉自己的来源，会对其身心健康造成不利影响。选择告知的益处是配子捐赠出生子女在成年后会更有意识地规避可能发生的血亲婚姻问题。

死后辅助生殖子代权益的问题 死后辅助生殖是在亲代中的一方或双方都去世的情况下，使用其胚胎或配子通过辅助生殖孕育分娩子代，又称遗腹辅助生殖（posthumous assisted reproduction, PAR），包括使用去世者的冷冻胚胎或配子及从将死或已死不久个体获取配子进行 PAR。新生儿出生时，其亲代之一或双亲均已死亡，对其未来生长及心理情感的影响值得关注。

（张云山）

dìsānfāng cānyù de shēngzhí
第三方参与的生殖（reproduction involved of third party）
需夫妻双方外的第三方参与生殖过程以达到妊娠目的的技术。生殖一般由夫妻双方完成，男方、女方或双方存在某些不可抗力因素如卵巢功能衰竭、子宫缺如、无精子症等，需夫妻双方外的第三方参与生殖过程。通常包括供精、供卵和代孕。

（张云山）

gòngjīng
供精（sperm donation）
通过非性交的方式，将供精者的精子注入女性生殖道或进行体外受精-胚胎移植以达到妊娠的生殖技术。前者一般指供精人工授精技术，后者一般指供精体外受精-胚胎移植技术。以下几种情况可考虑进行供精治疗：①不可逆无精子症。②严重少精子症、弱精子症及畸形精子症。③输精管复通失败。④射精障碍。

除不可逆无精子症，其他供精治疗者必须被告知：通过卵胞质内单精子注射技术有可能使其有血亲子代，如果放弃这项权益，必须签署知情同意书后方可进行供精。

供精志愿者筛查 ①必须是中国公民。②供精是一种自愿人道主义行为。③供精者对其权利和义务、供精用途完全知情并签署知情同意书。④供精者必须进行相关病史询问并进行健康检查，达到标准才可供精。

供精者年龄 22~45 岁。病史包括既往史、个人史、性传播病史和遗传病史。健康检查包括体格检查及生殖系统检查。实验室检查包括染色体检查、ABO 血型及 Rh 血型检查、传染性疾病及性传播疾病检查。精液检查包括常规精液分析、精液常规细菌培养及精液冷冻复苏检查。应依照《人类精子库基本标准和技术规范》中"供精者筛查程序及健康检查标准"进行。每位供精者的精液标本最多只能使 5 名女性妊娠。供精的临床随访率必须达到 100%。

供精妊娠方式 包括人工授精及体外受精-胚胎移植两种辅助生殖技术。前者即进行供精人工授精，主要是进行供精宫腔内人工授精。若存在辅助生殖技术适应证（如女性输卵管切除或梗阻等）或多次人工授精不能妊娠，则进行供精体外受精-胚胎移植。

（张云山）

gòngluǎn
供卵（egg donation）
由第三方提供的卵母细胞，与丈夫精子通过体外受精技术形成胚胎，再将胚胎移植进入妻子或代孕者子宫中完成妊娠并分娩的生殖技术。

适应证 ①丧失产生卵母细胞的能力。②具有明显影响卵母细胞数量和质量的因素。③妻子是严重遗传病携带者。

供者筛选 供卵者必须进行相关病史询问并进行健康检查，达到标准才可供卵。供卵者年龄一般<35 岁。病史包括既往史、个人史、性传播病史、遗传病史。健康检查包括体格检查及生殖系统检查。实验室检查包括染色体检查、ABO 血型及 Rh 血型检查、传染性疾病及性传播疾病检查。卵巢储备功能检查提示卵巢储备功能正常。

供卵来源 获取卵母细胞远比获取精子困难和复杂，供卵远不能满足对卵母细胞的需求。供卵来源包括商业化的供卵、体外受精-胚胎移植"剩余"卵母细胞供卵及定向供卵。中国禁止商业化供卵，供卵是一种人道主义行为，只限于人类辅助生殖技术治疗周期中的"剩余"卵母细胞，为保障供卵者的切身利益，应在其每周期取成熟卵母细胞 20 枚以上并保留 15 枚以上的基础上进行供卵。可给予供卵者必要的误工、交通和医疗补助。

供卵者对其权利和义务、供

卵用途完全知情并签署知情同意书。每位供卵者最多只能使 5 名女性妊娠。供卵的临床随访率必须达到 100%。供卵妊娠采用体外受精-胚胎移植技术。

(张云山)

dàiyùn
代孕（surrogacy）

将夫妻体外受精形成的胚胎移植到另外一位（第三方）女性子宫内，实现妊娠并分娩的技术。分为部分代孕和完全代孕（又称狭义代孕），部分代孕指代孕者同时提供卵母细胞，往往是通过人工授精技术实现；完全代孕是将委托方所属的胚胎移植入有孕育能力的代孕者的子宫内，为委托方妊娠分娩的行为。一般所称的代孕指完全代孕。

代孕者植入的胚胎依据生殖细胞来源分 3 类：①卵母细胞、精子都来源于委托方而形成的胚胎。②仅卵母细胞或精子来源于委托方而形成的胚胎。③与委托方完全无血缘关系的胚胎，即捐赠胚胎。

代孕按是否取酬分无偿代孕和有偿代孕。无偿代孕是不以获取报酬为目的进行的代孕，又称利他性代孕，代孕者也可获得一些合理的补偿费用，包括营养费、误工费等。有偿代孕是为获取远超合理补偿的经济利益进行的代孕，极端表现是商业化代孕。

代孕通过两种方法实现：①移植新鲜胚胎，代孕者的子宫内膜准备需与胚胎发育同步，由于各种原因新鲜胚胎不能随时有，代孕者在一定时间内要随时准备，内膜准备多采用激素替代方案，实施上相对困难，已基本放弃。②移植冻融胚胎，代孕者内膜准备可用自然周期也可用激素替代周期，是代孕的主要方法。

代孕涉及的伦理及法律问题十分复杂，国内外争议很大。中华人民共和国境内禁止开展任何形式的代孕。2001 年 8 月 1 日卫生部颁布的《人类辅助生殖技术管理办法》规定：医疗机构和医务人员不得实施任何形式的代孕技术。2003 年 6 月 27 日发布的《人类辅助生殖技术规范》"实施技术人员的行为准则"中规定：禁止实施代孕技术；《人类辅助生殖技术和人类精子库技术规范、基本标准和伦理原则》"保护后代的原则"中规定：医务人员不得实施代孕技术。

(张云山)

fǔzhù shēngzhí jìshù yàowù
辅助生殖技术药物（assisted reproductive technology drug）

不孕不育的诊断和治疗中或根据各种不同的辅助生殖技术方案的要求而使用的一系列药物。

女性常用药物 包括以下几类。

诱导排卵和控制性卵巢刺激相关药物 该类药物可控制性地诱发、刺激单个或多个卵泡的发育和成熟。①促性腺激素释放激素（gonadotropin-releasing hormone，GnRH）及其类似物：后者根据其与受体的不同作用方式可分为 GnRH 激动剂（GnRH agonist，GnRH-a）及 GnRH 拮抗剂（GnRH antagonist，GnRH-ant），主要通过抑制垂体自身功能构成控制性卵巢刺激方案的要素之一。②促性腺激素（gonadotropin，Gn）：包括卵泡刺激素（follicle-stimulating hormone，FSH）、黄体生成素（luteinizing hormone，LH）、人绒毛膜促性腺激素（human chorionic gonadotrophin，hCG），均为糖蛋白。Gn 类药物分天然 Gn 和基因重组 Gn 两大类。天然 Gn 包括从绝经女性尿中提取的 Gn，如人绝经促性腺激素、尿源性人 FSH 和从孕妇尿中提取的 hCG；基因重组 Gn 包括重组 FSH、重组 LH 和重组 hCG。在诱发排卵或控制性卵巢刺激方案中发挥驱动卵泡或多卵泡发育、成熟或刺激黄体功能的作用。③芳香化酶抑制剂：如来曲唑，可增加垂体 Gn 的分泌，促进卵泡的生长发育。④非固醇类雌激素类似物：如枸橼酸氯米芬、他莫昔芬等，可拮抗雌激素对 Gn 分泌的负反馈作用，促进垂体 Gn 的分泌，从而促进卵泡发育。⑤多巴胺受体激动剂：包括溴隐亭、卡麦角林片等，主要用于治疗各种原因导致的高催乳素血症引起的排卵障碍。

性腺类固醇激素类药物 主要是各种雌激素和孕激素制剂，利用其对靶器官如子宫内膜的作用，实现替代性治疗的目的，常用于为冻融胚胎移植进行内膜准备的激素替代方案中。通常使用的是天然的或进入体内即转化为天然分子结构的雌激素（如雌二醇、戊酸雌二醇）以及孕激素（如孕酮）。合成性激素的前体脱氢表雄酮可能有助于改善卵巢的反应性而辅助性用于辅助生殖技术周期。各种口服避孕药也用于辅助生殖技术周期前的内分泌问题如多囊卵巢综合征的处理或周期的调整等，但不用于拟妊娠周期。

其他药物 不孕不育的诊治或辅助生殖技术周期也使用一些针对其他共存问题的药物如甲状腺素、糖皮质激素、胰岛素增敏剂二甲双胍、多西环素及辅助性的药物如生长激素、辅酶 Q10 等。

男性常用药物 ①低促性腺激素性腺功能减退症：可使用 GnRH、hCG、人类绝经期促性腺激素或重组人 FSH 等药物。②雌激素受体拮抗剂：如氯米芬和他莫昔芬，可促进垂体分泌促性腺激素 FSH 和 LH，促进睾丸生成精子。③高催乳素血症引起的男性不育：可使用多巴胺受体激动剂治疗，如溴隐亭、卡麦角林等。④男性生殖道感染：可根据病原体类型选用敏感抗生素治疗，包括四环素类抗生素如多西环素、大环内酯类抗生素如阿奇霉素、氟喹诺酮类抗生素如左氧氟沙星等。⑤性功能障碍：可使用口服 5 型磷酸二酯酶抑制剂治疗勃起功能障碍，如西地那非、他达拉非、伐地那非等；可使用选择性 5-羟色胺再摄取抑制剂治疗早泄，如盐酸达泊西汀。⑥甲状腺功能减退症导致的男性不育：可口服甲状腺素片。⑦继发于先天性肾上腺皮质增生症的男性不育症：可使用糖皮质激素。⑧抗氧化治疗：可减轻氧化应激对精子的损伤从而改善精子质量，常用药物包括维生素 E、辅酶 Q10 和左卡尼汀等。⑨微量元素：补充锌和硒有助于改善精子质量。⑩采用中医中药对男性不育进行辨病与辨证施治。

（周灿权）

选择性雌激素受体调节剂

xuǎnzéxìng cíjīsù shòutǐ tiáojiéjì

(selective estrogen receptor modulator，SERM) 能与雌激素受体结合的一类人工合成的小分子非类固醇化合物。其雌激素或抗雌激素作用依赖组织特异性和机体的激素环境。

作用机制 雌激素受体（estrogen receptor，ER）属于核受体超家族成员的一类重要的转录调控因子，分为 ER-α 和 ER-β，分别由位于 6 号和 14 号染色体的 2 个基因编码。ER 在许多组织和细胞中都有表达，但同种亚型在不同组织细胞中的表达水平不同，两种亚型在同一组织细胞中的表达也有差异，如 ER-α 和 ER-β 在乳腺细胞和骨骼细胞中均有表达，且二者含量相当；子宫细胞中，ER-α 高表达，ER-β 只有少量表达；前列腺中 ER-α 几乎没有表达，ER-β 高表达。不同的 SERM 对 ER 的结合和激活、抑制活性各不相同。SERM 的激动或拮抗作用与 SERM 自身特性、细胞内 ER 的两种亚型的表达、共激活因子和共抑制因子的相对表达水平、靶基因启动子结构及细胞内信号通路等均有密切联系，是 SERM 发挥作用的分子基础。通常 SERM 在肝、骨骼、心血管系统中发挥激动剂作用，在乳腺组织中发挥拮抗剂作用，在子宫中表现为激动剂和拮抗剂的混合作用。理想的 SERM 既可保持雌激素对骨骼、心血管系统的积极作用，又无雌激素的不良反应。

分类 SERM 根据化学结构分为三苯乙烯类（他莫昔芬和他莫昔芬类似物）、苯并噻吩类（雷洛昔芬和阿唑昔芬）、苯吲哚类（巴多昔芬）和四氢邻苯二甲酸类（拉索昔芬）。

第一代 SERM 典型代表他莫昔芬是绝经前激素受体阳性的乳腺癌患者首选的内分泌辅助治疗药物，可降低雌激素受体阳性的乳腺癌的复发率和死亡率，但其对子宫弱的雌激素样作用可能导致子宫内膜发生增生、息肉，甚至子宫内膜癌、子宫肉瘤等病变，且呈时间和剂量依赖性。

第二代 SERM 雷洛昔芬是苯并噻吩类衍生物，乳腺和子宫细胞中为 ER 拮抗剂，骨组织、心血管系统中为 ER 激动剂。雷洛昔芬已在多个国家批准用于预防绝经后女性骨质疏松和降低脆性骨折，并可降低冠状动脉性心脏病的发生率，但可导致皮肤潮红、头痛、腿肌痉挛等不良反应，常用于防治绝经后骨质疏松症、高血脂、更年期综合征和预防乳腺癌等，对子宫内膜的影响由第一代药物的弱雌激素作用改善为拮抗作用，使用第二代 SERM 不增加子宫内膜癌的患病风险，但与他莫昔芬相比其生物利用度从 100% 降至 2%。

（周灿权）

芳香化酶抑制剂

fāngxiānghuàméi yìzhìjì

(aromatase inhibitor，AI) 一组可特异性导致芳香化酶失活，抑制雌激素生成，降低血液中雌激素水平的药物。

药理作用 芳香化酶是一种细胞色素 P450 超家族复合酶，参与雌激素合成的关键步骤的最后一步芳香化过程，将雄激素转化为雌激素，在卵巢中受环磷酸腺苷（cyclic adenosine monophosphate，cAMP）和促性腺激素调节。芳香化酶抑制剂因抑制芳香化酶活性而抑制雄烯二酮、睾酮向雌酮、雌二醇的转化，减少雌激素的生成，降低血液中雌激素水平。来曲唑、阿那曲唑是第三代芳香化酶抑制剂的代表。与第一代、第二代芳香化酶抑制剂相比，第三代芳香化酶抑制剂与芳香化酶活性位点结合能力更好，抑制雌激素水平的能力增强，且对皮质醇、醛固酮及甲状腺素水平影响小。第三代芳香化酶抑制剂可通过口服快速吸收，体内半衰期约 48 小时，可每天用药 1 次，口服后主要在肝进行代谢，通过胆汁和尿液排出体外。

作用机制 芳香化酶抑制剂在生殖医学中主要用于育龄女性的诱导排卵治疗，可通过下列机制发挥作用：①阻断雌激素产生，降低雌激素水平，削弱雌激素对下丘脑-垂体-性腺轴的负反馈抑制作用，导致促性腺激素分泌增加而促进卵泡发育。②在卵巢水平阻断雄激素转化为雌激素，导致雄激素暂时性在局部聚集，从而增强促性腺激素受体的表达，促进卵泡发育。③刺激胰岛素样生长因子 I（insulin-like growth factor-I，IGF-I）及其他自分泌和旁分泌因子的表达增多，在外周水平通过 IGF-I 系统提高卵巢对促性腺激素的反应性，协同卵泡刺激素促进卵泡生长。④芳香化酶抑制剂抑制靶组织中的雌激素，可导致子宫内膜雌激素受体上调，增加子宫内膜对雌激素的敏感性，因此，即使雌二醇水平降低，子宫内膜也不会受到明显影响。

临床应用　最初是为治疗绝经后的晚期乳腺癌女性而研发。芳香化酶抑制剂在绝经后女性雌激素依赖性疾病的临床应用逐渐增加，特别是乳腺癌患者术后的辅助治疗及治疗复发或难治性的子宫内膜异位症等，效果被普遍认可。芳香化酶抑制剂不仅可抑制子宫内膜异位症病灶局部的雌激素合成，还可抑制卵巢和周围脂肪组织的雌激素合成，长时间应用可造成骨量减少和骨质疏松，需定期监测患者骨密度，补充钙剂及维生素 D 等，将骨丢失降低到最低限度。临床应用中，芳香化酶抑制剂的耐受性好。

不良反应　常见的不良反应有关节痛、潮热、背痛、恶心甚至呼吸困难，多见于年龄较大的须接受长期芳香化酶抑制剂治疗的进展期乳腺癌患者，年轻的短期应用芳香化酶抑制剂的患者中极少见。

(周灿权)

láiqǔzuò

来曲唑（letrozole，LE）　高选择性非类固醇类第三代芳香化酶抑制剂。1996 年首次在欧盟获批上市，1997 年经美国食品药品监督管理局（Food and Drug Administration，FDA）批准在美国上市，2003 年在中国上市，用于绝经后乳腺癌患者的内分泌治疗，对抗雌激素治疗失败的乳腺癌患者疗效较好。2001 年首次报道来曲唑可用于诱导排卵，随后来曲唑更多地应用于辅助生殖领域的促排卵治疗。

药理作用　来曲唑经口服后具有 99.9% 的生物利用度。与其他第三代芳香化酶抑制剂一样，口服来曲唑能阻断芳香化酶活性位点，进而阻断 CYP19A1 的电子转移链，竞争性抑制雄激素向雌激素的转化，显著降低雌激素水平。来曲唑在中枢能降低雌激素对下丘脑-垂体-卵巢轴的负反馈作用，增加垂体分泌卵泡刺激素（follicle-stimulating hormone，FSH），促进早期卵泡发育；在外周通过增加雄激素水平使颗粒细胞上的 FSH 受体表达增加，进一步刺激卵泡生长。与经典促排卵药物枸橼酸氯米芬相比，来曲唑不拮抗下丘脑-垂体、子宫内膜和子宫颈上皮的雌激素受体，随着卵泡的生长，雌二醇和抑制素浓度增加，引起正常的负反馈效应，限制 FSH 的继续升高，从而减少多卵泡发育的风险，降低卵巢过度刺激和多胎妊娠的可能性，且卵泡持续生长不破裂的情况较少。与氯米芬相比，其优点是对子宫内膜和子宫颈的影响较小。来曲唑的半衰期短，可快速从体内消除，早期卵泡期使用，可减少其对子宫内膜植入窗期容受性的影响，降低胎儿暴露的风险。

临床应用　在生殖领域，来曲唑多用于多囊卵巢综合征患者的诱导排卵治疗、卵巢低反应患者的体外受精周期微刺激方案促排卵治疗及需规避雌激素影响的癌症患者的生育力保存。在妇科领域，来曲唑用于子宫内膜异位症的治疗。

多囊卵巢综合征　导致育龄女性不孕的常见内分泌疾病，发病率高达 6% ~ 10%，以持续性无排卵为主要临床特征。来曲唑诱导排卵，患者活产率、排卵率、单卵泡发生率优于氯米芬，多胎妊娠率低于氯米芬，二者出生缺陷无差异。最新的国际指南建议，来曲唑取代氯米芬作为首选的多囊卵巢综合征患者的诱导排卵药物，如失败再考虑使用氯米芬。来曲唑因口服给药途径、成本低、安全性及促排卵的有效性而得到广泛认可。对原因不明性不孕、子宫内膜异位症 I 期或 II 期的不孕患者，也可使用来曲唑诱导排卵或改善卵泡的发育。

卵巢低反应　卵巢对促性腺激素（gonadotropin，Gn）刺激反应不良的一种病理状态。在控制性卵巢刺激周期中的早期卵泡期给予芳香化酶抑制剂可增加局部睾酮和雄烯二酮的水平，提高卵泡对 FSH 刺激的敏感性。来曲唑联用 Gn 的微刺激方案可改善卵巢低反应患者的卵巢反应并减少 Gn 用量，改善妊娠结局。

标准的控制性卵巢刺激方案往往会刺激雌二醇水平的显著上升，可引发激素敏感性癌症的复发或发展，联用来曲唑的方案则在同样数目卵泡发育的情况下雌激素水平更低，更适合此类患者的控制性卵巢刺激。

用法　辅助生殖技术的促排卵治疗中，月经第 2 ~ 5 天开始使用来曲唑，推荐起始剂量为2.5mg/d，连用5天；若卵巢无反应，第2周期逐渐增加剂量（递增剂量2.5mg/d），最大剂量为7.5mg/d；来曲唑可联用Gn，增加卵巢对Gn敏感性，降低Gn用量。

不良反应　来曲唑在临床应用中的耐受性好，主要的不良反应多与雌激素降低相关，包括潮热、疲劳、出汗、头痛和背痛等。不良反应随治疗持续时间不同存在差异。来曲唑具有潜在胚胎毒性、胎儿毒性和致畸性。口服来曲唑诱导排卵的出生缺陷风险未见明显增加，周期流产率和异位妊娠率与自然妊娠相似。

注意事项　尽管来曲唑广泛用于促排卵治疗，但其安全性尚未完全证实，药物说明书没有将促排卵作为其应用的指征，因此临床应用来曲唑应充分告知患者，给予患者必要的知情同意并记录意见。

（周灿权）

lǜmǐfēn

氯米芬（clomiphene）　三对甲氧苯氯乙烯衍生的非类固醇化合物。是一种口服选择性雌激素受体调节剂，主要成分为枸橼酸氯米芬（clomiphene citrate，CC）。常用制剂是顺式异构体和反式异构体的消旋混合物，用于无排卵性不孕症的诱导排卵。

药理作用　氯米芬在肝代谢，半衰期为5~7天。顺式CC有强抗雌激素效应，反式CC兼具抗雌激素和弱雌激素效应，顺式CC诱导排卵的效果是反式CC的5倍。氯米芬通过竞争性结合下丘脑和垂体细胞的雌激素受体而使其对雌激素不敏感，降低了内源性雌激素对下丘脑和垂体的负反馈作用，促进下丘脑分泌促性腺激素释放激素至下丘脑-垂体门脉循环，垂体释放更多促性腺激素，从而增加卵巢内卵泡募集，促进卵泡发育和排卵，其发挥作用有赖于下丘脑-垂体-卵巢轴正负反馈机制的完整性。氯米芬还可直接作用于卵巢，增强颗粒细胞对垂体促性腺激素的敏感性和芳香化酶的活性。

临床应用　①多囊卵巢综合征排卵障碍的诱导排卵。②促进卵泡发育，改善因卵泡发育不良导致的黄体功能不足。③其他：如原因不明性不孕、子宫内膜异位症Ⅰ期或Ⅱ期等。

用法　通常在自发性或孕激素诱导的月经周期第2~5天开始，推荐起始剂量为50mg/d，连用5天；若卵巢无反应，后续周期可逐渐增加剂量（递增剂量50mg/d），最大剂量为150mg/d，在适当的监护下，每天最大剂量可达250mg。单用CC诱发排卵失败时，建议根据患者情况联用二甲双胍或促性腺激素诱导排卵。CC诱导排卵后，妊娠多发生于治疗最初3~6个月，一般不建议连续超过6个周期的治疗。

不良反应　氯米芬可导致多卵泡发育和排卵，使用氯米芬后的多胎妊娠率比使用来曲唑诱导排卵后的多胎妊娠率高。建议先使用来曲唑，失败后再采用氯米芬诱导排卵。不良反应一般较轻，有血管舒缩性皮肤潮红、卵巢增大、腹部不适及少见的视物模糊、恶心、呕吐、头痛和疲乏等，停药后数天至数周可消失，一般不产生永久损害。若使用剂量过大或个别敏感的患者可出现卵巢过度刺激、卵巢增大甚至形成囊肿。常用剂量50~150mg/d，很少发生卵巢过度刺激综合征。使用氯米芬后妊娠的先天异常累积发生率不超过一般人群。氯米芬具有抗雌激素作用，会降低子宫内膜容受性，增加妊娠后的自然流产，因此很少用于胚胎移植周期。

（周灿权）

èrjiǎshuāngguā

二甲双胍（metformin）　双胍类的口服降糖药。又称1,1-二甲基双胍。分子式 $C_4H_{11}N_5$，属双胍衍生物的胰岛素增敏剂。可降低血糖和减轻胰岛素抵抗，广泛用于非胰岛素依赖的糖尿病患者的降糖治疗。

药理作用　口服给药后6小时内可经胃肠道完全吸收，生物利用度50%~60%，主要分布于胃肠道、肝、肾，不与血浆蛋白结合，以原形经肾排泄，清除半衰期4.0~8.7小时。主要作用：①提高胰岛B细胞对葡萄糖的应答能力。②抑制肠道吸收葡萄糖。③抑制线粒体呼吸链，可减少肝糖异生和糖原的输出，且能改善肌肉的糖原合成。④增加肝细胞、脂肪细胞中胰岛素受体的胰岛素结合能力，促进外周组织对葡萄糖的利用。⑤抑制胆固醇的合成，改善脂质代谢。⑥激活AMP活化蛋白激酶（AMP-activated protein kinase，AMPK），改善体内组织的能量代谢。二甲双胍的降糖作用并非依赖于刺激胰岛素分泌，对胰岛B细胞无刺激作用，且削弱血糖对胰岛B细胞的刺激，不加重胰岛B细胞的负担，也不会导致高胰岛素血症。

作用机制　胰岛素抵抗是多囊卵巢综合征的特征之一，通过胰岛素增敏剂提高体内胰岛素功能，降低胰岛素水平，有助于胰岛素抵抗和多囊卵巢综合征导致的不孕患者排卵，特别是氯米芬诱导排卵失败者。二甲双胍用于降低多囊卵巢综合征导致的无排卵患者的高胰岛素血症、游离睾酮浓度，使自然排卵率增加、月经周期规律，并在诱导排卵治疗中提高卵巢对氯米芬和促性腺激素的反应。

慢性无排卵与高胰岛素血症和高雄激素血症相关。高胰岛素血症通常和高雄激素血症相关，卵泡的内分泌微环境直接与卵母细胞质量密切相关。多囊卵巢综合征患者体内的高雄激素水平可降低卵母细胞的质量。患者在行体外受精时使用二甲双胍可增加成熟卵母细胞数，提高受精率和妊娠率并减少卵巢过度刺激综合征的发生。使用二甲双胍降低胰岛素水平，间接降低雄激素水平，达到调节内分泌的目的。高雄激素影响多囊卵巢综合征患者子宫内膜的容受性，二甲双胍可通过降低雄激素水平改善妊娠结局。胰岛素抵抗导致体外受精后流产率增高，妊娠糖尿病、妊娠高血压疾病、巨大儿和剖宫产发生率增高，二甲双胍可通过改善胰岛素抵抗、降低血清胰岛素水平，改善妊娠结局。

二甲双胍可提高多囊卵巢综合征患者的外周血脂联素水平，降低循环肿瘤坏死因子-α和C反应蛋白的浓度，还可通过不同的机制调控类固醇生成。二甲双胍可降低卵巢黄素化颗粒细胞合成雌二醇和孕酮的能力，可通过激活AMP活化蛋白激酶途径，降低雄烯二酮的合成。对接受诱导排卵治疗的多囊卵巢综合征患者，与单独使用枸橼酸氯米芬相比，联合使用二甲双胍可改善患者的临床妊娠率和排卵率。合并糖耐量异常及胰岛素抵抗的多囊卵巢综合征患者，在接受辅助生殖技术前加用二甲双胍有助于减少雌激素的产生，降低卵巢过度刺激综合征发生的风险，尚不明确其是否改善患者的活产率和临床妊娠率及降低流产率。二甲双胍可降低卵母细胞脂质含量和活性氧水平，并改善线粒体功能和谷胱甘肽水平，有助于提高卵母细胞质量，改善胚胎发育结局。

临床应用　单独使用不增加低血糖风险，具有良好的安全性和耐受性。1995年，二甲双胍被美国食品和药品管理局（Food and Drug Administration，FDA）正式批准用于治疗2型糖尿病，2004年，欧盟正式批准二甲双胍用于10岁以上儿童2型糖尿病的临床治疗。2006~2009年欧洲糖尿病研究学会、美国糖尿病协会等主要国际指南均推荐二甲双胍为2型糖尿病的一线、全程、起始和基础治疗药物。在辅助生殖领域，使用二甲双胍可提高多囊卵巢综合征患者的胰岛素敏感性，降低雄激素水平，减轻体重，改善患者胰岛素抵抗和脂肪代谢，有助于诱导排卵、调整月经周期，并为妊娠准备更有利的身体条件。

用法　分普通片剂和缓释制剂，缓释制剂的胃肠道耐受性优于普通片剂，患者的服药依从性更好。使用二甲双胍原则建议小剂量起始，逐渐加量。青春期多囊卵巢综合征患者，推荐使用二甲双胍，最大剂量1500mg/d，疗程至少3个月；育龄期多囊卵巢综合征患者非妊娠期合并糖调节受损，小剂量起始，逐渐加量，非肥胖患者推荐1000~1500mg/d，肥胖患者推荐2000~2500mg/d，疗程3~6个月。

不良反应　主要为腹泻、恶心、呕吐等胃肠道症状，胃肠道不良反应发生率为15%。"小剂量起始，逐渐加量"或采用缓释制剂，有助于减少胃肠道不良反应的发生。最严重的不良反应是乳酸酸中毒，虽发生率很低，但死亡率很高。为降低乳酸酸中毒的风险，在血糖控制不佳糖尿病酮症酸中毒、长期禁食、重症感染、酗酒，以及肝功能不全等情况下需避免使用二甲双胍。若合并使用非类固醇抗炎药，利尿剂会增加二甲双胍导致乳酸酸中毒的风险。

禁忌证　肾功能不全、对二甲双胍过敏、代谢性酸中毒。长期服用二甲双胍有增加维生素B_{12}缺乏症的风险，大量使用二甲双胍可能导致糖尿病神经病变的恶化。二甲双胍属于妊娠期B类用药，尚无致畸性及胚胎致死性的相关报道，但二甲双胍的妊娠期用药安全性及对子代的影响仍不清楚。曾在子宫内暴露于二甲双胍的儿童超重、肥胖发生率显著增加。二甲双胍可通过胎盘组织，但其对子代发育的长期影响尚不清楚。哺乳期女性慎用二甲双胍，如使用需停止哺乳。尽管新的多囊卵巢综合征国际指南认可在多囊卵巢综合征患者中使用二甲双胍，但中国药监部门未批准二甲双胍用于治疗多囊卵巢综合征，多囊卵巢综合征患者使用二甲双胍属超药品说明书用药，建议使用前应与患者充分沟通并签署知情同意书。

（周灿权）

cùxìngxiànjīsù lèi yàowù

促性腺激素类药物（gonadotropin drug）　具有促进卵泡生成、成熟和排卵的作用，同时能促进和维持黄体功能的一类药物。

分类　①按药物的主要成分分为卵泡刺激素（follicle-stimulating hormone，FSH）类药物（表1）、黄体生成素（luteinizing hormone，LH）类药物（表2）、

FSH+LH 类药物（表 3）和人绒毛膜促性腺激素（human chorionic gonadotrophin，hCG）类药物（表 4）。②按生产技术分为尿源性促性腺激素和基因重组促性腺激素两类。尿源性促性腺激素是从绝经期女性的尿液中提取的活性物质，主要有人类绝经期促性腺激素（human menopausal gonadotropin，hMG）、尿卵泡刺激素、高纯度人类绝经期促性腺激素和人绒毛膜促性腺激素；基因重组促性腺激素由基因重组技术生产，主要有重组人促卵泡刺激素、重组人绒毛膜促性腺激素和重组人促黄体生成素。

促性腺激素的结构功能与代谢 LH、FSH 与 hCG 均属糖蛋白激素，为异二聚体，由非共价连接的 α 亚基和 β 亚基组成，二者由不同染色体上的基因编码。LH、FSH 与 hCG 三者的 α 亚基相同；β 亚基具有受体特异性，决定激素的生物活性，β 亚基的合成也是各激素合成的限速步骤。人源性 LH 与 hCG β 亚基在结构和功能上类似，氨基酸序列约 80%吻合。

FSH 作用 可促进卵泡的募集、生长与成熟，促进颗粒细胞的增殖，并诱导芳香化酶的活性，增加雌激素水平及其对内膜的增生活性，促进雌激素的合成。FSH 受体是位于颗粒细胞上的一种 G 蛋白偶联受体，富含亮氨酸，与其他 G 蛋白偶联受体类似，具有 7 个跨膜螺旋特异性结构。重组 FSH（r-FSH）半衰期约 17 小时，可皮下注射或肌内注射，两种途径的半衰期类似。体重指数与 FSH 的吸收成反比，体重指数越高，吸收率越低，肥胖患者需更大的药物剂量。

LH 作用 与 FSH 有协同作用，刺激颗粒细胞的增殖与分化，促进卵泡发育。LH 刺激卵泡膜细胞产生雄激素，雄激素作为芳香化酶的底物协同 FSH 调节类固醇激素的合成，促进卵泡与卵母细胞最后的成熟与诱发排卵，促进黄体形成和维持。

hCG 作用 与 LH 结构和作用相似，主要用于模拟生理性的 LH 峰触发排卵，促进和维持黄体功能的作用。LH、hCG 均与 LH/hCG 受体结合。LH/hCG 受体是一种富含亮氨酸的 G 蛋白偶联受体，在人类子宫（肌层与内膜）、输卵管、子宫颈、胎膜和脐带中均有表达。LH 可刺激卵泡膜细胞雄激素的合成，为雌激素的合成提供前体物质。重组 LH（r-LH）半衰期为 10 小时，可皮下注射和肌内注射给药，肌内注射的半衰期较短，但仍能发挥药物作用。重组 hCG 的半衰期较 LH 明显延长，为 24~33 小时。

临床应用 使用促性腺激素的目的是在卵泡募集期提高外周血中的促性腺激素水平，达到或超过卵泡募集所需的阈值，促进多卵泡发育，克服卵泡优势选择机制促进多卵泡成熟，获得更多的卵母细胞。

最初应用于临床的是人类绝经期促性腺激素，主要成分为 FSH 和 LH，是从绝经期女性尿液中提取出来的。经过进一步纯化生产了高纯尿 FSH 制剂、高纯尿 hMG 制剂。基因重组技术生产的重组促性腺激素药物，为临床促排卵治疗提供了更多的选择。①hMG：每支 hMG 中含有 FSH 及 LH 各 75IU，FSH 与 LH 活性比为 1:1，纯度仅 5%，高纯度 hMG 纯度能够达到 95%以上。hMG 多用于促性腺激素分泌不足所致的原发性或继发性闭经，还适用于

表 1　FSH 类药物

通用名	给药途径	保存方法	包装
重组人促卵泡激素注射液	皮下注射	未开启：2~8℃ 保存；开启后：25℃以下	预充笔；粉剂
重组促卵泡素 β 注射液	皮下注射	2~8℃保存	笔芯+注射笔
注射用尿促卵泡素	肌内注射	20℃以下	粉剂+水剂

表 2　LH 类药物

通用名	给药途径	保存方法	包装
注射用重组人促黄体激素 α	皮下注射	25℃以下	粉剂+水剂

表 3　FSH+LH 类药物

通用名	给药途径	保存方法	包装
注射用尿促性素	肌内注射	20℃以下	粉剂+水剂
注射用高纯度尿促性素	皮下注射/肌内注射	25℃以下	粉剂+水剂

表 4　hCG 类药物

通用名	给药途径	保存方法	包装
注射用绒促性素	肌内注射	20℃以下	粉剂
注射用重组人绒促性素	皮下注射	2~8℃保存	预充笔

垂体降调节抑制过深及控制性促排过程中卵巢反应不良或卵巢慢反应的女性。②FSH：在控制性超促排卵过程中起募集更多卵泡的作用，包括尿源性FSH（u-FSH）制剂、高纯度FSH（HP-FSH）制剂、重组FSH（r-FSH）制剂。u-FSH制剂中混杂蛋白质成分高，主要使用HP-FSH及r-FSH诱导排卵；HP-FSH具有清除率慢、半衰期长等特性，有利于卵泡的募集；r-FSH纯度高，化学性能稳定。不同的促排卵方案中，以使用FSH制剂为主，根据患者情况，个体化确定及调整FSH剂量，获得有效、适量、高质量的卵母细胞。③LH：主要适用于卵泡"慢反应"、高龄患者。卵巢储备功能正常者，选用促性腺激素释放激素激动剂长方案，若对下丘脑-垂体-卵巢轴抑制程度过深，影响卵泡发育和卵母细胞质量，促性腺激素启动时若LH过低，考虑给予FSH制剂的同时，添加小剂量LH刺激多个卵泡同步生长；若促排卵6~8天后，卵泡表现出"慢反应"，需及时添加小剂量LH。若卵泡发育至直径≥14mm，内源性LH水平仍低，需添加较大剂量LH，有利于卵母细胞的成熟，同时减少小卵泡数，利于取卵后的受精。外源性LH会增加卵母细胞的成熟度和胚胎质量，内源性LH分泌逐渐恢复会改善卵母细胞的质量，提高临床妊娠率。④hCG：在控制性超促排卵过程中，用于诱发卵母细胞最终成熟和触发排卵。

（张学红）

cùxìngxiànjīsù shìfàng jīsù lèi yàowù
促性腺激素释放激素类药物
（gonadotrophin-releasing hormone drug） 通过蛋白质工程对促性腺激素释放激素（gonadotro-pin-releasing hormone，GnRH）的氨基酸序列进行置换或去除，产生激动和拮抗的不同生物学效用且与GnRH结构类似的化合物。

根据对垂体GnRH受体的作用性质不同，促性腺激素释放激素类药物包括促性腺激素释放激素激动剂和促性腺激素释放激素拮抗剂。GnRH是下丘脑促垂体区肽能神经元分泌的十肽激素，十肽中第1~3位氨基酸残基与其生物学活性有关，第5~6、第6~7、第9~10位氨基酸残基连接稳定性差，极易受内切酶作用而裂解。

生理状态下，GnRH由下丘脑每60~120分钟脉冲式释放1次，通过垂体门脉系统进入垂体后与垂体促性腺激素细胞表面的GnRH受体结合，促进卵泡刺激素和黄体生成素的分泌，进而刺激卵巢分泌性激素，构成下丘脑-垂体-卵巢调节系统。

（张学红）

cùxìngxiànjīsù shìfàng jīsù jīdòngjì
促性腺激素释放激素激动剂
（gonadotrophin releasing hormone agonist，GnRH-a） 可与垂体促性腺激素释放激素（Gn-RH）受体结合，持续应用可抑制垂体促性腺激素（gonadotropins，Gn）的合成和释放的物质。

药理作用 GnRH-a与GnRH受体结合后产生两种效应：①Gn-RH-a与垂体上GnRH受体结合之初，亲和力较高，形成具有生物活性的激素受体复合物，刺激垂体卵泡刺激素（follicle-stimulating hormone，FSH）和黄体生成素（luteinizing hormone，LH）急剧释放，形成小峰值，即一过性Gn升高，称"激发作用"。②随作用时间的延长，GnRH-a占据绝大部分受体并促进受体内移，使受体对进一步GnRH-a刺激不再敏感，即发生"垂体降调节作用"，使内源性FSH、LH分泌被抑制，雌激素处于绝经期水平。通常GnRH-a作用5~7天后受体开始下调，2周后可降低至基础值或以下，由此作为临床应用的基础，抑制早发内源性LH峰。停药后垂体功能逐渐恢复，对于月经周期正常的女性，停药后约6周可恢复正常卵巢功能。

临床应用 GnRH-a起垂体降调节、激发作用。

垂体降调节作用 ①应用于卵巢刺激长方案或超长方案：Gn-RH-a降调节联合外源性Gn的使用，有助于增加卵泡募集，控制和促进卵巢内多个卵泡的同步化发育和成熟，避免内源性早发LH峰，防止卵泡早排。②子宫内膜异位症和子宫肌瘤的治疗：通过抑制异位子宫内膜组织的增生，用于卵巢子宫内膜异位症或子宫腺肌病的治疗，或预防术后复发；通过抑制雌激素的生成，使腺肌瘤组织萎缩，用于子宫腺肌病的保守治疗。

扳机作用 GnRH-a的激发作用应用于拮抗剂方案中代替人绒毛膜促性腺激素（human chorionic gonadotrophin，hCG）扳机促进卵泡成熟。给予充足黄体支持的前提下，GnRH-a扳机不影响妊娠结局且将卵巢过度刺激的风险最小化。GnRH-a联合hCG双扳机提高卵母细胞成熟率，提高临床妊娠率和活产率，明显改善妊娠结局，降低空卵泡综合征的风险。

用法 合成的GnRH-a有多种（表1），主要分长效激动剂和短效激动剂两种。长效GnRH-a肌内注射后药物作用可持续28~35天；短效GnRH-a皮下注射能迅速吸收，15分钟达血药峰

表 1　GnRH-a 种类

通用名	给药途径	保存方法	包装
注射用醋酸曲普瑞林	肌内注射或皮下注射	25℃以下	粉+水或预充注射器
醋酸曲普瑞林注射液	肌内注射或皮下注射	2~8℃避光保存	粉+水+注射器或预充注射器
注射用醋酸亮丙瑞林微球	皮下注射	20℃以下	粉+水或粉+水+注射器

值，1 小时达最大效应，半衰期约 12 小时。临床常见的 GnRH-a 主要为醋酸曲普瑞林、醋酸亮丙瑞林等。

（张学红）

cùxìngxiànjīsù shìfàng jīsù jiékàngjì

促性腺激素释放激素拮抗剂

（gonadotrophin releasing hormone antagonist，GnRH-ant）能竞争性与垂体促性腺激素释放激素受体结合并起到抑制作用，以阻断排卵前促性腺激素高峰（主要是排卵前黄体生成素峰）的出现，避免成熟卵泡自发排卵的人工合成的肽类激素。

药理作用　GnRH-ant 与受体亲和力强，与促性腺激素释放激素激动剂（gonadotrophin releasing hormone agonist，GnRH-a）相比其稳定性强、起效迅速，对 GnRH 受体竞争性结合，不会影响受体功能与数量，停药后受体功能恢复快，药效学作用能被快速逆转。GnRH-ant 可避免 GnRH-a 的"激发作用"，及充分垂体降调节后因低雌激素状态导致的子宫内膜出血及其他不良反应。

临床应用　主要用于超促排卵中抑制黄体生成素（luteinizing hormone，LH）峰。西曲瑞克与 GnRH 受体的亲和力为天然 GnRH 的 20 倍，可竞争性地与垂体细胞膜受体结合，快速抑制 LH 和卵泡刺激素的释放，抑制作用呈剂量依赖性，0.25mg 与 0.50mg 西曲瑞克持续作用的周期中均可达到抑制 LH 峰的作用。加尼瑞克对 LH 峰值的抑制作用呈剂量依赖性，0.25~0.50mg 加尼瑞克可有效抑制 LH 峰，并不影响胚胎种植率和妊娠结局。

用法：临床常用的 GnRH-ant 为西曲瑞克和加尼瑞克（表 1）。皮下注射西曲瑞克的绝对生物利用度约 85%，1 小时达血药峰值浓度，平均终末半衰期为 30 小时，经粪便（约 75%）和尿（22%）排泄。0.25mg 西曲瑞克单次皮下注射给药或连续皮下注射给药 2 周药物动力学均为线性。单次 0.25mg 加尼瑞克皮下注射生物利用度为 91%，1 小时可到峰值浓度，半衰期较短，吸收迅速，半衰期 13~16 小时。

（张学红）

shēngzhǎngjīsù lèi yàowù

生长激素类药物

（growth hormone drug）　通过基因重组技术生产，在氨基酸含量、序列和蛋白质结构上与人垂体生长激素完全一致的药物。生长激素是腺垂体分泌的肽类激素，重组生长激素与天然生长激素作用相同。生长激素的分泌受下丘脑产生的生长激素释放激素和生长激素释放抑制激素（简称生长抑素）的调节，还受性别、年龄和昼夜节律的影响，睡眠状态下分泌明显增加。

主要功能：促进蛋白质的合成，影响脂肪和矿物质代谢。重组生长激素皮下注射后 80% 吸收，4~6 小时后达峰浓度，与天然生长激素相似，半衰期 4 小时，通过肾、肝代谢，通过胆汁排泄。

临床应用：生长激素通过调控颗粒细胞内胰岛素样生长因子 I（insulin-like growth factor I；IGF-I）的合成来调节卵泡发育。IGF-I 对类固醇激素的合成、卵母细胞与早期胚胎发育具有积极意义，卵巢刺激过程中添加人生长激素可能促进卵母细胞的成熟和胚胎的早期发育。自 20 世纪 90 年代始，体外受精治疗中尝试添加人生长激素。高龄及卵巢低反应患者卵巢刺激周期中添加人生长激素，可能提高妊娠率和活产率。正常卵巢储备功能患者的卵巢刺激周期中添加生长激素是否有效有待商榷，需更多的临床研究验证。体外受精周期中，添加重组人生长激素的方案多样（如长方案、拮抗剂方案、微刺激方案等），时间各异（如垂体降调节开始、促排卵开始、进周期之前即开始），常用添加剂量 2~5IU/d。

控制性超促排卵过程中联合应用生长激素的疗效、应用方式、剂量和时间等仍有争议。

（张学红）

表 1　GnRH 拮抗剂

通用名	给药途径	保存方法	包装
注射醋酸西曲瑞克	皮下注射	2~8℃冰箱保存	粉剂+水剂+注射器
醋酸加尼瑞克注射液	皮下注射	2~30℃	预充注射器

cíjīsù lèi yàowù
雌激素类药物 (estrogen drug)

具有促进和维持女性性器官和第二性征发育、成熟等作用的化合物。能促进女性性器官及乳腺的发育和维持；通过对腺垂体正负反馈作用影响促性腺激素释放；维持钙平衡，影响骨生长；增加高密度脂蛋白值，降低低密度脂蛋白值。

雌激素代谢　雌激素为十八碳类固醇化合物，雌激素受体分布在生殖系统、心血管系统、皮肤和骨骼等诸多系统靶器官中。生殖系统中，雌激素起主导作用。天然雌激素主要由卵巢产生，也可由胎盘、肾上腺及外周组织（如肝、脂肪和毛囊）合成。

天然雌激素包括雌二醇、雌酮和雌三醇，生理活性分别为100、10 和 3。雌二醇是卵巢产生的主要激素之一，雌酮和雌三醇多为雌二醇的代谢产物。雌二醇口服给药后肝首过效应明显，生物利用度低。其具有较好的亲脂性，可连续经皮吸收。血中 70% 雌二醇与血浆中性激素结合球蛋白结合，25% 与白蛋白结合，1%~3%为游离型。雌激素在肝经葡糖醛酸转移酶等代谢，大部分经肾从尿中排泄，约 1/4 经肝肠循环再次入血，小部分经粪便排出。

药代动力学　雌激素通过正负反馈，调节下丘脑-垂体-卵巢轴的生理功能。辅助生殖技术中，卵泡晚期加少量的雌激素，可促进颗粒细胞的增殖与分化，提高卵泡细胞的促性腺激素受体的水平，强化排卵前雌激素的正反馈作用，有利于正常排卵的发生，还可对抗氯米芬在促排卵中对子宫内膜和宫颈黏液的不良影响。卵巢刺激前预处理可减少卵泡募集过程中卵泡的提前优势化，确保卵巢刺激启动前卵泡径线的均一性。雌激素可用于人工周期胚胎移植中的内膜准备。

生育相关治疗药物　中国用于生育相关治疗的雌激素药物包括戊酸雌二醇和17β-雌二醇（表1）。

戊酸雌二醇　人体天然雌激素 17β-雌二醇的前体。①口服给药：吸收迅速，在首次通过肝的过程中迅速水解为游离雌二醇和戊酸。口服雌二醇的肝首过效应明显，生物利用度低至 3%。雌二醇在血液中浓度是剂量依赖性，年轻女性单次口服 2mg 雌二醇，在 6~10 小时出现血药浓度的高峰为 30~50pg/ml；4mg 以内的口服剂量，随雌二醇口服剂量的增加，血药浓度几乎为线性升高；口服剂量>8mg，血药浓度增加不明显。人工周期胚胎移植方案中，如雌激素口服剂量>8mg/d 仍不能促进内膜进一步生长，建议改变用药方案或调整治疗策略。②经阴道给药：不能脱戊酸，吸收少，不推荐经阴道给药。

优点：口服给药方便，吸收完全，持续给药血药浓度稳定。缺点：生物利用度不高，主要经肝代谢，肝功能异常者不建议使用；雌激素可刺激肝凝血因子合成增加，凝血功能增强，静脉血栓风险增加，有血栓高危因素者应慎用。

17β-雌二醇　有口服、经阴道和经皮 3 种给药途径。①口服给药：可经胃肠道吸收，口服 1mg，4 小时血药浓度可达峰值，24 小时达稳态，平均血药浓度为 28pg/ml，范围在 20~54pg/ml。②经阴道给药：无肝首过效应，是一种移植周期中内膜准备方式，单次阴道给药 200~250ug，血药峰值可>50pg/ml，雌二醇水平在子宫局部可能达到更高的浓度，可促进内膜的进一步增生和胚胎植入。③经皮给药：经皮吸收的 17β-雌二醇可从皮肤被动扩散至血液循环，避免肝首过效应作用，不损伤肝功能。经皮吸收的雌二醇血药浓度较口服制剂相对稳定，更适合于绝经期女性激素替代治疗。每 2.5g 凝胶（约 1.5mg 雌二醇）血浆浓度约 80pg/ml。

临床应用　适用于雌激素不足的替代治疗和绝经期综合征、避孕、功能性子宫出血及辅助生殖技术等。常见不良反应有恶心、呕吐、胃肠道紊乱等。

(张学红)

yùntóng lèi yàowù
孕酮类药物 (progesterone drug)

用于治疗因内源性孕酮不足而引起的各种疾病的一类药物。主要成分是孕激素，对胚胎植入及维持妊娠有重要作用。

孕激素结构与代谢　孕激素是二十一碳类固醇激素，分子结构与雌激素类似，区别是孕激素 17β 位的取代基为乙酰基，雌激素为羟基。天然孕激素肝首过效应迅速，口服利用率低，人工合

表 1　雌激素类药物

通用名	给药途径	保存方法	包装
戊酸雌二醇	口服	常温	片剂
17β-雌二醇/地屈孕酮	口服/阴道	常温	片剂
雌二醇凝胶	涂抹	常温	凝胶
半水合雌二醇贴片	贴皮	常温	皮贴

成的孕激素类药物在肝的首过效应明显减少。孕激素主要与血浆中的白蛋白结合，很少与性激素结合球蛋白结合。

药代动力学 天然孕酮多用于黄体支持与胚胎移植周期中的内膜准备；合成孕激素，可负反馈抑制下丘脑-垂体-卵巢轴，应用于卵巢刺激周期抑制卵泡早排（表1）。天然孕酮有口服、肌内注射、阴道给药，不同给药途径在体内的吸收和代谢不同。

口服孕激素制剂 包括微粒化孕酮胶囊和地屈孕酮，均存在肝首过效应。

口服微粒化孕酮 生物利用率低，仅剂量的10%产生孕激素活性，200mg口服微粒化孕酮生物利用度仅为25mg肌内注射孕酮的8.6%，且不稳定，口服后1~3小时血药浓度达峰值，以后逐渐下降，半衰期16~18小时，约72小时完全消失。经肝代谢分解后产生的代谢产物多，易产生明显的头晕、嗜睡等中枢神经系统症状及肝功能损害等不良反应，口服微粒化孕酮不能充分支持子宫内膜发育。口服微粒化孕酮不推荐作为常规黄体支持用药。

地屈孕酮 非真正的天然孕激素，为6-去氢孕酮经紫外线照射后生成的异构体，口服吸收迅速，代谢稳定，发挥类天然孕激素活性。口服后0.5~2.5小时达

血药浓度峰值，服药3天后血药浓度达稳态，平均生物利用度28%，是微粒化孕酮的10~20倍，肝负荷小，主要代谢产物为双氢地屈孕酮，仍具有孕激素活性。地屈孕酮63%经尿排出，24小时排出85%，72小时完全排出，地屈孕酮半衰期为5~7小时，双氢地屈孕酮半衰期为14~17小时。口服地屈孕酮后不改变原血清孕酮水平，常规检查不能在血中检测到口服地屈孕酮的血药浓度，仅通过有创活检检测内膜对其的反应性。优点：与阴道用孕酮相比更方便，患者依从性好，与口服微粒化孕酮相比，低剂量生效，生物利用度高，代谢产物仍具有孕激素活性，不良反应少。

肌内注射 孕酮油剂的肌内注射是临床传统的给药方式，注射后吸收迅速，无肝首过效应，生物利用度高，血中孕酮浓度明显增高，血药浓度6~8小时达峰值，后逐渐下降，可持续48小时，72小时消失。常用剂量20~60mg/d。优点：疗效确切，价格低。缺点：需每天注射，用药不方便，不良反应多，常有注射部位疼痛，易形成局部硬结，偶有局部无菌脓肿发生，吸收恢复需较长时间。

阴道给药 阴道用孕酮剂型主要有微粒化孕酮胶囊和孕酮缓释凝胶。阴道用天然孕酮可避开

肝首过效应，提高药物的生物利用度，经阴道途径给药后阴道上皮细胞迅速吸收并扩散至子宫颈、子宫体，并完成从子宫内膜向子宫肌层的扩散，能在子宫局部达到高浓度。由于靶向作用于子宫，因此全身不良反应较少。

微粒化孕酮胶囊 阴道用药，血药浓度在1小时内迅速升高，在2~6小时达血药浓度高峰；200mg/d剂量可使血药浓度基本维持在9.7ng/ml的稳态浓度；每天阴道用药达800mg，血药浓度可达15.5~26.9ng/ml。

孕酮缓释凝胶 可延长半衰期至25~50小时，90mg的孕酮缓释凝胶的稳态血药浓度与200mg微粒化孕酮胶囊类似。推荐剂量：孕酮缓释凝胶90mg/d，每天1次；微粒化孕酮胶囊300~800mg/d，每天2~4次。

阴道孕酮的优点：与肌内注射孕酮相比，疗效相同，无痛苦，不良反应少。缺点：使用时间长，药物残渣堆积会产生阴道不适感，长期刺激会导致阴道炎。

合成孕激素醋酸甲羟孕酮对垂体的抑制作用较天然孕酮强，辅助生殖技术中用于卵巢刺激周期中抑制卵泡早排。

临床应用 常用于辅助生殖技术中的黄体支持、先兆流产、复发性流产和无排卵性功能失调性子宫出血等。

（张学红）

yòudǎo páiluǎn

诱导排卵（ovulation induction, OI） 存在排卵障碍的情况下采用药物或手术诱导排卵的方法。又称诱发排卵。目的是诱发单卵泡或少数卵泡的发育。是治疗不孕症的重要手段，辅助生殖技术的基础技术之一。

适应证 ①排卵障碍：促性

表1 孕酮类药物

通用名	给药途径	保存方法	包装
黄体酮软胶囊	口服/阴道用	常温	胶囊
黄体酮栓	阴道用	常温	栓剂
黄体酮阴道缓释凝胶	阴道用	常温	凝胶
黄体酮注射液	肌内注射	常温	油剂
地屈孕酮	口服	常温	片剂
醋酸甲羟孕酮	口服	常温	片剂

腺激素（gonadotrophin，Gn）与血清雌二醇（estradiol，E$_2$）水平正常，月经不规律或闭经，如多囊卵巢综合征的无排卵；下丘脑或垂体性无排卵（如希恩综合征等）。②黄体功能不足。③Ⅰ期/Ⅱ期子宫内膜异位症。④原因不明性不孕。

禁忌证 ①卵巢因素导致的无排卵：卵巢衰竭或早衰、卵巢促性腺激素抵抗综合征、卵巢肿瘤。②雌激素依赖性恶性肿瘤：如乳腺癌、子宫内膜癌。③其他：急性盆腔炎、严重全身性疾病。

诱导排卵前准备 核验夫妻双方身份证、结婚证等，女性进行相关的体格检查，排除诱导排卵的禁忌证，并签署相关知情同意书。

药物方法 常用的诱导排卵药物有氯米芬、Gn、来曲唑、人绒毛膜促性腺激素（human chorionic gonadotropin，hCG）和多巴胺受体激动剂等。

氯米芬 首选的诱导排卵药物，其通过干扰雌激素的反馈调节，促使促性腺激素释放激素及Gn的分泌增加，有利于卵泡生长发育。患者确定为WHO Ⅱ型无排卵，月经第3~5天或孕激素撤退出血后第3~5天开始使用氯米芬50~150mg/d，连用5天，注意监测卵泡发育情况和黄体生成素（luteinizing hormone，LH）峰的出现，卵泡直径≥16mm或LH峰出现时，可使用hCG诱发排卵。也可在使用氯米芬的基础上联合Gn，一般于使用氯米芬数天后开始使用，根据需要调整剂量75~150IU/d，注意监测卵泡发育情况，使用hCG诱发排卵时机同上。

促性腺激素 垂体Gn分泌不足，不能使卵泡成熟排卵，或使用氯米芬不能促使垂体增加分泌Gn而达到排卵时，需用外源性Gn刺激卵泡生长发育及排卵。主要有从绝经女性尿中提取的Gn即人绝经后促性腺激素、纯化的人卵泡刺激素（follicle-stimulating hormone，FSH）和基因工程技术产生的重组FSH。月经第3~5天或孕激素撤退出血后第3~5天开始使用Gn，根据需要调整剂量，监测卵泡发育情况，使用hCG诱发排卵时机同上。

来曲唑 主要通过抑制卵巢组织中的芳香化酶，减少E$_2$的产生，减弱E$_2$对中枢的负反馈效应，达到增加Gn分泌的作用。月经第3~5天或孕激素撤退出血后第3~5天开始使用，剂量为2.5~7.5mg/d，连用5天，可联合使用Gn。

多巴胺受体激动剂 ①溴隐亭：抑制催乳素的分泌，适用于月经不规律、有泌乳症状的高催乳素血症和垂体腺瘤的治疗。开始用量为1.25mg，每天2次，餐后服用，如无不良反应1周后可改为2.5mg，每天2次，连续使用。部分患者可联合氯米芬等药物。②卡麦角林：适应证同溴隐亭，不良反应较少，半衰期很长，价格昂贵。一般用于溴隐亭不能耐受或抵抗者，每周给药1~2次。

手术方法 药物促排卵的效果较肯定，极少数患者需手术治疗，通常在特定的情况下才考虑，如药物促排卵失败的难治性多囊卵巢综合征或经济原因难以承受反复促排卵药物费用的患者。

卵巢楔形切除术 主要用于多囊卵巢综合征引起的无排卵性不孕。手术可能引起内出血、盆腔炎和盆腔粘连等并发症。并发症较多，已弃用。

腹腔镜下卵巢打孔术 与卵巢楔形切除术适应证相同，可采用腹腔镜下电灼多点穿刺术或激光打孔术。手术破坏了产生雄激素的卵巢间质，间接调节垂体-卵巢轴，使血清LH及睾酮水平下降，缓解对卵泡发育的抑制，并可增加局部的血流量，有利于卵泡发育和成熟。

监测 诱导排卵过程中，以卵巢内卵泡的形态或功能改变为基础，采用一定的技术方法，跟踪了解卵泡的数目及其生长发育的动态，对卵泡的发育情况、成熟程度或功能状态作出判断并为并发症的预防提供参考。

常规激素测定 ①血清E$_2$水平测定：血清E$_2$水平与卵泡的数量及其生长明显相关，可推测患者生长卵泡成熟水平及发生卵巢过度刺激综合征（ovarian hyperstimulation syndrome，OHSS）的可能。②血、尿LH水平监测：最大卵泡直径超过13mm时，应检测LH水平，检测LH峰的早发。注射hCG日应常规抽血检查LH水平。体内LH呈脉冲式分泌且代谢快，对单次LH检查结果有怀疑时，应及时复查血LH进行判断。③血孕酮测定：主要用于卵泡晚期评估是否出现卵泡的黄素化，协同其他相关指标确定hCG的注射时间。

B超监测 ①卵巢、卵泡：主要观察双侧卵巢大小、位置、有无病理性卵巢和卵泡数量等。②子宫：主要注意子宫形态、大小、内膜厚度、肌层回声情况，以及有无子宫肌瘤（类型、大小）、子宫腺肌瘤、子宫腺肌病、子宫内膜息肉、子宫内膜增生异常和子宫内膜过薄等病理子宫现象存在。③附件：出现输卵管积液、系膜囊肿时，B超监测易发现。

宫颈黏液评分　一般从月经周期第 10 天起，视卵泡生长情况进行宫颈黏液量、拉丝度、清亮度、羊齿状结晶观察。未产妇子宫颈外口在围排卵期会扩张，典型者呈"瞳孔征"，孔中可含清亮分泌物。

并发症　①OHSS：人体对促排卵药物产生过度反应，以双侧卵巢多卵泡发育、卵巢增大、毛细血管通透性异常、急性体液和蛋白外渗进入第三间隙为特征引起一系列临床症状的并发症。OHSS 有早发型和迟发型两种表现形式。早发型 OHSS 出现在 hCG 注射后 3~7 天，与卵巢对激素刺激超强反应有关；迟发型 OHSS 出现在 hCG 注射后 12~17 天，主要依存于妊娠的发生。②多胎妊娠：1 次妊娠同时有 2 个或 2 个以上胎儿，主要与应用促排卵药物后多卵泡发育有关。一旦发生多胎妊娠，可通过减胎术减少多胎妊娠，降低多胎妊娠的并发症，改善围生期结局。③异位妊娠：受精卵植入子宫腔以外的位置。在辅助生殖技术的应用中发生率为 3%~5%，子宫内妊娠合并异位妊娠的发生率为 1%，可因促排卵后卵巢增大或 OHSS 表现而使其临床表现不典型，有可能被忽略。④卵巢扭转：卵巢增大后产生的并发症，多发生于直径为 5~6cm 的卵巢囊肿、卵巢诱导排卵后和 OHSS 患者，表现为急腹症的临床症状和体征。

（郭艺红）

kòngzhìxìng chāocù páiluǎn

控制性超促排卵（controlled ovarian hyperstimulation，COH）

以药物的手段在可控制的范围内诱发超生理状态的多卵泡发育和成熟的技术。又称超促排卵。是治疗不孕症的重要手段，辅助生殖技术的基础技术之一。治疗对象可能有正常的生理功能。

适应证　为各种辅助生殖技术作准备：实施 COH 的目的是在卵泡的募集阶段提高外周血促性腺激素（gonadotropins，Gn）水平，使更多募集前阶段的卵泡超过进入募集所需的阈值，从而募集多个卵泡，同时在卵泡的发育过程中促使更多的卵泡能克服卵泡的选择机制而继续发育成为成熟卵泡，以利于回收更多的卵母细胞，提高辅助生殖技术的成功率。

禁忌证　①卵巢因素导致的无排卵：卵巢衰竭或早衰、卵巢促性腺激素抵抗综合征、卵巢肿瘤患者。②雌激素依赖性恶性肿瘤：如乳腺癌、子宫内膜癌患者。③其他：急性盆腔炎、严重全身性疾病。

排卵前准备　超促排卵前核验双方身份证、结婚证等，女性进行相关的体格检查，排除促排卵的禁忌证，并签署相关知情同意书。

常用药物　包括 Gn、促性腺激素释放激素激动剂（gonadotrophin releasing hormone agonist，GnRH-a）、促性腺激素释放激素拮抗剂（gonadotrophin releasing hormone antagonist，GnRH-ant）、氯米芬、人绒毛膜促性腺激素（human chorionic gonadotropin，hCG）和生长激素等。

方法　有多种，以 GnRH-a 结合 Gn 为常规方案。常用方案如下：①人类绝经期促性腺激素（human menopausal gonadotropin，hMG）联合 hCG 方案。②卵泡刺激素（follicle-stimulating hormone，FSH）/hCG 方案。③FSH/hMG/hCG 方案。④GnRH-a/FSH/hCG 方案。⑤GnRH-a/FSH/hMG/hCG 方案。⑥GnRH-a/hMG/hCG 方案。⑦FSH/hMG/GnRH-ant/hCG 方案。⑧微刺激方案。⑨高孕激素状态下的促排卵方案。

促进卵泡募集、生长发育和成熟　使用外源性的 Gn 是 COH 的主要手段，常规 COH 治疗中，多在月经周期的第 5~10 天启动超排卵，启动和维持的剂量多使用 FSH 150IU/d。卵巢储备功能不足、超促排卵反应不良的患者，可增加 Gn 的启动剂量和维持剂量；可疑过度反应或既往有过度反应史的患者，也应调整启动和维持剂量。

诱发卵母细胞最后成熟和触发排卵　卵母细胞的最后成熟和排卵的过程需黄体生成素（luteinizing hormone，LH）峰的激发，COH 中通常使用注射 hCG 来模拟 LH 峰达到的目的。正确掌握注射 hCG 的时机是获得高质量的卵母细胞的关键，主要参考卵泡直径的大小和外周血中的雌激素水平及卵泡数目。主导卵泡中有 1 个直径达 18mm、2 个达 17mm 或 3 个达 16mm 时，可当天停用 Gn，外源性 Gn 最后一次给药后的 36 小时注射 hCG 5000~10000IU；若外周血中每个主导卵泡雌二醇水平达 300pg/ml 时也可使用 hCG；成熟卵泡数目较多时，为避免增高的雌二醇水平诱发内源性的 LH 峰，注射 hCG 的时间可适当提前。

调整卵泡期 LH 水平和抑制早发 LH 峰　保证 COH 质量的重要手段之一，卵泡期过高的 LH 水平或早发的 LH 峰可明显影响 COH 的质量，尤其是卵母细胞的质量，常导致取消周期。常用方法如下。

COH 前的处理　多囊卵巢综合征患者，在 COH 前使用 1~2 周期的醋酸环丙孕酮或其复合制剂，可明显降低血 LH 及睾酮水平；也可在 COH 前采用普通口服避孕药 1~2 周期。

使用高纯度的 FSH 经基因重组技术生产的人 FSH 不含 LH 和尿杂质蛋白，纯度高、稳定性强、生物学差异小、无变态反应，是首选的 Gn 制剂，hMG 含有等量的 FSH 和 LH。内分泌正常的女性 COH 周期的卵泡中期、晚期，需适当剂量的 LH，可在主导卵泡直径超过 14mm 后，以 75IU 的 hMG 取代 75IU 的人 FSH 继续 COH 治疗直至使用 hCG。

使用 GnRH-a 进行垂体降调节 可减少早发 LH 峰的发生及内源性 LH 的分泌，使用外源性 Gn 使卵巢内的卵泡同时启动发育，可改善卵泡发育的同步化。常规于 COH 治疗前的月经周期的黄体中期开始使用 GnRH-a，激发作用可使 Gn 暂时升高，14 天左右可达垂体降调节作用，下一周期的第 3~5 天，开始给予外源性 Gn 进行促排卵，直至注射 hCG 时停用 GnRH-a。

使用 GnRH-ant 抑制 LH 峰 GnRH-ant 竞争性结合垂体细胞表面的 GnRH 受体，并不导致受体的耗竭，使用后可快速有效地抑制垂体 Gn 的分泌，对 LH 的抑制呈剂量依赖性。可在任何必要的时间（如过早的 LH 峰将可能产生的时间前）开始使用，最小有效剂量为 0.25mg/d。

黄体期的支持 由于在 COH 中多使用垂体降调节，停药后垂体分泌 Gn 的能力未能迅速从降调节中恢复，一般进行黄体期的支持。多卵泡的发育导致高雌激素，取卵时可能使颗粒黄体细胞减少，一方面导致黄体功能不足，另一方面高雌激素导致雌/孕激素的比例失调，可能对胚胎的植入不利。

监测 应达到以下目的：①了解患者卵巢的解剖和功能状态的基础情况。②卵巢对外源性 Gn 的反应性。③卵泡的生长发育情况。④使用 hCG 时机的正确选择是监测最重要的目的之一。监测内容见诱导排卵。

并发症 见诱导排卵。

(郭艺红)

chuítǐ jiàngtiáojié

垂体降调节 (pituitary down-regulation)

使用促性腺激素释放激素类似物（如激动剂或拮抗剂），使腺垂体中促性腺激素（卵泡刺激素、黄体生成素）生成和/或生理性释放受到抑制的现象。又称垂体脱敏。用药 5~7 天后垂体产生的卵泡刺激素（follicle-stimulating hormone，FSH）和黄体生成素（luteinizing hormone，LH）减少，14 天左右达到基础值以下，卵巢的内分泌活动趋于停滞，这个过程称降调节。

1983 年，英国伦敦克伦威尔医院的波特（Porter）提出"垂体降调节"的概念，在体外受精-胚胎移植周期中应用促性腺激素释放激素激动剂（gonadotrophin releasing hormone agonist，GnRH-a）以防止早发的内源性 LH 峰，提高获卵率和卵母细胞的质量，改善体外受精-胚胎移植的妊娠率。垂体降调节技术的出现是辅助生殖技术促排卵治疗发展中的里程碑。

作用机制 促性腺激素释放激素（gonadotropin-releasing hormone，GnRH）是下丘脑分泌的肽类激素，经下丘脑-垂体系统进入腺垂体，引起腺垂体中促性腺激素呈脉冲式释放，刺激 FSH、LH 的分泌，调控内分泌系统及生殖系统，GnRH-a 与 GnRH 受体结合力更强，其半衰期较 GnRH 长。

结合后使腺垂体储存的促性腺激素大量释放，出现短暂的血浆促性腺激素高峰，用药初期 FSH、LH 一过性升高，即"点火效应"。持续给药后，大部分受体被 GnRH-a 结合并转移至细胞内，垂体表面的受体大量耗竭，不再对 GnRH 起反应，卵巢内分泌功能活动趋于停滞。经典的 GnRH-a 降调节标准是指在外源性促性腺激素启动治疗前卵巢达到静息状态：血清雌二醇 < 50pg/ml（183.5pmol/L），LH < 5IU/L，子宫内膜厚度 ≤5mm，卵泡大小 ≤5mm，无功能性囊肿。

药物 已合成的 GnRH-a 有多种，主要分短效激动剂和长效激动剂两种，临床主要有醋酸曲普瑞林、戈舍瑞林、亮丙瑞林等。GnRH-a 对垂体-卵巢轴的降调节作用呈剂量依赖性。

短效激动剂 短效制剂为非控释剂型，常规剂量为 0.1 毫克/支，主要通过皮下注射方式给药，注射 1 支生物有效性可维持 24 小时，需每天注射维持有效浓度。短效 GnRH-a 对垂体的抑制程度较浅，促排卵过程中 LH 水平不至于过低。每天注射后仍能发挥短暂的"点火效应"，使内源性 Gn 短暂性升高。

长效激动剂 长效 GnRH-a 是将药物制成长效缓释微球注射剂，使药物有规律的均匀释放。中国常用的有曲普瑞林和戈舍瑞林，剂量分别为每支 3.75mg 和 3.6mg，一般通过肌内注射或皮下注射给药。注射 1 支生物有效性可维持 30 天，在用药 14 天之内激素水平降低到基础值下，达到垂体降调节的作用。优点是单次注射，避免多次注射的痛苦，对下丘脑-垂体-卵巢轴抑制程度强，有利于控制 LH 水平及卵泡同步化。促性腺激素的使用量增加及使用时间延长，平均每个卵母细胞的雌激素水平低于短效长方案。恰当的垂体降调节对体外受精十分重要，个体化的垂体降调节已被广泛接受和应用。

适应证 为体外受精-胚胎移植作准备：实施降调节的目的是可预防早发 LH 峰，提高卵母细胞回收率；还可延长 FSH 阈值窗的期限，促使多个卵泡发育，提高卵泡发育的同步性，提高时间上的可控性，降低周期取消率，增加获卵数和优质胚胎数，进而提高妊娠率。

禁忌证 ①低促性腺激素性腺功能减退症：患者表现为 FSH、LH 处于低水平，无优势卵泡发育及闭经，治疗上直接添加人类绝经期促性腺激素进行卵巢刺激，无须降调节。②卵巢低反应、低储备：使用 GnRH-a 降调节方案存在过度抑制卵巢功能的风险，有可能不仅没有募集到更多的卵泡，反而影响卵泡的发育。③其他：有降调节药物过敏或不能耐受的不良反应。

垂体降调节前准备 垂体降调节前女性进行相关体格检查，排除降调节药物使用禁忌证，并签署知情同意书。

实施方案 根据促排卵方案选择合适的降调节药物种类及使用时间，GnRH-a 的使用一般有 4 种方案（表 1）。超长方案有可改善盆腔微环境、充分降调后抑制卵巢活性的特点，适用合并子宫内膜异位症或子宫腺肌病的不孕患者。卵巢储备功能正常的患者可使用卵泡期长效长方案或黄体期长方案。短方案的用药时间短，借助 GnRH-a 的"点火效应"，在促性腺激素的共同作用下，获取第一批优势卵泡，适用于卵巢功能欠佳患者，但存在获卵数少和易发生提前排卵的缺陷。

并发症 垂体降调节后由于雌激素水平下降，可有不规律阴道出血、潮热、盗汗，并伴有头晕、心慌，持续时间不等。由于促性腺激素分泌增多及自主神经系统功能紊乱，表现为月经紊乱，阵发性潮热、出汗、失眠、头晕、阴道干涩和性欲降低等一系列症状。垂体功能过度抑制也可导致卵巢反应不良，促性腺激素的使用量增加、用药时间延长，早期流产率增高等。

（郭艺红）

rén gōng shòu jīng

人工授精（artificial insemination, AI）
用人工方式将精液或体外分离后的精子悬液注入女性生殖道使其妊娠的方法。

分类 根据精液来源分为夫精人工授精和供精人工授精；根据是否采用诱导排卵分自然周期人工授精和诱导排卵人工授精；根据精液储存时间的长短分鲜精人工授精和冻精人工授精；根据授精部位的不同主要分子宫腔内人工授精、子宫颈管内人工授精、阴道内人工授精等。

适应证 施行人工授精的基本条件是通过子宫输卵管碘对比剂造影或腹腔镜检查证实至少一侧输卵管通畅。

夫精人工授精 ①精液异常：轻度或中度少精子症、弱精子症、非严重畸形精子症及液化异常。②因宫颈黏液异常造成精子无法通过子宫颈导致的不孕。③因性功能障碍或生殖道畸形造成性交障碍。④排卵障碍、子宫内膜异位症经单纯药物处理未妊娠。⑤原因不明性不孕。⑥免疫性不孕。

供精人工授精 ①不可逆的非梗阻性无精子症。②男性有不宜生育的遗传性疾病。③严重母婴血型不合，经治疗无效。

禁忌证 有两种情况。

夫精人工授精 ①女性患有不宜妊娠的严重的遗传、躯体疾病或精神疾病。②一方患有生殖泌尿系统的急性感染性疾病或性传播疾病。③一方近期接触致畸

表 1 GnRH-a 的使用方案

方案	作用类型	GnRH-a 给药	Gn 给药	作用
超长方案	抑制作用	治疗周期的月经第 2 天给予第 1 支 GnRH-a，每间隔 28~30 天后根据情况给予下支 GnRH-a（长效剂型）	最后 1 支 GnRH-a 后 28~37 天	完全降调节
卵泡期长效长方案	抑制作用	治疗周期的月经第 2 天给予第 1 支 GnRH-a（长效剂型）	GnRH-a 后 28~37 天	完全降调节
黄体期长方案	抑制作用	治疗周期的黄体中期至 hCG 日	自 GnRH-a 给药的 14~21 天开始给 Gn	完全降调节
短方案	骤发作用	治疗周期的第 2 天至 hCG 日（短效剂型）	与 GnRH-a 同时给药	开始数天加强刺激作用，以后降调节作用

注：人绒毛膜促性腺激素（human chorionic gonadotropin, hCG）。

量的放射线、有毒物质，或服用有致畸作用的药品、毒品等并处于作用期。

供精人工授精 ①女性患有不宜妊娠的严重的遗传、躯体疾病或精神疾病。②女性患有生殖泌尿系统的急性感染性疾病或性传播疾病。③女性近期接触致畸量的放射线、有毒物质，或服用有致畸作用的药品、毒品等并处于作用期。

术前准备 人工授精前，夫妻双方都需进行体格检查和实验室检查，确定人工授精的适应证及是否适合妊娠；对供精者是否适合供精要进行严格的筛查；必须告知不孕不育夫妻人工授精的适应证、可选择的其他方法、可能出现的并发症和随访要求等，签署人工授精知情同意书。

操作步骤 根据不同的人工授精方式，操作步骤不同。

自然周期人工授精 ①卵泡监测：通常从月经周期的第10天开始采用B超结合血雌二醇水平监测卵泡发育。②黄体生成素（luteinizing hormone，LH）峰监测：卵泡直径达到14mm时开始监测，可通过检测血或尿的LH水平判断。③优势卵泡直径16~20mm，LH水平上升到大于基础值2倍时，可在24~48小时后行人工授精。④精液处理：人工授精当天，取男性精液或解冻复苏供精者精液，经密度梯度离心法或上游法洗涤处理。⑤将处理后的精液注入子宫腔、阴道或子宫颈内。⑥人工授精后可用孕激素或人绒毛膜促性腺激素（human chorionic gonadotrophin，hCG）进行黄体支持。⑦妊娠确认和随访：人工授精后14~16天检测血或尿hCG或β-hCG，5周后B超确认是否妊娠。

诱导排卵人工授精 ①适应证：主要用于排卵障碍、原因不明性不孕和自然周期人工授精失败的患者。②促排卵药物的应用见诱导排卵。③诱导排卵开始后的第4~5天开始B超监测，卵泡直径≥16mm时或LH峰出现时，注射hCG 5000~10000IU，24~48小时后行人工授精。④精液处理、人工授精操作、黄体支持及妊娠随访同自然周期人工授精。

影响人工授精成功的因素 人工授精成功的关键除有较好质量的精液，还与掌握授精的时机、治疗周期、不育年限、受精者年龄及病因等有很大关系。

并发症 操作过程中可能发生少量阴道出血、腹痛、感染和休克；促排卵药物的应用可能引发卵巢过度刺激综合征、多胎妊娠、异位妊娠等并发症。供精人工授精除上述并发症，还可能有以下风险：①性病的传播。②遗传性疾病的传播。③近亲婚育。④对家庭关系的有害影响。

（郭艺红）

pèizǐ shūluǎnguǎnnèi yízhí

配子输卵管内移植（gamete intrafallopian transfer，GIFT）

针对至少一侧输卵管完好的不孕不育夫妻，用人工方式将体外分离后的精子悬液和卵巢穿刺术获取的卵母细胞在体外混合后注入输卵管壶腹部的辅助生殖技术。目的是治疗不孕症。

适应证 经子宫输卵管造影或腹腔镜检查明确至少一侧输卵管正常并伴有以下因素之一的不孕患者：①轻度的男性因素所致的不育症。②原因不明性不孕。③免疫性不孕。④子宫内膜异位症导致的不孕。⑤经子宫颈移植胚胎有困难或反复行体外受精-胚胎移植失败。

禁忌证 生殖道急性炎症；盆腔有严重粘连；有心、肺疾病等腹腔镜手术禁忌证；严重少弱精子症。

术前准备 术前进行子宫输卵管造影或腹腔镜检查确认输卵管通畅及伞端正常，盆腔内无严重粘连；行胸片、心电图检查等除外心血管疾病；向患者讲明GIFT手术的成功率及可能的并发症，签署知情同意书。控制性超促排卵及精液处理（采卵前2小时完成）同体外受精-胚胎移植。

操作步骤 GIFT分经腹腔镜和经阴道两种方式。

经腹腔镜配子输卵管内移植 常规腹腔镜技术麻醉气腹。经腹腔镜取卵，取卵完成后，用配子移植管依次抽吸经优化处理的精液及含2~4个成熟卵母细胞的培养液，将装有配子的移植管沿移植套管插入输卵管壶腹部，缓慢注入，注入的液体总量应<40μl。根据患者年龄等决定移植总数，一般移植3~5个卵母细胞。移植管进入伞端和输卵管3~4cm。视成熟卵泡的数目必要时同时行体外受精的准备，以便将剩余的卵母细胞进行体外受精和培养后冻存胚胎。

经阴道配子输卵管内移植 经阴道在超声显像引导下将导管插入输卵管，然后送入配子。

术后处理 按全身麻醉或硬膜外麻醉护理。常用的黄体功能支持如下：孕酮20~60mg/d肌内注射或孕酮缓释凝胶90~180mg/d阴道用药，取卵日开始用，若无高危因素，也可采用人绒毛膜促性腺激素（human chorionic gonadotropin，hCG）进行黄体支持，于取卵当天、第3天、第6天和第9天分别注射hCG 2000U。术后14~16天查血或尿hCG或βhCG，若为阳性，根据具体情况继续黄体支持，术后 30～35 天超声检查孕囊和胎心。

并发症 ①多胎妊娠。②盆腔有粘连的患者，GIFT 引起异位妊娠的可能性较大。③腹部手术和腹腔镜手术的并发症，如腹壁气肿、术后肩痛、伤口感染等。

缺点 ①只适用于至少有一侧正常输卵管的女性，失败患者无法确定失败原因是否为受精失败。②腹腔镜下进行，患者需承受麻醉风险及手术带来的创伤，费用较高，不可多次重复进行。

(郭艺红)

hézǐ shūluǎnguǎnnèi yízhí

合子输卵管内移植（zygote intrafallopian transfer，ZIFT）

用人工方式把体外受精的受精卵（处于合子阶段）输送到输卵管内使其继续发育的辅助生殖技术。又称原核移植。

适应证 经子宫输卵管造影或腹腔镜检查明确至少一侧输卵管正常并伴有以下因素之一的不孕患者：①轻度的男性因素所致的不育症。②原因不明性不孕；③免疫性不孕。④子宫内膜异位症导致的不孕。⑤经子宫颈移植胚胎有困难或反复行体外受精-胚胎移植失败者。

禁忌证 生殖道急性炎症；盆腔有严重粘连；有心、肺疾病等腹腔镜手术禁忌证；严重少弱精子症。

术前准备 术前进行子宫输卵管造影或腹腔镜检查确认输卵管通畅及伞端正常，盆腔内无严重粘连；行胸片、心电图检查等除外心血管疾病；向患者讲明 ZIFT 手术的成功率及可能发生的并发症，签署知情同意书。控制性超促排卵、取卵及精液处理同体外受精-胚胎移植。

操作步骤 ZIFT 分经腹腔镜和经阴道两种方式。①经腹腔镜合子输卵管内移植：手术过程同配子输卵管内移植，但 ZIFT 是将体外受精 16～20 小时经检查证实为正常受精的合子（双原核）经腹腔镜移植到输卵管壶腹部。剩余的合子应继续培养成胚胎然后冻存。输卵管内合子移植手术在取卵手术后 24～26 小时进行。②经阴道合子输卵管内移植：经阴道在超声显像引导下将导管插入输卵管，然后送入合子。

术后按全身麻醉或硬膜外麻醉护理。黄体功能支持同配子输卵管内移植。术后 14 天查血或尿人绒毛膜促性腺激素或 β 人绒毛膜促性腺激素，若为阳性，术后 30～35 天超声检查孕囊和胎心。

并发症 ①多胎妊娠。②盆腔有粘连的患者，ZIFT 引起异位妊娠的可能性较大。③腹部手术和腹腔镜手术的并发症，如腹壁气肿、术后肩痛、伤口感染等。

缺点 ①只适用于至少有一侧正常输卵管的女性。②腹腔镜下进行，创伤性较体外受精-胚胎移植大，费用较高，不可多次重复进行。

(郭艺红)

tǐwài shòujīng-pēitāi yízhí

体外受精-胚胎移植（in vitro fertilization-embryo transfer，IVF-ET）

将不孕不育患者夫妻的卵母细胞与精子取出体外，在体外培养系统中完成受精并发育成早期胚胎后，再将胚胎移植入子宫腔内以实现妊娠的技术。卵母细胞的受精过程和早期胚胎的培育过程在体外人为设计的圆皿或试管的微环境中完成，故又称试管婴儿技术。是人类辅助生殖技术（assisted reproductive technology，ART）的基本内容和核心技术。

研究简史 1978 年 7 月 25 日，英国胚胎学家罗伯特·杰弗里·爱德华兹（Robert Geoffrey Edwards，1925～2013 年）与英国妇产科专家帕特里克·克里斯托弗·斯特普托（Patrick Christopher Steptoe，1913～1988 年）合作完成的世界首例试管婴儿路易斯·布朗（Louise Brown）在英国剑桥诞生，开辟了人类生殖医学史的新纪元，是 20 世纪人类医学史上的里程碑，具有划时代意义。之后印度、澳大利亚、美国、欧洲多国相继诞生试管婴儿。中国起步较晚，但发展迅速，1985 年 4 月中国台湾诞生了首例试管婴儿；1986 年 12 月中国香港诞生了首例试管婴儿；1988 年 3 月在北京医科大学附属第三医院张丽珠（1921～2016 年）团队的努力下，中国内地诞生了首例试管婴儿。由于对该技术的卓越贡献，爱德华兹荣获了 2010 年诺贝尔医学或生理学奖。

不孕不育成为全球关注的社会问题，是继心脑血管疾病和肿瘤之后世界第三大疾病。根据世界卫生组织评估，不孕不育在育龄夫妻中发病率为 13%～15%，且呈上升趋势。不孕症病因中女性因素约占 35%，男性因素约占 30%，双方因素约占 20%，原因不明性不孕约占 15%。

常规 IVF-ET 技术主要解决女性因素所致的不孕症或男性轻度少精子、弱精子所致的不育症，精子与卵母细胞在体外自然"约会"并完成受精过程，世界首例试管婴儿是通过 IVF-ET 完成。

男性严重的少、弱、畸形精子症或精子功能缺陷及精卵自然结合未能完成受精的夫妻，必须借助"外力"把精子直接注入卵母细胞细胞质内完成受精过程，该技术称卵胞质内单精子注射（intracytoplasmic sperm injection, ICSI），主要用于解决男性不育问题，该技术 1992 年首次在比利时成功获得临床应用；1996 年 10 月，中国第 1 例通过 ICSI 技术受孕的婴儿在中山大学附属第一医院生殖医学中心出生。

夫妻双方或一方为特殊遗传病基因携带者、存在生育遗传患儿高风险的家庭为阻断遗传病在后代的传播，可应用 ART 技术中的植入前遗传学检测（preimplantation genetic test, PGT），该技术是在体外取出卵母细胞的极体、胚胎的极微量的遗传物质进行检测，筛选出健康的胚胎植入子宫，这项技术把遗传病控制在胚胎植入前，避免了非意愿性终止妊娠等传统产前诊断技术带来的多种危害，是一种更早期预防出生缺陷的高新技术，也是体外受精-胚胎移植技术中难度更大、要求更高的技术。1990 年英国运用该技术首次获得健康婴儿；2000 年，中国内地第 1 例通过 PGT 技术辅助生殖的健康试管婴儿在中山大学附属第一医院生殖医学中心出生。根据在线人类孟德尔遗传数据库（Online Mendelian Inheritance in Man, OMIM）统计，截至 2023 年 3 月 3 日，已明确 7344 种孟德尔疾病共 4766 个致病基因，其中由单基因突变引起的疾病有 6268 种共 4394 个基因；易患复杂疾病或感染的疾病有 696 种，共 509 个基因；体细胞遗传病 234 种共 121 个基因；非致病性基因突变 121 个，引起的表型变化有 153 种。随着单细胞分子遗传学诊断技术的发展，越来越多的因遗传问题不能顺利妊娠的夫妻有望借助 PGT 技术获得健康的孩子。

对年龄<35 岁的患者，IVF-ET 技术的 1 次移植周期临床妊娠率为 40%~50%，1 次取卵周期的累积临床妊娠率可达 70% 以上（1 次新鲜+1 次冷冻移植）。影响患者成功率的因素很多，生育年龄是最重要的因素之一，患者年龄>40 岁时妊娠率<20%，所以不孕不育症患者需尽早就医。

操作流程 分为临床及实验室两部分，分别担当不同的角色、承担不同的任务。①临床：主要完成适应证的把握、患者健康状态及生育力状态的综合性评估，"合格"后方可启动 IVF-ET 辅助生殖的后续程序，主要包括控制性促排卵及卵泡监测，卵泡发育到合适程度时进行取卵手术，取卵当日收集精液，然后把卵母细胞与精液交实验室，操作进入实验室部分。②实验室：主要负责精子的优选及部分不成熟卵母细胞的体外成熟培养，采用不同的受精方式（IVF 或 ICSI）促成精子与卵母细胞体外结合形成受精卵，然后对受精卵及早期胚胎进行体外培养，胚胎发育到合适的时期（最晚至囊胚）时，挑选 1~2 枚胚胎移植入子宫腔，着床并继续生长发育，直至胎儿分娩，剩余的优质胚胎进行冷冻保存以备再次利用。

操作步骤 具体如下。

控制性促排卵及卵泡监测 自然状态下育龄女性每月只有 1 个发育成熟的卵母细胞，使用促排卵药物后可获得多个发育成熟的卵母细胞，有助于提高试管婴儿的累积妊娠率。使用促排卵药物过程中需密切监测卵泡发育情况，通常采用阴道 B 超和血清激素水平的测定，适时调整药物剂量，时机合适时，注射人绒毛膜促性腺激素（human chorionic gonadotrophin, hCG）可触发卵母细胞恢复减数分裂，促进卵母细胞的核成熟，并使原来较紧密的卵冠丘复合体的颗粒细胞变松散等，并在注射 hCG 后 36 小时取卵。

卵母细胞采集 阴道 B 超引导下经阴道穿刺进行。将取出的卵母细胞放在特殊的培养液中，6% CO_2 培养箱中孵育 1~4 小时后等待受精。

精子收集 女性取卵日需男性自行排出精液（推荐手淫法）或通过手术（附睾、睾丸穿刺）取精，实验室需对精液进行洗涤优选。

卵母细胞体外受精 通过两种途径完成：一种是男性精液正常或轻度的少、弱精子症，优选出的一定数量的精子与卵母细胞在体外微滴中共孵育，精卵自然结合完成受精，简称常规体外受精技术；另一种为男性严重少、弱、畸形精子症或精子功能缺陷甚至精液中无精子，通过附睾或睾丸手术取出的精子，必须依靠实验室人员在显微镜下制动 1 条精子，然后注入卵母细胞细胞质内使之受精，即 ICSI。

胚胎培养及移植 卵母细胞与精子结合后需在实验室的培养箱中培养 1~6 天，通常是 3~5 天，再根据胚胎质量及女性具体情况，挑选胚胎，通过一根细软管送回子宫。剩余优质的胚胎可用液氮保存。为促进胚胎在子宫内膜植入，需补充孕酮支持卵巢黄体功能。

随访 胚胎移植后 12~14 天血 hCG 阳性确定生化妊娠，28 天 B 超见孕囊确定临床妊娠，随后观察原始胎心搏动及胚胎植入部位，必要时指导或建议患者接受相应的医疗措施。

并发症 包括卵巢过度刺激综合征（ovarian hyperstimulation

syndrome，OHSS）和多胎妊娠。

卵巢过度刺激综合征 在外源性促性腺激素作用下发生的一种促排卵并发症。多个卵泡生长后在外源性或内源性 hCG 的作用下发生的卵巢增大、腹水、少尿和血液浓缩等全身性病理生理反应。OHSS 的发生与促排卵药物的种类、剂量、方案、患者的内分泌状况、是否过敏体质及是否妊娠等因素相关。为提高 IVF、ICSI、PGT 效率特别是 PGT，应用促排卵技术以获取多个卵母细胞，过多的卵泡发育可引起 OHSS，其特征性表现为双侧卵巢囊性增大，毛细血管通透性增加，腹水、胸腔积液形成，继而造成血液浓缩，水、电解质紊乱、肝肾功能受损及血栓形成，主要症状有下腹胀痛、恶心、呕吐、胸闷和少尿等。在 IVF 周期中，轻度 OHSS 发生率为 20%~33%，中、重度 OHSS 发生率为 1%~8%，OHSS 住院率约为 0.3%，OHSS 死亡病例罕见。

预防和早期识别 OHSS 非常重要。OHSS 易发生在年轻、体重较轻或多囊卵巢综合征的患者，在临床实践中必须制定个体化的促排卵方案。患者的内分泌状态、超声表现、血常规检查和自觉症状变化可早期识别 OHSS 并评估病情，如果在治疗过程中发现中、重度 OHSS，可取消当周期的胚胎移植以避免病情的加重和胚胎的浪费。

OHSS 是自限性疾病，若患者未妊娠，随体内激素水平的下降，症状会较快好转，通常 10~14 天可自行缓解，但妊娠会明显加重 OHSS。轻度 OHSS 不需特殊治疗，但必须严密观察病情变化。中、重度 OHSS 的治疗原则是保持足够的血容量、纠正血液浓缩和维持正常的尿量，如多饮水、高蛋白饮食、输液治疗等；解除胸腔积液、腹水的压迫症状，出现水、电解质、酸碱失衡及肝肾功能异常时，给予对症处理。

多胎妊娠 单次妊娠同时有 2 个或 2 个以上的胎儿形成。在自然妊娠中，多胎的发生率为 $1:89^{n-1}$（n 代表胎数），而辅助生殖技术的发展使医源性多胎的数量大幅增加。与单胎妊娠相比，多胎妊娠显著增加了母亲及新生儿的不良结局，辅助生殖技术治疗的目标是追求安全而优质的妊娠，真正意义的成功是获得单胎足月分娩的新生儿。多胎妊娠的流产率、早产率均高于单胎妊娠，双胎妊娠 28~32 周早产的风险增加 4 倍，高序多胎妊娠则高达 13 倍。多胎妊娠的孕妇更易患妊娠期并发症如妊娠糖尿病、妊娠高血压等，分娩过程中难产等风险增加，产后出血、产后抑郁风险增加。多胎妊娠对胎儿及新生儿也有不良影响，增加胎儿发育异常、生长发育受限等风险，影响胎儿存活及新生儿健康；多胎妊娠的新生儿出生体重更低，脑室内出血和脑室周围白质软化比例增加，死亡风险升高，甚至影响新生儿远期智力发育及体格成长。多胎妊娠是辅助生殖技术的严重并发症之一，并非成功的辅助生殖结局。

其他 包括取卵后大出血、卵巢蒂扭转、感染、器官损伤和异位妊娠等。PGT、卵母细胞体外成熟培养、卵母细胞玻璃化冷冻保存、培养基的发展和胚胎延时摄影等技术对胚胎发育、基因表达、基因组印记、子代健康和表观遗传的影响仍有待研究。

（张波 舒金辉 邓荣）

qǔluǎnshù

取卵术（oocyte retrieval） 以获取卵母细胞为目的的卵泡抽吸术。卵巢和卵泡深藏于盆腔内，排卵前将卵母细胞成功取出体外是开展体外受精-胚胎移植技术的前提，一度成为制约体外受精-胚胎移植技术发展的瓶颈。世界第 1 例试管婴儿是采用腹腔镜微创技术把卵母细胞取出体外。随超声影像技术的不断改进，阴道 B 超引导下穿刺抽吸卵泡取卵已取代腹腔镜取卵成为最常用的取卵方式。

手术方法 如下所述。

术前准备 术前，手术室护士须核实患者的身份信息（人脸识别、指纹、夫妻双方姓名及出生日期等），无误后，进行肌内注射局麻，或可使用短效静脉麻醉剂，后者必须同时开放静脉通道直至取卵结束，患者复苏后才能离开医院。术前准备过程中，患者意识清醒的情况下，手术医师、护士与体外受精（in vitro fertilization，IVF）实验室人员再次与患者核实信息，无误后方可进行手术。

操作步骤 取卵时，患者采取膀胱截石位，生理盐水冲洗清洁阴道。高频阴道超声探头（7MHz）上装有穿刺引导支架，支架上配备专用特殊处理后的穿刺针（内径 120~140μm），穿刺针沿针导进入，针尖位于卵泡中心时采用负压（−120~−100mmHg）抽吸卵泡液，必要时用培养液冲洗卵泡腔提高获卵率。一个卵泡抽吸完毕后，可继续穿刺邻近卵泡。取出穿刺针后为避免凝血阻塞或卵母细胞残留，需抽吸培养液冲洗穿刺针和管道系统。

抽吸出的卵泡液随即交给 IVF 实验室，实验室人员迅速将卵泡液倒入圆皿中。卵泡液一般为草黄色清亮液体，混有少量血液时变为红色，晃动使液体均匀分布在皿中，从前到后，从左到右在立体显微镜下寻找由卵母细胞外周透明带、放射冠、卵丘细胞构成的灰色透亮黏液团（卵冠丘复合体），用吸管割除其周围的血块及粗黑的颗粒细胞，切割卵母细胞周围颗粒细胞时必须和卵母细胞保持一定的距离，避免误伤，如卵母细胞周围颗粒细胞无血块附着应避免切割。采集到的卵冠丘复合体进一步洗涤后移入已平衡好的培养液中，放回 6% CO_2 培养箱。卵泡抽吸完毕后，记录取卵的卵巢侧、卵泡数、卵冠丘复合体数量及卵母细胞的大致成熟度以及取卵开始至结束的时间，结果反馈给临床医师及患者，至此，取卵手术结束。

优点 阴道 B 超引导下穿刺抽吸卵泡取卵术具有简便快捷、微创、痛苦小及可多次进行等优点，可使用局麻或静脉麻醉，手术过程一般 10 分钟内完成。

并发症 取卵术的侵入性操作可导致并发症的发生，主要有阴道壁、卵巢或其他盆腔血管的出血、盆腔感染及相关盆腔组织损伤等，其中有些并发症非常严重甚至危及生命，要求手术医师必须具备扎实的超声影像学和组织解剖学的基础理论知识和临床实践能力，一旦手术出现风险应及时采取有效的处理措施。

（张 波 舒金辉）

jīngyè chǔlǐ

精液处理（semen processing）

使精子在体外和精浆分离以获能并富集优质精子的实验室操作过程。正常男性一次射精有上亿个精子，自然妊娠过程中女性生殖道各种"天然"的生理屏障对精子优胜劣汰筛选，选出最优秀的 1 条精子完成受精。体外受精-胚胎移植技术过程中，缺少天然的生理屏障，必须对精液进行优选处理。

目的 ①快速从精浆中分离出精子，减少或去除精浆中的各种杂质及有害物质，减少精液的黏稠性，并促进精子获能。②获得具有受精潜能符合要求的一定数量和质量的精子。

操作方法 女性取卵日需收集男性精液。男性禁欲 3~5 天，取精前手术室护士核对男性身份后安排其进入取精房，男性采用手淫法取精，取精结束，通过专用传递窗把精液标本交给实验室人员，实验室人员再次核实身份后封存，取少部分精液标本作为DNA 留样，之后进行精液处理。根据不同精液标本的特征，精液处理的方法有所不同，最常用的是密度梯度离心法和精子上游法。

密度梯度离心法 将精液放置在表面涂以硅烷的胶质制剂组成的密度梯度介质上，根据细胞密度的大小不同通过离心分离获得活动精子，适合精液参数异常的标本（如少、弱、畸形精子症）及冷冻复苏后的精液，或精浆杂质较多及抗精子抗体阳性时，该法可获得较理想的活动精子数，精子浓度很低或黏稠度太大则不适合该法。该法在精液处理中最常用，结果稳定、易于标准化。

操作过程 ①锥形试管内放入 1ml 80% 梯度液，然后把 1ml 40% 梯度液置于上层。②充分混合精液。③梯度液上缓慢加入 1ml 精液，300~400g 离心 15~30 分钟后弃上清液。④精子浓缩液转移到另一圆底试管中，重悬精子悬液于 5ml 培养液中，然后 200g 离心 4~10 分钟后弃上清液。⑤精子浓缩团重悬于 0.5ml 的培养液中，计算精子浓度和活力等。⑥处理后的精子用平衡好的受精液稀释至理想浓度后制作受精滴

放入培养箱中以备受精。

精子上游法 主要利用活动精子的泳动能力，将活动精子与精浆中的死精子、白细胞及杂质分开。适合于参数正常的精液（浓度、活力），纯物理作用，理论上不会影响精子的生物学特性，精液浓度较高、活力良好（活动精子浓度 $>35 \times 10^6$ 个/毫升）时，此法可获得理想的结果。精子必须克服自身的重力并消耗能量，回收率较低（10%~20%），不适合严重异常及冷冻复苏的精子，尤其是精子浓度 $<15 \times 10^6$/ml、活动率 $<40\%$ 的患者。

操作过程 ①充分混匀精液标本。② 在无菌圆底试管（5.0~15.0ml）中加入 1.5~2.0ml 培养液，培养液的下层缓慢加入约 1ml 的精液标本或用吸管轻轻地把培养液放到精液上方。③试管倾斜 45° 增加精液和培养液的接触面，35~37℃ 下孵育约 1 小时。④轻轻将试管竖直，取出最上层的 1ml 液体，包含有最具活力的精子。⑤1.5~2.0ml 的培养液稀释，取出最上层液体。⑥300~500g 离心 5 分钟，弃去上清液。⑦精子浓缩液重悬于 0.5ml 的培养液中，检测精子浓度、总活率、总活力。⑧处理后的精子用平衡好的受精液稀释至理想浓度后制作受精滴放入培养箱中以备受精。

（张 波 舒金辉）

tǐwài shòujīng

体外受精（in vitro fertilization, IVF）

将获取的精子与卵母细胞在体外人工控制的培养环境中结合形成受精卵的过程。与自然状态下人类受精过程不同。为与卵胞质内单精子注射的授精方式区分，精卵体外结合的授精方式又称常规体外受精。

适应证 ①女性因各种因素

导致的配子运送障碍：如双侧输卵管阻塞、输卵管缺如、严重盆腔粘连或输卵管手术史等输卵管功能丧失。②排卵障碍：难治性排卵障碍经反复常规治疗，或结合人工授精治疗仍未获妊娠。③子宫内膜异位症：导致不孕，经常规药物或手术治疗未妊娠。④男性少、弱、畸形精子症或复合因素的男性不育，经人工授精配偶仍未妊娠；男性因素严重程度不适合人工授精。⑤免疫性不孕与原因不明性不孕：经反复人工授精或其他常规治疗仍未妊娠。

禁忌证 ①任何一方患有严重的精神疾病、泌尿生殖系统急性感染、性传播疾病。②患有《母婴保健法》规定的不宜生育、无法进行胚胎植入前遗传学诊断的遗传性疾病。③任何一方有吸毒史等严重不良嗜好。④任何一方接触致畸量的射线、毒物、药品并处于作用期。⑤女性子宫不具备妊娠功能或严重躯体疾病不能承受妊娠。

操作步骤 ①常规促排卵、取卵、取精液。②卵母细胞体外培养，促进细胞质进一步成熟，适应体内外环境的变化；精子经过洗涤和获能处理。③精子和卵母细胞结合：将处理后的精子调至合适浓度后加到含有卵母细胞的受精培养液中或将卵母细胞加入含有精子的调好浓度的受精培养液中。通常体外受精的精子浓度是 $30 \sim 50\mu l$ 的微滴内加精子 5000～10000 条或1ml 的培养液中加精子 15 万～30 万条。按精卵共孵育的时间长短，体外受精分为短时授精和过夜授精。短时授精中精卵共孵育的时间一般为 1～6 小时。过夜授精中精卵共同孵育过夜，通常为 16～18 小时。④受精后，受精卵移入培养液中继续

发育。

注意事项 授精的时间点影响体外受精的结果，人绒毛膜促性腺激素注射后 38～40 小时授精的临床结局最佳。授精精子浓度要适宜，过高的授精精子浓度，导致多精受精的比例增加，高浓度精子的代谢物对胚胎发育造成不利影响。

（孙海翔）

duǎnshí shòujīng

短时授精（short-term insemination） 将精子和卵母细胞共同孵育较短时间（一般 1～6 小时）的体外受精方式。主要目的是减少与精子共孵育的不良影响，或尽早发现受精失败的卵母细胞，以进行补救卵胞质内单精子注射。短时授精缩短了精子与卵母细胞共培养的时间，避免了长时间的共孵育时精子代谢产物浓度增加、氧化应激产物释放等影响胚胎发育的因素。该技术的适应证和禁忌证见体外受精。

操作步骤 短时授精前，卵母细胞体外培养促进细胞质进一步成熟，适应体内外环境的变化；精子需经洗涤和获能处理。调整精子浓度，$30 \sim 50\mu l$ 的微滴内精子 5000～10000 条或1ml 的培养液中精子 15 万～30 万条。处理后的精子加到含有卵母细胞的受精培养液中或将卵母细胞加入调好精子浓度的受精培养液中，精卵共培养 1～6 小时。

注意事项 第二极体的释放可作为短时授精后早期受精判断的标志。

（孙海翔）

luǎnbāozhìnèi dānjīngzǐ zhùshè

卵胞质内单精子注射（intracytoplasmic sperm injection, ICSI） 借助显微操作系统将单个精子直接注射入卵母细胞细胞质内

使之受精的技术。是受精能力低下的不孕患者最有效的辅助生殖治疗手段。1992 年，比利时医师巴勒莫（Palermo G）首次将该技术应用于临床并获得成功。

适应证 ①严重的少、弱、畸形精子症。②不可逆的梗阻性无精子症。③生精功能障碍（排除遗传缺陷疾病所致）。④免疫性不育。⑤体外受精后受精失败。⑥精子无顶体或顶体功能异常。⑦需行植入前胚胎遗传学检查。

禁忌证 ①男女任何一方患有严重的精神疾病、泌尿生殖系统急性感染、性传播疾病。②患有《母婴保健法》规定的不宜生育、无法进行胚胎植入前遗传学诊断的遗传性疾病。③任何一方具有吸毒等严重不良嗜好。④任何一方接触致畸量的射线、毒物、药品并处于作用期。⑤女性子宫不具备妊娠功能或严重躯体疾病不能承受妊娠。

术前准备 促排卵、取卵。取卵后卵母细胞在培养液中经过 2 小时的预培养以促进细胞质进一步成熟。ICSI 前，将包绕着颗粒细胞的卵母细胞置于透明质酸酶中，连续吹打数次，将大部分颗粒细胞去除。精子经过洗涤处理，少、弱精子症的精液可用密度梯度离心法处理，严重少、弱精子症的精液可直接洗涤备用。

操作步骤 ①注射针和固定针调至同一焦平面，将注射针降低放入培养液或 PVP 液滴中，静置片刻，等待液面平衡。②选择活精子，制动精子，将精子从尾部吸入注射针。③固定针将成熟卵母细胞通过负压轻轻固定，调整第一极体位置，避免注射过程对卵母细胞纺锤体的损伤。④调整显微镜焦距直至卵母细胞膜最为清晰，调整注射针用针尖轻压

透明带，将精子移到注射针内口处，确认注射针、固定针内口及卵膜在同一水平后进针，卵母细胞膜刺破后回吸少量卵浆，注入吸出的卵浆及精子，迅速出针。

注意事项 精子绕过自然选择而直接被注入卵母细胞，显微注射过程可能损伤卵母细胞的细胞骨架或纺锤体，操作过程要谨慎；存在将外源性基因转入卵母细胞内，增加后代发生基因印迹缺陷的风险，需严格掌握适应证。评估 ICSI 技术的安全性时，综合考虑夫妻双方本身的缺陷和非技术性的影响因素。

(孙海翔)

bǔjiù luǎnbāozhìnèi dānjīngzǐ zhùshè

补救卵胞质内单精子注射

(rescue intracytoplasmic sperm injection，RICSI) 常规体外受精失败的卵母细胞进行卵胞质内单精子注射以获得受精的技术。依据补救的时机分为晚期 RICSI 和早期 RICSI。①晚期 RICSI：大部分卵母细胞趋于老化，受精率低下，临床妊娠结局不理想。②早期 RICSI：受精率明显提升，提高了临床妊娠率，减少了周期取消率。

适应证 常规体外受精后，完全受精失败和部分受精失败患者。

禁忌证 常规体外受精后受精正常患者，其余同卵胞质内单精子注射。

术前准备 促排卵、取卵、加精。受精后机械法剥脱卵周颗粒细胞，观察第二极体或原核的出现，作为受精与否判断的依据。

操作步骤 发现受精失败后即刻进行 RICSI。过夜授精时，授精后 16~18 小时观察未见原核或原核少，行晚期 RICSI。短时授精时，第二极体排出（卵母细胞激

活）判断受精发生，如卵母细胞激活完全失败或卵母细胞激活发生率低，加精时间<8 小时行早期 RICSI。显微注射的方法和步骤见卵胞质内单精子注射。

注意事项 早期受精失败的判断是早期 RICSI 的关键步骤。第二极体的释放可作为早期受精判断的标志，授精 6 小时后第二极体的排出比例达 90%。卵母细胞的形态学变化如细胞质晕圈的出现、卵周隙的变化等也可作为辅助判断。

(孙海翔)

pēitāi péiyǎng

胚胎培养 (embryo culture)

把受精卵转移到胚胎培养基中进行体外培养，使之发育成早期胚胎的过程。通过保持胚胎持续的发育活力，使移植后的胚胎具有发育成胎儿的潜能，是辅助生殖关键技术。

适应证 ①女性各种因素导致的配子运送障碍、排卵障碍、子宫内膜异位症。②男性少、弱、畸形精子症，生精功能障碍（排除遗传缺陷疾病所致）。③免疫性不孕。④原因不明性不孕。⑤需行胚胎植入前遗传学检测者。

禁忌证 ①男女任何一方患有严重的精神疾病、泌尿生殖系统急性感染、性传播疾病。②患有《母婴保健法》规定的不宜生育、无法进行胚胎植入前遗传学诊断的遗传性疾病。③任何一方具有吸毒等严重不良嗜好。④任何一方接触致畸量的射线、毒物、药品并处于作用期。⑤女性子宫不具备妊娠功能或严重躯体疾病不能承受妊娠。

操作前准备 为保障胚胎培养质量，胚胎培养体系尽可能模拟自然生理状态。体外受精实验室室内温度控制在 21~25℃、相

对湿度 40%~60% 的稳定环境。CO_2 培养箱控制在 37℃、5%~6% CO_2、95%以上相对湿度，尽可能创造 5% 的低氧环境。准备质控合格的试剂耗材用于胚胎培养。

操作步骤 ①将需配置的培养液用 5ml 或 10ml 移液管转移至 15ml 锥形管。②用 1ml 移液管、加样器头或巴氏管吸取一定量的培养液在培养皿的底部做若干圆形培养微滴。③立即在培养微滴上覆盖矿物油。④已制备培养微滴的培养皿放入培养箱中平衡至少 6 小时备用。⑤依据培养液中胚胎数目的不同，胚胎培养方式分为单个培养和成组培养；依据培养液中成分是否随胚胎时期变化，分为序贯培养和单一培养。

注意事项 胚胎培养中所用的试剂、矿物油、培养用器皿、培养箱、胚胎与液滴容量比以及培养方法等均会影响培养结局。体外受精实验室应配备足够数量的培养箱，培养过程尽可能保持温度、pH 和渗透压的恒定。

(孙海翔)

pēitāi tǐwài péiyǎng yòng péiyǎngyè

胚胎体外培养用培养液 (medium for embryo culture in vitro)

用于种植前胚胎培养用的液体，为胚胎体外发育提供营养物质。培养液的成分与理化特征影响胚胎的发育能力和种植结局。

组成 人类胚胎培养使用的商品化培养液是含有多种无机物、糖类、氨基酸的复合培养液。水占培养液体积 99%。无机盐包括钠、钾、钙、镁的氯化物、磷酸盐、硫酸盐和碳酸盐等。能量物质是丙酮酸、乳酸和葡萄糖。卵裂期胚胎培养液中的主要能量物质是丙酮酸和乳酸，囊胚期胚胎培养液中是葡萄糖。氨基酸是蛋

白质类物质生物合成的前体，参与胚胎能量代谢，是胚胎培养液中重要的添加物质。卵裂期胚胎培养液中主要是非必需氨基酸和谷氨酰胺，囊胚期胚胎培养液中增加了支持内细胞团生长的必需氨基酸。

分类　根据培养方式培养液分为两种。①单一培养液：用于合子到囊胚期胚胎的连续培养。②序贯培养液：依据种植前胚胎在不同发育阶段对营养物质需求的差异，分为合子至分裂胚的卵裂期胚胎培养液和分裂胚至囊胚的囊胚期胚胎培养液。序贯培养的两种培养液的主要区别包括能量物质丙酮酸和葡萄糖含量不同，卵裂期胚胎培养液中丙酮酸含量高，囊胚期胚胎培养液中葡萄糖含量高；氨基酸类别不同，卵裂期胚胎培养液中含非必需氨基酸，囊胚期胚胎培养液中同时含非必需氨基酸和必需氨基酸。

培养液应尽可能模拟生理环境，支撑胚胎体外培养发育至囊胚。胚胎和培养液成分的相互关系与调控需深入研究，使胚胎更好地接近在女性生殖道的发育。

（孙海翔）

péiyǎng huánjìng

培养环境（culture environment）　配子和胚胎在体外培养的外部环境。包括体外受精实验室的环境和培养箱的培养环境。

体外受精实验室从选址、设计到建造，有严格的要求，确保实验室的空气净化度、温度、湿度、振动、噪声和光照等，有利于胚胎的体外生长。实验室室内温度常年控制在 21~25℃、相对湿度 40%~60% 的稳定环境中，兼顾配子与胚胎培养要求、设备运行安全及人员操作舒适度等。

CO_2 培养箱是体外受精实验室的重要仪器，模拟生物体内的环境，是配子和胚胎在体外生长发育的场所，通过调节 CO_2 浓度来调控培养液的 pH 稳定于 7.2~7.4，保持 37℃ 的恒定温度、95% 以上的相对湿度，尽可能创造 5% 的低氧环境。

（孙海翔）

xùguàn péiyǎng

序贯培养（sequential culture）

根据植入前胚胎在不同生长发育阶段对营养物质需求不同，分阶段采用含不同营养成分的培养液进行培养的方式。

生理环境下，受精后 2~3 天的早期卵裂期胚胎处于输卵管内；在输卵管蠕动和内皮细胞纤毛的推动下，胚胎于受精后 4~5 天进入子宫腔准备植入，此时胚胎已发育至桑葚胚或囊胚。基于"返回自然"的理念，序贯培养遵循了体内环境的自然变化规律。序贯培养液主要包括受精液、卵裂液和囊胚培养液。序贯培养液所含的成分必须满足胚胎从受精卵至 8 细胞期及囊胚期 3 个不同发育阶段的需要。8 细胞紧密化前，生物合成及代谢水平低，此阶段的培养基以丙酮酸和乳酸为主要的能源供应。8 细胞紧密化后，细胞的生物合成及代谢水平明显增高，此阶段的培养液以葡萄糖作为主要能源，同时提供必需氨基酸和非必需氨基酸，满足合成代谢的需要。

序贯培养的应用有利于囊胚培养结局，进一步筛选有发育潜能的胚胎，为移植胚胎提供更接近生理的生存环境，同时减少胚胎移植的数量，有效降低多胎妊娠率。在胚胎需行植入前遗传学检测时，为囊胚期胚胎活检提供了时机。序贯培养技术有助于提高胚胎的种植率和临床妊娠率，

同时为其他新技术的发展奠定了基础。

（孙海翔）

chéngzǔ péiyǎng

成组培养（group culture）　在培养液内将多枚胚胎一起培养的方法。又称群体培养。

胚胎在培养过程中分泌的一些生长因子具有自分泌和旁分泌作用，有利于胚胎自身的生长发育，相比培养液滴中放置 1 枚胚胎的单独培养方式，成组培养的胚胎发育能力更强。动物实验证实，胚胎成组培养可获得更高的卵裂率及囊胚形成率。人类胚胎实验表明，成组培养较单独培养的胚胎在致密化率及囊胚形成率上均有优势，形成的囊胚质量更好，移植后妊娠率和活产率更高。

优点　富集有利于胚胎生长发育的生长因子。胚胎分泌的有害代谢物质也会聚集，成组培养需考虑培养液滴的体积和胚胎数量的平衡，推荐在 30~50μl 培养液内放置 3~5 枚胚胎。

缺点　无法连续跟踪每枚胚胎的发育轨迹。用于胚胎挑选时，需对胚胎各自的发育情况进行观察，进行胚胎的单独培养。建议减少培养液的体积，或在成组培养液滴中制作小孔分别放置每枚胚胎进行定位。

（孙海翔）

gòng péiyǎng

共培养（co-culture）　将体细胞作为营养细胞与胚胎一起培养的方法。目的是在体外尽可能地模拟体内环境，最大限度地满足胚胎发育不同时期对营养物质的需求。在一定程度上克服胚胎体外发育阻滞，促进胚胎发育，提高胚胎质量，增加囊胚形成率、胚胎种植率和妊娠率。

20 世纪 80 年代，共培养技术开始应用于人类胚胎。用于共培养的体细胞主要有输卵管上皮细胞、子宫内膜细胞及卵丘细胞。输卵管上皮细胞是最早应用于临床的共培养细胞，共培养后提高了囊胚形成率。子宫内膜细胞能分泌白血病抑制因子、表皮生长因子、细胞黏附分子及细胞因子等活性因子，提高胚胎发育率和胚胎质量，增加胚胎种植率和妊娠率。

共培养提高早期胚胎质量的机制可能有 3 种：①共培养细胞分泌对早期胚胎发育有利的营养物质。②共培养细胞能代谢胚胎发育过程中产生的有毒、有害物质。③体细胞与胚胎的直接接触促进胚胎发育。

共培养在改善胚胎发育及临床结局上有优势，但非自体细胞共培养具有医源性感染风险，以及操作较烦琐，限制了临床应用。

(孙海翔)

pēitāi pínggū

胚胎评估（embryo evaluation）

胚胎移植前对胚胎的质量和发育潜能进行评价的过程。胚胎的形态学评估和动力学评估是临床普遍实施的两种方法，胚胎的代谢组学评估和培养基的无创评估等需深入研究，胚胎植入前染色体非整倍体检测也是一种评估手段。

临床主要针对原核期受精卵、卵裂期胚胎、囊胚，进行受精、卵裂和胚胎发生发育动态过程评估（表1）。体外受精-胚胎移植（in vitro fertilization-embryo transfer, IVF-ET）过程中，胚胎评估是选择良好胚胎进行移植并获得成功妊娠的关键，标准和技法一直在反复地被不断探讨和改进。

形态学评估 临床上主要在受精后 16~18 小时观察评估原核期受精卵的形态，受精后第 2 天和第 3 天观察评估卵裂期胚胎的形态，受精后第 5 天和第 6 天观察评估囊胚的形态。

原核期受精卵的形态学评估 在 IVF 和 ICSI 后 16~18 小时，雌雄 2 个原核（2PN）已经形成，但尚未融合，通过观察原核数目、核仁前体、极体等特征，可进行原核期受精卵的评估，与受精后第 3 天的卵裂期胚胎评估具有高度的一致性，对受精卵的进一步发育能力具有预示作用。

正常受精的受精卵具有 2 个同时出现的清晰原核，大小相等，彼此靠近，位于受精卵的中央或稍偏向第一极体。2PN 不能同时出现、大小不一致、过大过小及位置偏都视为非优质的正常受精卵。1 个原核的 1 原核（1PN）受精卵和有 3 个或 3 个以上原核的多原核受精卵均被视为异常受精的受精卵。1PN 受精卵的发生率为 2%~5%，发生机制可能是卵母细胞孤雌激活、精子染色体解聚异常、雌雄原核形成不同步、雌雄原核融合、雌原核形成异常及成熟前原核核膜破裂等。对

1PN 胚胎行囊胚培养可淘汰部分异常胚胎，在没有 2PN 胚胎可供移植时，胚胎移植前染色体非整倍体检测可对 1PN 受精卵形成的可利用囊胚进行筛查，帮助挑选出可移植的 1PN 胚胎。多 PN 受精卵以 3PN 最为多见，IVF 中 3PN 发生率为 2%~30%，可能与加入的精子浓度过高、卵母细胞不成熟或过熟、透明带结构与成分改变、受精培养基和培养液 pH 不合适、卵母细胞皮质颗粒异常等因素相关。3PN 胚胎染色体核型整倍体率为 33% 左右，其余均是三倍体、单体或嵌合体。10% 左右 3PN 受精卵可发育到囊胚，但不选择多 PN 受精卵进行移植。2PN、1PN 的受精卵中，偶尔还会出现额外的 1 个或多个直径 < 15μm 的微原核，常见的是 2PN 中有 1 个微原核（2.1PN），1PN 中有 1 个（1.1PN）或 2 个微原核（1.2PN）。只有正常受精的 2PN 受精卵才被进一步评估。

霍夫曼或微分干涉显微镜下可见原核中核仁前体（nucleolus precursor body, NPB），根据核仁前体的数量、大小和排列，2003 年，英国的林内特·斯科特

表 1 胚胎观察时间点设置

观察点	时间点（小时，受精后）	期望结果
卵母细胞活化	2~6	第二极体排出
受精	16~18	原核形成
合子	22~24	1 细胞发生率 50%；2 细胞发生率 20%
早卵裂	25~27（ICSI），27~29（IVF）	2 细胞
D2 卵裂期评估	43~45	4~5 细胞
D3 卵裂期评估	67~69	8~9 细胞
D4 囊胚评估	90~94	桑椹胚
D5 囊胚评估	114~118	囊胚

注：D2、D3、D4、D5 分别表示受精后第 2 天、第 3 天、第 4 天、第 5 天；卵胞质内单精子注射（intracytoplasmic sperm injection, ICSI）；体外受精（in vitro fertilization, IVF）。

（Lynette Scott）对人的受精卵提出评估方法。正常情况下，2 个原核中核仁的数量和形式均同步，每个原核含有大小一致的 3~7 个核仁，2 个原核内核仁数目和大小均等，多呈极化线状排布（Z-1），也可非极化地对称排布于核质中（Z-2）。原核大小、NPB 数量和对齐模式上的任何形式的不均衡，如在 1 个原核中呈极性排列，另 1 个原核中呈散在排列，2 个原核内核仁数目和大小不等，核仁小而多，不规律地分布、散乱分布于分离的或大小不等的 2 个原核中，均不是良好的 2PN 受精卵，预示胚胎发育能力欠佳，都与不良结果有关。

受精后 16~18 小时观察第一极体和第二极体形态对于预测胚胎发生、发育的意义尚不清楚。正常受精的受精卵有双原核，卵周隙内存在 2 个极体。第一极体为圆形、没有碎片、细胞膜光滑，如果第一极体大小异常、有碎片、细胞膜不完整，说明卵母细胞细胞质或染色体可能存在异常。1999 年，英国学者卡雷罗（Carello）发现，随着原核轴线与最远极体夹角的增大，植入前胚胎的质量会相应降低。

卵裂期胚胎的形态学评估卵裂期胚胎指卵母细胞受精后 1~3 天的胚胎（D1~D3）。受精后第 2 天卵裂成 4~5 细胞，受精后第 3 天卵裂成 8~9 细胞，相应卵裂时间内的卵裂细胞数目是评估胚胎质量的首要指标。卵裂细胞形态、碎片、多核现象等同样是重要参数，评估方法相似。卵裂球大小不均衡与染色体畸变程度有关，不均衡分裂可导致蛋白质、信使核糖核酸和线粒体分布不均，对妊娠结局产生负面效应，卵裂球大小相差 1/5~1/3 为不平

衡。碎片是细胞外膜包裹的细胞质结构，可观察到各种类型的坏死特征，大小以碎片与胚胎的百分比表示，与 4 细胞期胚胎的 1 个卵裂球体积相当的碎片，被估算碎片率为 25%。卵裂球为多核的胚胎，出现异常染色体概率较大，导致种植能力较低，影响妊娠与分娩结局。

1999 年，美国医师维克（Veeck）提出经典的卵裂期胚胎形态学分级标准，依据卵裂球形态和碎片指标，将卵裂期胚胎分级（grade）为 Grade1、Grade2、Grade3、Grade4 和 Grade5 的 5 个级别（表 2），Grade1 和 Grade2 是形态学上良好的胚胎，Grade3 及其他胚胎均被视为是形态学上不良的胚胎。

表 2　Veeck 的卵裂期胚胎形态学评级

Grade/级	卵裂球	碎片
1	均等	无
2	均等	少
3	不均等	无或少量
4	均等或不均等	较多
5	几乎无法辨认	显著多量

中华医学会生殖医学分会（Chinese Society for Reproductive Medicine，CRSM）《人类体外受精-胚胎移植实验室操作专家共识》（2016 年）的卵裂期胚胎形态学评分（表 3），推荐参考伊斯坦布尔共识中的胚胎评分方法，观察胚胎的卵裂球数量、碎片百分比、细胞大小的均一性及排列、细胞质颜色及多核现象等，将卵裂期胚胎评估为优、中等、差 3 个级别，强调每枚卵裂期胚胎形态学评分，包含三方面信息，即卵裂球数、级别及评为这个级别的原因。

表 3　《人类体外受精-胚胎移植实验室操作专家共识》的卵裂期胚胎形态学评分

评分/分	质量	形态描述
1	优	碎片<10%
		细胞大小与发育阶段相符
		无多核现象
2	中等	碎片含量为 10%~25%
		多数细胞的大小与发育阶段相符
		没有多核的证据
3	差	大量碎片（>25%）
		细胞大小与发育阶段不符
		有多核现象

2017 年生殖医学科学家阿尔法论坛（Alpha scientists in reproductive medicine）和欧洲人类生殖与胚胎学会（European Society of Human Reproductive and Embryology，ESHRE）胚胎学专业学组伊斯坦布尔共识的卵裂期胚胎评分标准，包括受精后时间、卵裂球数、卵裂球形态、碎片、多核现象、空泡和透明带状态等指标，提出胚胎质量 A、B、C、D 共 4 个级别的评估共识：A＝高质量；B＝良好质量（不用于选择性单胚胎移植）；C＝受损的胚胎质量；D＝不推荐移植（包括所有多核胚胎）。共识指出，培养基和培养体系是影响胚胎形态学的重要因素，评估时将这一因素纳入考量，鼓励每个实验室在基于现有的观察上，建立自己的各类别胚胎的描述与评估。

囊胚的形态学评估　受精后第 5 天，受精卵形成具有囊腔及致密的内细胞团和滋养层细胞的囊胚。高质量囊胚的囊腔呈扩张或完全扩张状态，内细胞团清晰完整，滋养层细胞多且结构致密。

在 D5 时尚无囊胚形成，应评估卵裂细胞数或致密化情况，并追踪至 D6 甚至 D7 的胚胎，进行发育情况的评估。D7 整倍体囊胚的发育能力显著受损，可影响胚胎的生化、代谢和表观遗传的过程，是 D7 整倍体囊胚活产率减半的潜在因素。

1999 年，澳大利亚学者加德纳（Gardner）提出经典囊胚评分系统的首要指标是囊腔扩张程度，将囊胚分成 1~6 期，囊胚随分期的增加而成熟并最终孵出（表 4）。在此基础上，再将 3~6 期囊胚的内细胞团和滋养层细胞形态作为主要参数，分为 A、B、C 级内细胞团和 A、B、C 级滋养层细胞，质量按 A>B>C 递减（表 5，表 6）。按囊腔扩张分期、内细胞团分级、滋养层细胞分级的顺序记载，如 4BA（4 期囊胚 B 级内细胞团 A 级滋养层细胞）。在优质胚胎的选择顺序上，按囊腔扩张的分期、滋养层细胞分级、内细胞团分级的循序进行，AA、AB 和 BA 的囊胚代表着更好地移植率，被定义为优质囊胚。

胚胎发育动力学评估　胚胎发育是动态过程，每个发育阶段都有特征，发育过程有速度和延续性。在传统的 2PN 受精卵、4 细胞/8 细胞卵裂期胚胎、囊胚的阶段性形态学评分基础上，加入卵裂方式和动态参数，可丰富评估指标，为移植和冷冻胚胎选择提供动态的指标。

时差成像系统将培养箱与成像系统结合，通过培养箱内安装内置摄像装置，于 IVF 或 ICSI 后开始，每间隔一定时间对胚胎进行自动摄像，记录第二极体完全排出、原核出现和消失、卵裂成 2 细胞至 5 细胞直至 9 细胞卵、卵裂球融合开始和结束、囊胚开始

表 4　Gardner 囊胚分期

分期	名称	形态描述	图示
1 期	早期囊胚	囊胚腔<胚胎总体积的 1/2	
2 期	早期囊胚	囊胚腔≥胚胎总体积的 1/2	
3 期	完全囊胚	囊胚腔完全占据胚胎的总体积	
4 期	扩张期囊胚	囊胚腔充满整个胚胎，胚胎体积明显增大，透明带变薄	
5 期	正在孵出囊胚	囊胚的一部分开始从透明带孵出	
6 期	完全孵出囊胚	囊胚全部从透明带中孵出	

表 5　Gardner 3~6 期囊胚内细胞团评级

评级	形态描述	图示
A	细胞数量多，紧致且融合	
B	细胞数量中等偏少，排列松散	
C	细胞数量极少，部分细胞出现退化或凋亡现象	

注：A 级. 细胞大小均匀，形态规则，直径>60μm；B 级. 细胞大小不匀，形态不规则，直径>60μm；C 级. 细胞明显小于正常大小。

表 6　Gardner 3~6 期囊胚滋养层细胞评级

评级	形态描述	图示
A	细胞数量多，紧密结合	
B	细胞数量偏少，排列松散	
C	细胞数量极少，细胞变大	

注：A 级. 沿囊胚"赤道面"分布的细胞数明显超过 10 个，大小均匀，在囊胚底面的细胞全部形态清晰，大多数可见细胞核；B 级. "赤道面"细胞数 10 个左右，大小欠均匀，底面的部分细胞形态清晰，部分可见细胞核；C 级. "赤道面"细胞数明显<10 个，大小明显不均匀，滋养细胞与透明带之间有明显的碎片残留，底面的细胞难辨认。

形成和扩张结束、透明带薄化以及孵出开始和结束等体外胚胎发育关键时点的图像，在稳定可控的环境中，对胚胎发育进行实时动态观察和动态参数分析，在胚胎活力的评估、预测胚胎发育潜能方面具有重要意义。

自欧洲 7 个中心组成的时差成像技术小组，从 2011 年 9 月至 2014 年 5 月经过会议讨论达成关于延时变量的共识，拟议出注释和通用术语定义指南（图 1，表 7）。

卵裂细胞分裂的方式中，可见到在传统形态学评估中观察不到的过程异常，如合子直接分裂成 3 个卵裂球细胞或 1 个卵裂球直接分裂成 3 个卵裂球细胞的直接分裂异常；2 个卵裂球恢复为单个细胞的反向分裂异常；卵裂过程没有规律的无序分裂等，都是发育潜能低下的胚胎。

在时间参数中，第 1 次细胞分裂的时间、从受精后发育至 5 细胞的时间间隔都非常重要。通过时差成像系统建立的时间参数评估方法，受临床方案和培养模式等诸多因素的影响，不同实验室有不同的参数标准。

（邵小光　史艳彬）

pēitāi yízhí

胚胎移植（embryo transfer, ET）将体外受精后形成的早期胚胎通过子宫颈移植到母体子宫腔的技术。

分类　分为新鲜胚胎移植和冻融胚胎移植。

新鲜胚胎移植　在完成控制性超促排卵、采卵、体外受精后，选择受精后第 2~3 天新鲜卵裂期胚胎或受精后第 5~6 天新鲜囊胚进行移植。

冻融胚胎移植　在自然月经周期、激素替代周期或诱导排卵周期准备子宫内膜后，将之前冻

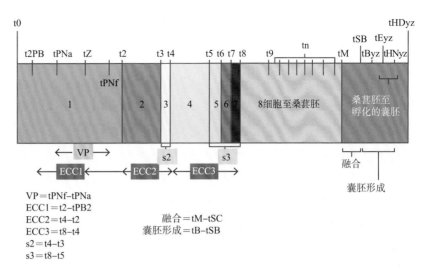

VP＝tPNf−tPNa
ECC1＝t2−tPB2
ECC2＝t4−t2
ECC3＝t8−t4
s2＝t4−t3
s3＝t8−t5

融合＝tM−tSC
囊胚形成＝tB−tSB

注：t2PB（time of the second polar body is completely detached from the oolemma）表示第二极体完全排出的时间；tPNa（time of appearance of individual pronucle）表示每个原核出现的时间；tZ（time of PN scoring）表示原核评分的时间；tSB（time of initiation of blastulation）表示囊胚开始形成的时间；tByz［time of full blastocyst（last frame before zona starts to thin）］表示完全囊胚（透明带开始变薄前）的时间，"y"指内细胞团的形态；"z"指滋养层细胞的形态；tEyz［time of initiation of expansion（first frame of zona thinning）］表示开始扩张（透明带开始变薄）的时间；tHNyz（time of initiation of hatching）表示开始孵化的时间；tHDyz（time of fully hatching）表示完全孵化的时间；VP（visible pronuclei）表示原核可见阶段；ECC1（the first embryo cell cycle）表示第 1 个胚胎细胞周期；ECC2（the second embryo cell cycle）表示第 2 个胚胎细胞周期；ECC3（the third embryo cell cycle）表示第 3 个胚胎细胞周期；S2（the synchronicity of the two blastomere divisions within the second cell cycle）表示第 2 个细胞周期 2 个卵裂球卵裂的同步性；S3（the synchronicity of the four blastomere divisions within the third cell cycle）表示第 3 个细胞周期 4 个卵裂球卵裂的同步性。

图 1　人类植入前胚胎发育动态监测指标的定义

表 7　形态动力学变量和推荐定义总结

	时间点	预期事件定义
t0		IVF 或 ICSI/IMSI 注射一半数量卵母细胞的时间（IVF 的 t0 是加卵母细胞的时间，ICSI 时的 t0 是注射所有卵一半时的时间）
tPB2	the second body	第二极体完全排出的时间
tPN	pronuclei	确认受精的时间
tPNa	pronuclei appearance	每个原核出现的时间：tPN1a, tPN2a, tPN3a
tPNf	pronuclei disappearance	原核消失的时间：tPN1f, tPN2f
tZ	PN scoring	原核评分的时间
t2 to t9		2~9 细胞的时间
tSC	compaction	融合开始的时间
tMf/p	full compaction/partial compaction	融合过程结束的时间（穴化开始前）"f"指完全融合；"p"指部分融合
tSB	blastulation	开始形成囊胚的时间
tByz	blastocyst	完全囊胚（透明带开始变薄前）的时间 "y"指内细胞团的形态；"z"指滋养层细胞的形态
tEyz	expansion	透明带开始变薄的时间
tHNyz	herniation	囊胚扩张结束开始孵化的时间
tHDyz	hatched blastocyst	囊胚完全孵化的时间

注：IMSI（intracytoplasmic morphologically selected sperm injection）表示形态选择性卵胞质内单精注射；t0［time of IVF or mid-time of micro/injection（ICSI/IMS）］表示 IVF 或 ICSI/IMSI 注射一半数量卵母细胞的时间；tPN（time of fertilization status is confirmed）表示确认受精的时间；tPNf（time of pronuclei disappearance）表示原核消失的时间；t2 to t9（time of two to nine discrete cells）表示 2~9 细胞的时间；tSC（time of starting of compaction）表示融合开始的时间；tMf/p（time of end of part/full compaction process）表示部分或完全融合过程结束的时间，"f"指完全融合；"p"指部分融合。

存的卵裂期胚胎或囊胚进行解冻并移植。

临床应选择经过原核期受精卵、卵裂期胚胎、囊胚的形态学评估和/或胚胎发育动力学评估所挑选出的优质胚胎或经过植入前遗传学检测挑选的优质胚胎作为移植胚胎。最佳的移植子宫内膜是 A 或 B 型，7mm<厚≤10mm。

胚胎移植是辅助生殖技术临床操作的关键步骤，胚胎质量、子宫内膜容受性及胚胎和子宫内膜发育的同步性是胚胎移植后能否达成妊娠的 3 个关键影响因素。

适应证　①符合体外受精（in vitro fertilization，IVF）/卵胞质内单精子注射（intracytoplasmic sperm injection，ICSI）适应证的患者，在控制性超促排卵（controlled ovarian hyperstimulation，COH）周期获得可利用的胚胎且无不利于妊娠的因素，可安排新鲜胚胎周期。②有冻存胚胎，且女性全身健康状态和子宫条件适合妊娠，子宫内膜适合移植，可安排冻融移植胚胎周期移植。

禁忌证　①女性全身健康状态或子宫条件暂时或永久不适合妊娠者。②女性患有严重的精神疾患、泌尿生殖系统急性感染、性传播疾病。③女性具有吸毒等严重不良嗜好。④女性接触致畸量的射线、毒物、药物并处于作用期。⑤若存在涉及《婚姻法》和《母婴保健法》等法律问题和生殖伦理问题时，应充分评估夫妻双方情况，并进行充分的知情同意，必要时提交生殖伦理委员会讨论，慎重实施胚胎移植。⑥其他：不符合 IVF/ICSI 适应证，或存在 IVF/ICSI 禁忌证者。

时机　包括新鲜胚胎移植和冷冻胚胎移植的时间设置。

新鲜胚胎移植的时间设置　新鲜胚胎移植周期将采卵和 IVF 日或 ICSI 日设为受精日（D0），之后类推为受精后第 1 天（D1）、第 2 天（D2）、第 3 天（D3）、第 4 天（D4）、第 5 天（D5）。根据情况，一般在 D3 选择 8~9 细胞的卵裂期胚胎或在 D5 选择囊胚，实施新鲜胚胎移植。冷冻保存剩余的优质 D3 卵裂期胚胎或 D5 优质囊胚，以备进行冻融胚胎移植。

冻融胚胎移植的时间设置　根据内膜准备方案的不同，自然周期和诱导排卵周期方案将排卵日设为 D0，雌孕激素替代周期方案将加孕激素制剂日设为 D0，在排卵或孕激素制剂添加后的第 3 天（D3）或第 5 天（D5）分别移植解冻的 D3 卵裂期胚胎或 D5 的囊胚。

术前准备　包括新鲜胚胎移植周期和冻融胚胎移植周期的临床准备。

新鲜胚胎移植与控制性卵巢刺激方案的选择　一个连续的 IVF-ET 中，COH、采卵/采精/体外受精、胚胎培养、新鲜胚胎移植和黄体支持等都是重要环节。促性腺激素释放激素激动剂（gonadotrophin releasing hormone agonist，GnRH-a）方案和促性腺激素释放激素拮抗剂（gonadotrophin releasing hormone antagonist，GnRH-ant）方案的胚胎和子宫内膜发育的同步性良好，临床上适用于安排新鲜胚胎移植，二者的新鲜胚胎移植周期的活产率、持续妊娠率、临床妊娠率及围生结局相似。长效 GnRH-a 具有抗炎、抗血管生成及增加异位内膜凋亡的作用，连续使用 2~3 支的超长方案，可短期改善子宫内膜异位症患者的局部内环境，提高卵母

细胞质量，也可缓解子宫腺肌病的相关症状，缩小子宫体积，对提高新鲜胚胎移植周期的妊娠率有一定的帮助，改善妊娠结局。拮抗剂方案应以短效 GnRH-a 和人绒毛膜促性腺激素（human chorionic gonadotropin，hCG）联合扳机或 hCG 扳机，有利于黄体功能的维持。

自然周期、微刺激等促排卵方案的内膜无法有效保证，常不进行新鲜胚胎移植。高孕激素状态下促排卵方案、黄体期促排卵方案都不适合进行新鲜胚胎移植，应冻存所有优质 D3 卵裂期胚胎或 D5 优质囊胚。胚胎植入前遗传学检测（preimplantation genetic testing，PGT）需要时间对胚胎活检细胞进行基因检测，不设计新鲜胚胎移植周期，冻存的是所有活检后的胚胎。

新鲜胚胎移植周期的取消　预定计划实施新鲜胚胎移植，但若 COH 过程中子宫内膜过薄（≤6mm）、怀疑子宫内膜息肉≥1cm、扳机日血清孕酮升高（≥1.5pg/ml）提示内膜黄素化或许提前等，可能导致移植后临床妊娠率明显下降，建议取消新鲜胚胎移植周期，全部冻存优质的 D3 卵裂期胚胎或 D5 囊胚，待内膜准备好后，再行冻融胚胎移植。

若获卵数过多或血清雌二醇水平过高，为避免卵巢过度刺激综合征（ovarian hyperstimulation syndrome，OHSS）的发生，建议取消新鲜胚胎移植周期，全胚冷冻，日后行冻融胚胎移植。

冻融胚胎移植周期　胚胎质量、子宫内膜容受性和内膜与胚胎的同步性，是影响冻融胚胎移植结局的三要素。内膜准备方案是影响内膜容受性和内膜与胚胎同步性的重要因素，是获得最佳

妊娠结局的关键。冻融胚胎移植周期内膜准备方案有自然周期方案、激素替代周期方案、诱导排卵周期方案等，需针对不同人群的特点进行选择。

自然周期方案 通过追踪卵泡发育、排卵、黄素化的形态学变化，利用内源性雌/孕激素所完成的子宫内膜增殖期和分泌期转化，进行子宫内膜的准备。从月经第8~12天起，超声监测卵泡、子宫内膜厚度，优势卵泡直径≥14mm后，可连续并用尿或血清黄体生成素（luteinizing hormone，LH）检测，一般认为在血清LH峰后的36~40小时发生排卵，结合超声观察到排卵表现，最终确定排卵日（D0日）。子宫内膜呈最佳状态（7mm<厚≤10mm，A或B型），排卵后的第3天（D3）或第5天（D5）分别移植解冻的D3卵裂期胚胎或囊胚，并在黄体期给予孕激素制剂进行黄体支持。

本方案只适用于规律排卵的患者，对内分泌系统功能的干扰最小，更接近自然状态。在尿LH检测时应注意，尿LH阳性滞后于血清LH峰，且尿LH峰有30%左右的假阴性。女性排卵周期可能受情绪、气候等的影响，无优势卵泡发育或未破裂卵泡黄素化综合征等排卵障碍时，会因非胚胎因素而取消胚胎移植。自然周期方案操作简便，费用低，时间安排不能固定，需多次进行超声监测和血清LH检测。

针对LH峰的不确定性，为了减少周期取消率，可在超声监测到优势卵泡直径16~18mm时，注射外源性的hCG或短效GnRH-a，替代内源性LH峰，一般在注射后36~38小时发生排卵，结合超声观察到排卵表现，最终确定排卵日（D0日）。少数未破卵泡黄素化综合征等排卵障碍周期，血清雌激素水平、子宫内膜厚度如果均达到移植标准，也可直接给予孕激素制剂进行内膜转化，孕激素制剂使用当天为D0日。

雌孕激素替代周期方案 一定剂量的外源性雌激素，起到促进子宫内膜增生和抑制优势卵泡生长的双重作用。月经周期第2~3天开始，每天连续雌激素天然制剂口服或皮肤涂抹，并超声追踪子宫内膜生长，子宫内膜反应不良者可增加剂量，使用时间一般不少于7天，最长可达4~5周。超声监测子宫内膜厚度达到7~8mm时，在雌激素制剂用量不变的基础上，通过阴道给药、口服给药或肌内注射给药方式增加孕激素制剂，使子宫内膜呈分泌期转化，给孕激素制剂日为D0日。给予孕激素制剂后的第3天（D3）或第5天（D5）分别移植解冻的D3卵裂期胚胎或囊胚。雌激素、孕激素制剂一直联合应用到临床验孕阶段，后根据情况调整。

雌孕激素替代周期并不能完全抑制垂体功能，1.9%~7.4%的周期会因提前排卵而被迫取消周期。为抑制雌孕激素替代周期中的自发排卵，可在长效GnRH-a降调后再实施雌孕激素替代周期。具体方案为月经周期第2~3天或黄体中期，皮下注射长效GnRH-a（3.75mg），在注射后4周，超声未见大卵泡，血雌二醇、卵泡刺激素、LH已达降调节标准，再启动上述的雌孕激素替代周期。

子宫腺肌病、子宫肌瘤、子宫内膜异位症和子宫内膜息肉等患者，为提高冻融胚胎种植率，需增加长效GnRH-a用量，进行深度降调节，充分降低子宫局部雌激素浓度，缩小病灶，改善微环境。具体方案为在月经周期第2~3天或黄体期，皮下注射第1支GnRH-a之后每间隔28天再次注射1支，根据情况可注射2~6支，在最后一次注射后4周，再启动雌孕激素替代周期。

本方案适用于所有类型的患者，具有时间安排灵活、患者依从性好、周期取消率低的优点，但需高度重视雌激素制剂的风险。雌激素制剂的常见不良反应是恶心、乳房胀痛、头痛等；大剂量口服给药，增加肝负担，诱发如乙型肝炎病毒携带者的药物性肝损害风险；长时间地大剂量用药，可增加血液凝固甚至导致深静脉血栓形成的风险，妊娠时的风险尤甚。

诱导排卵周期方案 排卵障碍者常用来曲唑（letrozole，LE）和人类绝经期促性腺激素（human menopausal gonadotropin，hMG）进行诱导排卵，目的是利用内源性激素变化准备子宫内膜，进行冻融胚胎移植。LE方案是在月经第2~3天起，每天口服LE 2.5~5.0mg，共5天，超声监测到优势卵泡直径16~18mm时，注射hCG或短效GnRH-a。hMG方案是月经第3~5天起，隔天或每天注射hMG 75IU，超声监测到优势卵泡直径16~18mm时，注射hCG或GnRH-a。LE-hMG联合方案是月经第2~3天起，每天口服LE 2.5~5.0mg，共5天，后隔天联合HMG 75IU/d，超声监测到优势卵泡直径16~18mm时，注射hCG或短效GnRH-a。注射后36~38小时发生排卵，结合超声观察到排卵表现，最终确定排卵日（D0）。来曲唑对子宫内膜的厚度、形态及容受性均无不良影响，可能会导致卵泡发育过快，子宫内膜发育不同步，hMG方案及LE联合hMG方案是有益的选择。

新鲜胚胎移植周期和冻融胚胎移植周期的比较 新鲜胚胎移植和冻融胚胎移植均有较高的临床妊娠率，前者具有辅助生殖时间短和人为操作少的优点，但移植条件常受限；后者具有能够降低 OHSS 风险、避开子宫内膜不良因素和实现累积妊娠率的优点，但"全胚冷冻"会延长治疗时间，增加经济负担和心理压力。多囊卵巢综合征的 IVF-ET 患者群中，新鲜胚胎移植周期的累积活产率和单胎活产率低于冻融胚胎移植周期，新鲜胚胎移植周期的妊娠丢失和 OHSS 发生风险高于冻融胚胎移植周期；针对其他 IVF-ET 患者，新鲜胚胎移植周期和冻融胚胎移植周期的累积临床妊娠率并无明显差别。冻融胚胎移植能够降低围生期死亡率，以及小于胎龄儿、早产、低出生体重和产前出血的风险，冻融胚胎移植的大于胎龄儿和巨大儿的概率更高。二者疗效和安全性的比较，临床一直存在争议。特别是关于冻融胚胎移植带来的母婴安全性问题，仍需长远随访进行深入探讨。胚胎移植策略应根据患者的临床特点进行全面评估后，选择最适合的方案。

移植胚胎数 辅助生殖技术（assisted reproductive technology, ART）的目标是单胎妊娠、足月分娩、生出健康新生儿，需控制胚胎移植数量，尽量减少双胎妊娠，杜绝三胎妊娠分娩。

中国 ART 全面起步的早期阶段，中华人民共和国国家卫生健康委员会（原卫生部）制定的《人类辅助生殖技术规范》（2003年）规定：每周期移植胚胎总数不得超过 3 个，35 岁以下女性第 1 次辅助生殖周期移植胚胎数不得超过 2 个，对移植胚胎数进行了严格控制。2009 年，欧洲人类生殖与胚胎学会（European Society of Human Reproduction and Embryology, ESHRE）在第 27 届年会强烈提倡应对胚胎移植的数目进行限制。随着 ART 的普及，多胎妊娠率越来越高，围生期的风险也在明显增加。

单胚胎移植（single embryo transfer, SET）可避免多胎妊娠、减少双胎妊娠。比利时在 2003 年制定了防止 ART 多胎妊娠的法律：①42 岁以下的女性，为其全额补偿提供 6 个 IVF 周期的治疗。②36 岁以下女性首次 IVF 时，均实施 SET；第 2 次 IVF 时，原则上是 SET，如果未得到良好胚胎，允许移植 2 个胚胎；第 3 次 IVF 及以后，允许移植 2 个胚胎。③36~39 岁女性首次和第 2 次 IVF 时，无限制条件，允许双胚胎移植；第 3 次 IVF 及以后，允许最多移植 3 个胚胎。④40 岁以上女性，不限制移植胚胎数。2002 年，比利时 SET 占 14%，法律实施后的 2003 年，SET 占 42%；实施该法律前后的整体 ART 妊娠率从 36% 到 35%，胚胎种植率从 25.9% 到 23.0%，均无明显变化；双胎妊娠的比率显著降低，由 19% 下降至 3%。2017 年，美国生殖医学学会（American Society for Reproductive Medicine, ASRM）建议：①经植入前遗传学筛查（preimplantation genetic screening, PGS）后移植整倍体胚胎的，建议对任何年龄的患者都移植 1 枚胚胎。②35 岁以下患者，无论胚胎质量如何，都建议移植 1 枚胚胎。③35~37 岁患者，强烈建议移植 1 枚胚胎。

操作流程 包含预移植和移植步骤。

预移植 一般在 IVF-ET 前 1 个月经周期中，经超声引导下行预移植。了解子宫前后倾、子宫前后曲、子宫颈管和子宫腔走向，发现是否有子宫黏膜下肌瘤、子宫腔积液等异常情况。预移植时的子宫位置与正式移植时不一定完全相符，预移植可提高妊娠率和种植率，进入子宫腔困难者预移植非常必要。先天性子宫颈狭窄或既往手术后解剖学异常，是导致胚胎移植困难的原因，IVF-ET 前 1~3 个月行子宫颈扩张或宫腔镜手术等予以矫正。

胚胎移植步骤 ①患者憋尿，膀胱截石位。②生理盐水冲洗外阴及阴道，铺洞巾，置窥器。③生理盐水擦净子宫颈、阴道穹隆，吸净子宫颈管内的黏液，棉签擦去子宫颈口黏液。尽量不使用子宫颈钳，若子宫颈暴露困难，可用子宫颈钳轻拉子宫颈调整位置。④腹式超声引导下，根据超声显像和试移植结果，将移植外套管按子宫颈、子宫腔走向及弯曲度进行调节，然后缓慢将外套管向子宫腔推送，避免损伤子宫颈管，外套管顶端通过子宫内口后停止推送，以免损伤子宫内膜。⑤胚胎师预先将拟移植的胚胎置于含有移植培养液的培养皿中，移植准备好后，先用培养液冲洗移植内管，然后按培养液、气泡、胚胎、气泡和培养液的顺序，将胚胎吸入移植内管。⑥术者保持移植外套管位置不动，腹式超声引导下将移植内管通过移植外套管送入子宫腔，内管顶端置于距子宫底 0.5~1.0cm 处，勿碰触子宫底。维持内管位置不动，向外拉出外套管，保证内管顶端 1.0~1.5cm 的部分处于裸露状态。⑦术者在腹式超声直视下，缓慢将内管中的胚胎及少许培养液注入子宫腔。确认胚胎被注入后，缓慢地一并取出移植外套管和内管，交于胚胎师。⑧胚胎师在显微镜下确认有无胚胎残留，如有胚胎残留需再次移植。⑨患者静卧片刻即可离院。

注意事项　包括以下几方面。

宫颈黏液的清除　胚胎移植时宫颈黏液可能阻塞移植管尖端，造成胚胎滞留、损伤或放置位置不合适，与胚胎一起进入子宫腔导致感染，影响妊娠。去除宫颈黏液可改善临床妊娠率和活产率。ASRM 推荐用沾有生理盐水的细棉棒将宫颈黏液清除，改善临床妊娠率和活产率（2017 年，B 级证据）。抽吸宫颈黏液方式的临床妊娠率明显高于非抽吸方式。

超声引导　胚胎移植术的 3 个操作要点是不损伤子宫内膜、不接触子宫底、保证胚胎放入子宫腔内。与凭借手感的"盲移"相比，通过超声直视，可防止外套管送入过深损伤子宫内膜，避免内管送入过深触及子宫底，可确认胚胎置于子宫腔。经腹超声引导下胚胎移植可提高种植率、临床妊娠率和/或活产率。ASRM 推荐经腹超声引导下胚胎移植，提高临床妊娠率和活产率（2017 年，A 级证据）。少数生殖医学中心采用阴道超声引导下胚胎移植术，不需膀胱充盈，可改善患者的舒适度，但妊娠率无明显差异且可能增加手术时间。

软或硬的移植管　关于硬移植管的数据大多来自 2000 年或更早，软移植管减少子宫腔损伤，具有更高的妊娠率，是首选。胚胎移植管的品牌和类型众多，不同类型的软移植管的 IVF-ET 结局（胚胎种植率及临床妊娠率）没有差异。

胚胎注入的位置　胚胎注入的位置影响妊娠率，尚不清楚注入在子宫腔内的理想位置。通常胚胎放置于子宫腔上、中段区域，距离子宫底 1cm 以上。

移植管撤出的时间　移植完成后马上撤出导管，或停留 30～60 秒后撤管，均不影响妊娠率。

卧床休息　IVF-ET 技术的早期，胚胎移植后患者都要卧床休息，希望通过卧床避免子宫收缩和胚胎从子宫中"过早排出"。胚胎移植后即可下地活动，无须卧床休息。

导管内残留胚胎再次移植　胚胎残留导管的发生率非常低，对残留胚胎立即再次移植对妊娠率或流产率均无影响（B 级证据）。

其他　移植操作困难，不能保证胚胎移植术的 3 个操作要点或有创伤性出血，使胚胎暴露在不利于植入的所有环境中，应停止胚胎移植操作，将胚胎冻存。

（邵小光　黄　珍）

xuǎnzéxìng dānpēitāi yízhí

选择性单胚胎移植（elective single embryo transfer，eSET）

从多个达到移植标准的胚胎中选择 1 个胚胎进行移植的技术。此为美国辅助生殖技术协会（Society for Assisted Reproductive Technology，SART）定义。

在特定的人群中实施 eSET，既保证体外受精-胚胎移植的临床妊娠率，又能显著降低多胎妊娠率。在<38 岁的 eSET 中，多胎妊娠率显著降低，但同一取卵周期的累积活产率却无明显影响。欧洲推行 eSET 后，体外受精/卵胞质内单精子注射周期保持了良好的累积活产率，同时降低了多胎妊娠率，多胎出生率从 2005 年的 21.8% 降至 2012 年的 17.9%。

2018 年，中华医学会生殖医学分会专家共识推荐，存在以下情况时建议 eSET，包括卵裂期胚胎或囊胚：①第 1 次移植，没有明显影响妊娠因素的患者。②子宫因素不宜于双胎妊娠者，如瘢痕子宫、子宫畸形或矫形手术后、子宫颈功能不全或既往有双胎妊娠/流产/早产等不良孕产史者。③全身状况不适宜双胎妊娠者，如全身性疾病得到有效控制，尚包括身高<150cm、体重<40kg 等。④经过胚胎植入前遗传学诊断/筛查获得可移植胚胎者。⑤经卵母细胞捐赠的受卵者胚胎移植周期。

（邵小光　黄　珍）

zhírùqián yíchuánxué zhěnduàn

植入前遗传学诊断（preimplantation genetic diagnosis，PGD）

进行胚胎移植前，从卵母细胞或受精卵中取出极体或从植入前阶段的胚胎中取 1～2 个卵裂球或多个滋养层细胞进行特定的遗传学性状检测，选择合适的胚胎进行移植的技术。常用方法是对受精后第 3 天的卵裂期胚胎或第 5～7 天的囊胚进行遗传学活检，诊断胚胎是否有遗传异常，正常的胚胎移植入子宫腔，获得正常胎儿。女性有遗传风险者，可采用对卵母细胞的极体进行活检并行遗传学检测的方法。

PGD 为早期的妊娠前诊断方法，主要针对有遗传性基因疾病风险或染色体异常的夫妻，避免生出遗传性基因疾病或染色体异常的患儿，达到优生优育的目的。妊娠前作出诊断，避免了选择性流产造成的身心伤害和伦理观念的冲突。2017 年，美国生殖医学学会、欧洲人类生殖与胚胎学会共同发出倡议，建议采用新的术语来描述 PGD，即植入前遗传学检测（preimplantation genetic testing，PGT），其中 T 代表"检测",相对于 D (diagnosis,诊断) 或 S (screening,筛查),更加严谨和准确。

研究简史 1966 年,英国妇产科学家罗伯特·杰弗里·爱德华兹 (Robert Geoffrey Edwards,1925~2013 年) 提出了进行胚胎植入前遗传学诊断的设想。1968 年,英国生理学家加德纳 (Gardner) 和爱德华兹对兔囊胚进行活检,取出少量滋养外胚层细胞分析染色质用来选择雌性胚胎。1987 年,美国科学家沃林斯基 (Verlinsky) 提出 4 细胞期胚胎植入前遗传学诊断的模型。1989 年,英国医师艾伦·汉迪赛德 (Alan Handyside) 建立了胚胎活检模型,通过显微操作取出胚胎中的单个卵裂球,用聚合酶链反应 (polymerase chain reaction,PCR) 技术扩增 Y 染色体特异重复序列对植入前胚胎进行性别鉴定。1990 年,汉迪赛德报道了世界第 1 例植入前性别诊断婴儿的出生;同年沃林斯基报道了通过对卵母细胞第一极体的检测进行常染色体隐性遗传病的植入前诊断。PGD 技术的诞生标志着辅助生殖领域和遗传领域的又一大突破。

临床应用 ①染色体异常:如染色体易位、染色体非整倍体筛查等。②多基因疾病、单基因疾病:如 β 地中海贫血、镰状细胞贫血、囊性纤维化、脊髓性肌萎缩、肌营养不良病、亨廷顿病、特纳综合征和杜氏肌营养不良症等。③人类白细胞抗原 (human leukocyte antigen,HLA) 配型:骨髓移植最大的障碍是配型完全的供者难寻找,利用 PGD 检测 HLA 配型后移植需要的胚胎可解决这一困难。夫妻获得健康婴儿的前提下,还可为患儿提供可移植的骨髓。世界上报道的第 1 例利用 PGD 进行 HLA 配型的是选择无范科尼贫血致病基因的胚胎移植,目的是为患儿寻找配型完全的可移植骨髓的弟弟或妹妹。

操作步骤 ①获得活检的材料:成熟卵母细胞的第一极体或受精后合子的第一极体、第二极体;受精后第 3 天的胚胎,从中活检取出 1~2 个细胞;受精后第 5~7 天的囊胚,进行滋养层活检,取出数个细胞。②对取出的极体或细胞进行遗传学检测诊断。③根据检测的结果选择正常的胚胎移植入子宫。

诊断方法 常用以下方法。

荧光原位杂交 20 世纪 80 年代末在已有的放射性原位杂交技术的基础上发展起来的一种非放射性分子细胞遗传学技术。PGD 中主要用于诊断染色体异常,根据选用的探针的种类,对胚胎细胞进行染色体数目、染色体易位等进行诊断。

PCR 及其衍生技术 1989 年,汉迪赛德利用 PCR 技术对卵裂球进行分析,选择诊断为女性的胚胎植入子宫,完成了世界第 1 例 PGD。随着多学科的不断发展及新技术的发展,以 PCR 技术为基础的多种 PGD 诊断技术已广泛应用于性连锁遗传病、单基因遗传疾病、染色体异常及高龄女性非整倍体筛查等。

比较基因组杂交 原理是将检测 DNA 和参照 DNA 用不同荧光色标记,逆向竞争杂交,通过两种荧光信号的相对强度比值分析,检测 DNA 的缺失或增加,此基础上建立了微阵列比较基因组杂交 (array-comparative genomic hybridization,aCGH),选用已定位的基因组克隆 (基因芯片) 代替染色体玻片,提高了分辨率,也为 CGH 实现自动化分析创造了平台。aCGH 技术是将待检样本和标准参考品标记不同的荧光信号后,与芯片上的微阵列分布的探针进行竞争杂交,通过分析二者的信号强度,判断染色体组的缺失和重复。aCGH 技术的自动化分析及基因芯片的商业化使该技术在临床方面得到了广泛的应用。

单核苷酸多态性微阵列 单核苷酸多态性 (single nucleotide polymorphism,SNP) 指基因组水平上由单个核苷酸变异引起的 DNA 序列多态性。SNP-array 芯片上的探针由人类基因组计划中挑选出来的 SNP 位点,SNP-array 技术的分辨率高于 aCGH 及传统的检测方法,能发现以上方法漏检的微小片段的非平衡染色体易位、重复和缺失,在 PGD 中主要应用于染色体数目或结构异常的患者。

高通量测序 又称深度测序技术或下一代测序 (next-generationsequencing technology,NGS),以大规模并行测序为特征,一次并行对几十万甚至几百万条 DNA 分子进行序列测定。NGS 具有高通量、高准确性、高灵敏度、自动化程度高和低运行成本等优势,可同时完成传统基因组学 (测序和注释) 和功能基因组学 (基因表达及调控、基因功能、蛋白/核酸相互作用) 的研究。随着高通量技术的进一步发展,测序技术在 PGD 领域越来越成熟,在全基因组范围内可同时实现单基因病和染色体病的诊断。

(方 丛)

zhírùqián yíchuánxué jiǎncè

植入前遗传学检测 (preimplantation genetic testing,PGT)

进行胚胎移植前,对胚胎或卵母细胞的极体进行活检,分析其遗传物质,判断胚胎或卵母细胞的染色体或基因状态，选择正常的胚胎进行移植的技术。目的是挑选正常胚胎植入子宫，获得正常的妊娠。

分类 ①植入前非整倍体检测（preimplantation genetic testing for aneuploidy，PGT-A）：进行胚胎染色体非整倍体筛查，相当于旧名称中的植入前遗传学筛查（preimplantation genetic screening，PGS）。②植入前染色体结构重排检测（preimplantation genetic testing-structural rearrangement，PGT-SR）：染色体结构重组者行PGT，如相互易位、罗伯逊易位、倒位等。③植入前单基因遗传病检测（preimplantation genetic testing for monogenic disease，PGT-M）：针对单基因疾病生育风险者行PGT，同时包括人类白细胞抗原（human leukocyte antigen，HLA）配型、肿瘤易感基因剔除等。

适应证 ①单基因遗传病：具有常染色体显性遗传病、常染色体隐性遗传病、X连锁显性遗传病、X连锁隐性遗传病和Y连锁遗传病等的夫妻，且家族中的致病基因诊断明确或致病基因连锁标记明确。②染色体异常：夫妻任一方或双方携带染色体结构异常，包括相互易位、倒位、复杂易位、致病性微缺失或微重复等。③具有遗传易感性的严重疾病：夫妻任一方或双方携带有严重疾病的遗传易感基因的致病突变。④HLA配型：再生育同胞子女为严重血液系统疾病患儿提供脐血干细胞进行疾病的治疗。

禁忌证 ①患有《母婴保健法》规定的不宜生育的遗传性疾病。②基因诊断或基因定位不明的遗传性疾病。③非疾病性状的选择，如性别、容貌、身高和肤色等。

操作过程 ①进行相关疾病的遗传咨询，明确是否符合PGT指征。②进行控制性促排卵、取卵及体外受精与胚胎培养，在胚胎培养到受精后第3天的卵裂期或第5~7天的囊胚阶段，进行胚胎活检操作，取胚胎细胞进行遗传学检测，根据检测结果选择胚胎移植。

注意事项 除医疗目的性别鉴定，PGT的检测报告不能提示胚胎的性别，禁止进行非医学指征的性别选择。

（方　丛）

zhírùqián yíchuánxué shāichá

植入前遗传学筛查（preimplantation genetic screening，PGS）

胚胎移植前，对胚胎染色体非整倍性进行检测的技术。目的是挑选正常的胚胎植入子宫，以获得正常的妊娠。2017年，美国生殖医学学会、欧洲人类生殖与胚胎学会等国际学术组织共同发出倡议，建议采用新的术语植入前非整倍体检测（preimplantation genetic testing for aneuploidy，PGT-A）来代替PGS。

适应证 女性高龄（≥38岁）、不明原因反复种植失败（移植3次以上、移植高评分卵裂期胚胎数4~6个或优质囊胚数3个以上均失败）、不明原因反复妊娠丢失等。

操作过程见植入前遗传学诊断和植入前遗传学检测。

注意事项 关于PGS的应用仍有争议。随着高通量遗传检测技术的研究和发展，对PGS的临床意义提出了新的质疑，包括不同程度和部位胚胎染色体异常嵌合型的存在、临床检测技术的精准性、对移植胚胎的选择和放弃的标准、PGS的活产率计算方式及应用价值等，提示PGS的循证证据尚需进一步研究和验证，指征也面临修正和更新。

（方　丛）

jítǐ huójiǎn

极体活检（polar body biopsy）

用显微操作的方法将卵母细胞的极体取出并进行遗传学检测的过程。是植入前遗传学诊断的一种方法，主要应用于母源性染色体病和基因病。极体是卵母细胞减数分裂过程中的产物，第一次减数分裂中，初级卵母细胞的同源染色体分离，形成2个二倍体染色体组（23对染色体），初级卵母细胞排出第一极体完成第一次减数分裂，形成2个互补的分别具有23条染色体的次级卵母细胞和第一极体；受精开始时进行第二次减数分裂，排出第二极体，卵母细胞和第二极体分别具有互补的23条染色单体。极体与卵母细胞的染色体核型相互对应，通过检测极体可间接推测卵母细胞中的染色体状态，预测来自母亲的遗传缺陷对胚胎的影响，并选择由正常卵母细胞发育的胚胎进行移植，达到植入前遗传学诊断（preimplantation genetic diagnosis，PGD）/植入前遗传学检测（preimplantation genetic testing，PGT）的目的。

研究简史 1990年，美国科学家沃林斯基（Verlinsky）等首先报道了通过极体活检进行植入前遗传学诊断的成功妊娠。最初开展的是对第一极体进行活检，应用于单基因病、非整倍体及母源性染色体易位的植入前遗传学诊断。由于存在染色体交叉互换、染色体提前分离、极体固定后染色体可能不分散或可能在固定过程中丢失等原因，只活检第一极体的诊断准确性受限，开展了结合第二极体活检的方法提高了诊断的准确性。

方法 ①单步法：在受精后16小时活检同时取出第一极体和第二极体。②两步法：需2次不同时间的活检，1次在卵胞质内单精子注射之前活检取出第一极体；另1次在受精后16小时活检取出第二极体。

操作步骤 主要包括三步：透明带打孔、极体获取和极体的遗传学诊断。

透明带打孔 进行活检前在透明带上打孔或部分切除透明带。根据透明带打孔方法的不同，分为机械法透明带打孔、化学法透明带打孔和激光法透明带打孔3种。

机械法透明带打孔 应用显微操作针在待检物质上方的透明带上作"一"字或"十"字切口。需1个固定针及显微穿刺针。不存在使用化学物质对胚胎的潜在毒性，没有激光所带来的潜在的热效应。操作者可根据需要在透明带上的不同部位进行切割并控制切口的大小，更精确地控制透明带破口的部位及大小。打孔后会在透明带上形成1个活瓣，通常情况下活瓣会自动关闭，创造相对稳定的培养环境，利于胚胎的继续发育。

化学法透明带打孔 通过台氏酸（pH 2.3~2.5）或链霉蛋白酶降解透明带糖蛋白基质进行透明带打孔。化学法透明带打孔产生的透明带缺口孔径较大，台氏酸或链霉蛋白酶灼烧透明带可能会影响胚胎的局部 pH，操作液 pH 的变化对胚胎产生不良影响；过多的化学物质沿破裂口流入胚胎内部，影响胚胎进一步发育。

激光法透明带打孔 利用激光破膜仪产生的激光能量使局部透明带热挥发，达到打孔、切割透明带的目的。用计算机系统来控制激光系统，从激光参数的设定、激光瞄准到资料的输入通过计算机系统来完成，操作容易、快捷、精确；有非接触性的特点，可减少机械法透明带打孔带来的卵裂球细胞骨架的损伤，也可避免化学法透明带打孔酸性物质对胚胎的毒性影响，逐渐取代机械法和化学法透明带打孔。

极体获取 ①准备极体活检的显微操作工具：极体活检在带有显微操作系统的倒置显微镜上进行，准备内径为 15~30μm 的固定针，内径约 15μm 的平口活检针。根据采用不同的透明带打孔方法准备相应的穿刺针（机械法）、喷酸针（化学法）或激光打孔仪（激光法）。②准备用于极体活检的显微操作皿，将卵母细胞移入显微操作液滴中，使用显微操作系统的固定针固定卵母细胞，进行透明带打孔。③使用内径约 15μm 的平口活检针从透明带缺口处进入，轻轻吸出极体。

极体的遗传学诊断 见植入前遗传学诊断和植入前遗传学检测。

(方　丛)

luǎnlièqī pēitāi huójiǎn

卵裂期胚胎活检 （cleavage embryo biopsy）

用显微操作的方法将卵裂期胚胎中的 1~2 个细胞（称卵裂球）取出并进行遗传学检测的过程。是植入前遗传学诊断的一种方法，通常在胚胎发育至受精后的第 3 天（一般为 6~10 细胞期）进行。

研究简史 1990 年，英国医师艾伦·汉迪赛德（Alan Handyside）报道了第 1 例采用卵裂期胚胎活检行胚胎植入前遗传学诊断的成功妊娠。人类体外培养的大多数胚胎在受精后 3 天达到 6~10 细胞期，此阶段的每个卵裂球细胞都具有全能性，1~2 个细胞的移除对胚胎的发育影响不大。更早阶段进行活检，胚胎的细胞总数较少，取出 1~2 个细胞对胚胎的损伤较大；与极体活检相比，卵裂期胚胎活检的优势是可同时针对父母遗传学异常对胚胎进行植入前遗传学诊断。早期胚胎可能存在嵌合现象，活检出的单个细胞的遗传学性状并不代表整个胚胎的性状，导致存在误诊的可能。活检 2 个细胞可减少漏诊，提高诊断的准确性；活检 2 个卵裂球对胚胎的损伤大于活检 1 个卵裂球，需权衡考虑活检的策略。

操作过程 包括三步：透明带打孔、卵裂球获取和细胞的遗传学诊断。

透明带打孔 见极体活检。

卵裂球获取 ①准备显微操作工具：胚胎活检在带有显微操作系统的倒置显微镜上进行，准备内径为 15~30μm 的固定针和内径为 30~40μm 的活检针。活检过程中用到的显微操作工具的大小规格并不是不变，胚胎活检针的大小与胚胎的发育阶段相关，通常活检针的内径是待检卵裂球直径的 2/3 为佳。根据采用不同的透明带打孔方法准备相应的穿刺针（机械法）、喷酸针（化学法）或激光破膜仪（激光法）。②准备用于卵裂球活检的显微操作皿，将胚胎移入显微操作液滴中，显微操作系统的固定针固定胚胎，进行透明带打孔（图 1）。③活检针从透明带缺口处进入，轻轻吸出卵裂球（图 2~图 4）。获取卵裂球细胞最常用的方法为抽吸，也可通过置换挤出卵裂球细胞的方法。

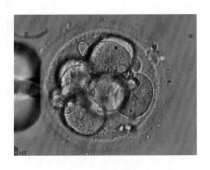

图1 用激光在透明带上打孔

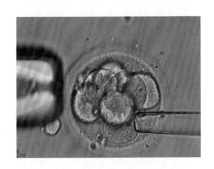

图2 活检针从透明带缺口处进入胚胎，准备吸取细胞

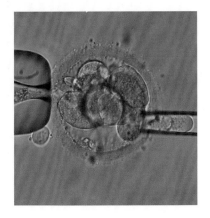

图3 吸出1个细胞（卵裂球）

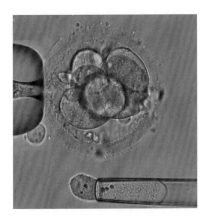

图4 完全吸出1个卵裂球

卵裂球的遗传学诊断 见植入前遗传学诊断和植入前遗传学检测。

（方　丛）

nángpēi zīyǎngcéng xìbāo huójiǎn

囊胚滋养层细胞活检（blastocyst trophectoderm biopsy） 用显微操作的方法将囊胚滋养层的数个细胞（通常2~8个）取出并进行遗传学检测的过程。是植入前遗传学诊断的一种方法。胚胎于受精后5~7天发育至囊胚期，囊胚的细胞数可达100个以上，从滋养层中取出2~8个细胞进行遗传学检测，增加了用于遗传学诊断的细胞数，提高植入前遗传学诊断/植入前遗传学检测的准确性和有效性。囊胚活检的是滋养

外胚层细胞，最终将发育为胎盘部分，发育为胎儿的内细胞团不受影响，囊胚滋养层细胞活检安全性更高。

该方法对体外培养系统有更高的要求，需达到可接受的囊胚形成率；囊胚活检后用于等待检测结果的时间有限，常需将囊胚冷冻，待有检测结果后再解冻囊胚移植。操作过程与卵裂球活检基本相似，步骤是透明带打孔、囊胚滋养层细胞的获取和细胞的遗传学诊断。

透明带打孔包括两种方法：①受精后3天先在胚胎透明带上打孔，继续培养至扩张囊胚期，有细胞从透明带打孔处突出形成"疝"后吸取数个细胞进行检测。

②直接在囊胚期胚胎上透明带打孔，滋养层细胞从打孔处突出形成"疝"后吸取数个层细胞。

囊胚滋养层细胞的获取：①准备显微操作工具，观察并选择活检的囊胚。②进行囊胚透明带打孔，采用激光在远离内细胞团处进行透明带打孔，孔径25~30μm。③继续培养，观察到囊胚腔扩张，滋养层细胞从透明带缺口处突出。④将囊胚移入准备好的活检操作皿中，固定针固定囊胚，使突出透明带的滋养层细胞位于3点钟位置，用活检针吸取数个细胞，使用激光切断吸出的滋养层细胞与其他细胞间的联系。

吸出细胞的遗传学诊断见植入前遗传学诊断和植入前遗传学检测。

（方　丛）

tǐwài chéngshú péiyǎng

体外成熟培养（in vitro maturation，IVM） 将采集的未成熟卵母细胞（生发泡期卵母细胞）置于相应的培养系统中，使其继续发育为成熟卵母细胞的技术。

适应证 ①原始卵泡体外激活后培养。②不适宜进行超促排卵患者；常规体外受精周期仅获未成熟卵母细胞患者。③多囊卵巢综合征或卵巢多囊样改变患者为避免卵巢过渡刺激而使用的获卵方案，建议指征：年龄≤36岁，体重指数<30kg/m²，卵泡刺激素<10mIU/ml，雌二醇<250pmol/ml，窦卵泡计数>5及抗米勒管激素>1.3ng/ml。

术前准备 卵母细胞体外成熟培养液。

操作步骤 未成熟卵的获取、识别和体外培养。

未成熟卵的来源 可从多种途径获得：①原始卵泡体外激活后获得。②自然周期或少量应用

促性腺激素后从未成熟卵泡中穿刺获得。③常规体外受精周期获得。④接受输卵管手术、剖宫产、卵巢切除等妇科手术中获得卵巢组织，分离获得。

取卵 取未成熟卵母细胞的过程与取成熟卵母细胞基本相同，但需特制的取卵针且降低吸引负压至 7.5kPa。优势卵泡选择前，卵泡发育至 8~10mm 进行穿刺抽吸卵泡。取卵前是否应用人绒毛膜促性腺激素尚有争议。

识别未成熟卵母细胞的体外培养 显微镜下观察识别未成熟卵母细胞，体外培养液中需提供能量代谢物质是蛋白质、促性腺激素（卵泡刺激素、黄体生成素）、生长因子、激活素和抑制素、颗粒细胞和肌醇等。取卵后 48 小时内，每隔 12 小时镜下观察卵母细胞成熟情况。

临床应用 ①多囊卵巢综合征或卵巢多囊样改变患者，可获得更多的窦卵泡，减少卵巢过度刺激综合征的发生。②正常月经和正常卵巢的女性，减少费用和不良反应。③卵母细胞或胚胎质量差导致的反复胚胎种植失败患者。④仅获取未成熟卵的正常体外受精周期中，IVM 可成为挽救周期的方法。⑤作为原始卵泡体外激活技术的后续支持。

临床意义 ①避免超促排卵造成卵巢过度刺激风险。②减少促性腺激素在性激素敏感组织中聚集产生的不良反应。③解决卵巢组织或卵泡冻存后卵细胞的成熟问题和未成熟卵冻存后的应用问题，用于保存生育力和建立卵母细胞库。④为研究卵母细胞成熟机制建立体外模型。

缺点 妊娠率明显低于常规体外受精技术，成功开展应用时间较短，是否有长期不良影响尚不明确，是否增加新生儿不良结局尚不明确。

（石玉华）

fǔzhù fūhuà

辅助孵化（assisted hatching, AH） 通过化学、机械或激光等方法将胚胎透明带削薄或形成开孔的技术。目的是减少胚胎孵出时受透明带阻挡的影响。

适应证 ①高龄：一般指年龄≥39 周岁。②月经第 2 天卵泡刺激素 >10IU/L（免疫酶标法）或>18IU/L（放射免疫法）。③以前多次（≥3 次）将形态发育正常的胚胎植入失败者。④正常胚胎透明带较厚者（≥15μm）。⑤冻融胚胎过程中 1 个或几个卵裂球死亡、卵裂球中有碎片>20%时。⑥发育较慢的正常胚胎，为与种植窗同步尽快移植。⑦行移植前诊断时，为抽吸 1~2 个卵裂球，将透明带溶解一小部分，起到辅助胚胎孵出的作用。

术前准备 物品准备：酸性台氏液（化学法）；持卵针、穿刺/喷酸针（机械法）；激光破膜仪（激光法）。

操作方法 包括机械、化学和激光方法。需显微操作系统和倒置显微镜，显微操作系统用来操作持卵针、穿刺针或喷酸针。激光法需激光破膜仪，无须用持卵针。

机械法部分透明带切开 穿刺针从胚胎 1 点处进针，11 点处出针，进针点选在透明带下两卵裂球间隙，使持卵针和穿刺针之间的透明带左右摩擦，至胚胎从穿刺针上脱落，透明带上形成裂隙。穿刺针穿过透明带中间部分区域，不进入透明带下腔，持卵针和穿刺针相互摩擦，使位于两针之间的透明带形成局部凹隙，称非侵入性辅助孵化。

化学法 ①透明带钻孔：穿刺针换为喷酸针，接触卵裂球间隙处的透明带，喷出 5~10μl 的酸性台氏液，透明带上产生直径 20~30μm 的缺口。②透明带局部减薄：持卵针固定胚胎后，含有酸性台氏液的注射针靠近并轻轻摩擦透明带，缓慢释放酸性台氏液，透明带上形成凹痕，调节持卵针，将胚胎转换角度后，再用同样方式在透明带上形成一条与第一条凹痕垂直的凹痕。③整体性或周缘性透明带减薄：非侵入性辅助孵化的一种新技术，包括酸性台氏液法和蛋白酶法。酸性台氏液法是在含有胚胎的培养基中，逐滴加入酸性台氏液，作用于胚胎的周缘，能有效使整个透明带的厚度变薄；蛋白酶法是胚胎放在含 0.5%的蛋白酶的培养液中消化 25~30 秒后，透明带厚度可消化变薄至原来的 1/2。

激光法 利用激光能力高度集中、作用范围小的特点，把透明带部分或全层打孔。常用的激光破膜仪中，波长和功率一般设定好（1440~1480nm，110~440mW），操作人员主要设定脉冲频率控制激光能量。透明带部分打孔通常都是削薄透明带的 50%~80%，长度在透明带周长的 1/4~1/2。透明带全层打孔是集中在透明带部分打出 15~40μm 的孔径。

（石玉华）

nángpēi réngōng zhòusuō

囊胚人工皱缩（artificial shrink-age of blastocoel） 囊胚冷冻保存前，将囊胚滋养细胞层穿刺，囊胚腔内液体流出，囊胚腔塌陷的过程。目的是能减少冷冻过程中形成冰晶的机会，显著改善囊胚冷冻后复苏存活率。

适应证 完全扩张囊胚、完全或部分孵出囊胚进行冷冻前。

物品准备 固定针，显微注射针（机械法）；激光破膜仪（激光法）。

操作方法 包括机械法和激光法。①机械法：显微固定针将囊胚固定，使内细胞团位于6点位置，防止损伤内细胞团。显微注射针从2~3点的位置水平刺入囊胚腔，拔出卵胞质内单精子注射针可使液体自进针点快速流出。②激光法：选择滋养细胞层较薄的部位，远离内细胞团的位置，在滋养细胞的连接处用激光烧灼出直径 $10~20\mu m$ 的破口，囊胚腔内的液体从此处流出。

(石玉华)

xìbāozhì zhìhuàn

细胞质置换（cytoplasmic transfer）
供者卵母细胞的部分细胞质经显微操作移植到受者卵母细胞内，再对重构卵母细胞进行卵胞质内单精子注射的过程。

适应证 受者有线粒体遗传病；受者卵母细胞线粒体数量和/或质量异常。

禁忌证 供者有确诊的线粒体遗传病。

物品准备 拆卵针，显微注射针。

操作步骤 制动接受细胞质患者配偶的精子，吸入并置于显微注射针尖端；将细胞质供者的卵母细胞固定，极体置于9点位置，显微注射针从3点位置进针，穿透透明带和细胞膜后，吸取约5%的供者卵母细胞的细胞质；固定接受细胞质患者的卵母细胞，极体置于12点位置，显微注射针刺入3点处，破膜后将供卵细胞质连同精子一起注入接受细胞质患者的卵母细胞细胞质内。

潜在风险 供者卵母细胞的细胞质中含有线粒体DNA，可将线粒体疾病遗传给后代。细胞质置换后细胞核遗传物质和线粒体遗传物质的相互作用机制是否发生变异，是否对后代造成长期影响尚不明确。

经细胞质置换技术生育的子代，生物学上有2个母亲。该技术在安全性和伦理道德上尚有争议。

(石玉华)

huángtǐqī zhīchí

黄体期支持（luteal phase support）
黄体期进行孕激素补充的疗法。通常用于纠正控制性超促排卵和取卵术后黄体期的雌孕激素比例失衡或孕激素相对不足。可使用天然孕激素或孕激素类药物。

适应证 应用超促排卵方案行体外受精-胚胎移植后存在一定程度的内源性黄体功能不足者；自然周期排卵后或促排卵周期实施冻融胚胎移植时，部分女性存在黄体功能不足的可能；雌激素、孕激素药物替代周期实施冻融胚胎移植时，完全使用外源性雌激素、孕激素替代黄体功能；既往有复发性流产病史；先兆流产；先兆早产。

禁忌证 存在或疑似存在动、静脉血栓患者，既往有静脉炎、脑卒中病史者应慎用；乳腺恶性肿瘤或生殖系统激素依赖性肿瘤有明确孕激素治疗禁忌证者；孕激素过敏者。

常用药物 孕酮类、人绒毛膜促性腺激素、雌激素等。孕酮类又分为肌内注射、阴道用药和口服用药3种类型。①肌内注射孕酮：油剂型。肌内注射后迅速吸收，无肝首过效应，生物利用度高，血中浓度高；缺点是每天注射不方便，注射部位疼痛，易形成局部硬结，偶有感染、脓肿形成和损伤坐骨神经。可用于晚期流产或有早产史的无早产症状者，不论子宫颈长短。②阴道孕酮：包括缓释凝胶和微粒化胶囊，阴道用药后经阴道吸收并扩散至子宫颈、子宫体，在子宫局部发挥作用，具有靶向子宫首过效应，血中浓度显著低于肌内注射用药，减少全身不良反应。③口服孕酮：微粒化孕酮和地屈孕酮，具有肝首过效应，生物利用度低，需较大剂量；不良反应大，易产生头晕、嗜睡等症状，微粒化孕酮更明显。人绒毛膜促性腺激素：增加卵巢过度刺激综合征风险，不推荐常规用药。雌激素应用于黄体期支持存在争议，增加血栓风险，大剂量使用可导致肝损害。

(石玉华)

fǔzhù shēngzhí jìshù zhìliàng kòngzhì

辅助生殖技术质量控制（quality control in assisted reproductive technology）
对辅助生殖过程采用全面质量管理，使用标准化的质量管理工具，对人员、设备、材料、环境和制度进行标准化控制，通过实行质量、风险、流程的管理，达到质量的控制、保证和最终改善并实现最优化的治疗结局。辅助生殖技术涉及复杂、多环节的临床和实验室操作过程，患者病因和病情的多样化，需要有效数据指标的衡量来保证治疗的质量。随着技术的发展和创新，辅助生殖技术呈现多样化的演变，质量控制是提高辅助生殖技术水平的重要措施。

数据预警及统计分析 辅助生殖技术质量管理的有效控制、监管的时效性及如何针对不同的个体获得高质量的卵母细胞及胚胎，来源于临床及实验室数据的监控和分析，因此需建立数据质控体系、数据预警和统计分析管理机制。

数据质控　根据数据指标的预警效果分层次监控，主要包括每日、每周和/或每月、每季度和/或每年质控指标。由于各中心周期数的差异，难以达成统一的各个监测指标的观察时间点，各中心应根据自身周期数进行调整。

日质控指标　①临床质控指标：治疗周期数、取卵周期数、移植周期数、取消周期数、无可移植胚胎周期（包括未取到卵、未行授精、未卵裂和无可移植胚胎等）、全胚冷冻周期和各种技术的周期数。②控制性促排卵（controlled ovarian stimulation, COS）质控：获卵数、减数分裂Ⅱ中期（metaphase Ⅱ, MⅡ）成熟卵率、受精率、2原核（pronucleus, PN）率、D3可利用胚胎率及囊胚形成率。记录患者特殊情况明细，异常患者的情况需特别汇报及讨论。③临床结局质控：每天β-人绒毛膜促性腺激素（β-human chorionic gonadotropin, β-hCG）阳性率。④实验室每天及动态质控。每天：正常受精率、体外受精（in vitro fertilization, IVF）多PN率、1PN率［IVF及卵胞质内单精子注射（intracytoplasmic sperm injection, ICSI）］、卵裂率、D2胚胎形成率、D3胚胎形成率、D3优质胚胎率及β-hCG阳性率；记录患者胚胎情况明细，异常患者的情况需特别汇报及讨论。3~15天（每天滚动统计，具体统计天数根据周期数决定）：正常受精率、IVF多PN率、1PN率（IVF及ICSI）、ICSI卵母细胞退化率、卵裂率、D2胚胎形成率、D3胚胎形成率、D3优质胚胎率、D3可利用胚胎率、囊胚形成率、优质囊胚形成率及可利用囊胚率。5~15天：β-hCG阳性率（每天滚动统计，具体统计天数根据周期数决定）。

周和/或月质控指标　①临床质控指标：治疗总例数；余同日质控指标。②患者基本情况：平均年龄、平均不孕年限、窦卵泡计数（antral follicle count, AFC）、基础卵泡刺激素（follicle-stimulating hormone, FSH）、抗米勒管激素（anti-Müllerian hormone, AMH）、平均治疗周期数和平均移植胚胎数。③临床治疗情况：方案占比、授精方式占比、获卵数和MⅡ成熟卵率。④临床操作环节情况：取卵者、移植者、监测者等。⑤临床治疗结局（新鲜及复苏周期分别统计）：β-hCG阳性率、卵裂期胚胎临床妊娠率、囊胚临床妊娠率和早期流产率等。⑥胚胎实验室质控指标：正常受精率、IVF多PN率、1PN率（IVF及ICSI）、ICSI卵母细胞退化率、卵裂率、D2胚胎形成率、D3胚胎形成率、D3优质胚胎率、D3可利用胚胎率、囊胚形成率、优质囊胚形成率、可利用囊胚率、复苏胚胎存活率、复苏胚胎完整率、活检成功率、IVF受精失败率、β-hCG阳性率、临床妊娠率和种植率等。

季度和/或年质控指标　①临床质控指标：治疗总例数；余同日质控指标。②患者基本情况：病因构成；余同月质控指标。③临床治疗情况：促性腺激素（gonadotropins, Gn）启动剂量/总量、Gn天数；余同月质控指标。④临床操作环节情况：同月质控指标。⑤临床治疗结局（新鲜及复苏周期分别统计）：卵巢过度刺激综合征（ovarian hyperstimulation syndrome, OHSS）率、卵裂期胚胎种植率、囊胚种植率、多胎率、异位妊娠率和活产率等；余同月质控指标。⑥胚

胎实验室质控指标：正常受精率、IVF多PN率、1PN率（IVF及ICSI）、ICSI卵母细胞退化率、卵裂率、D2胚胎形成率、D3胚胎形成率、D3优质胚胎率、D3可利用胚胎率、囊胚形成率、优质囊胚形成率及可利用囊胚率、复苏胚胎存活率、复苏胚胎完整率、活检成功率、IVF受精失败率、β-hCG阳性率、临床妊娠率和种植率等。

通过不同年份的数据分析比较寻找数据波动的原因，总结上年度新方案、新技术的实施效果等。

统计分析管理机制　①建立完善的信息化管理电子病历系统，规范数据录入制度。②制定分析问题的程序流程。

质控参考范围　上年度相应指标数据作为基数，2个标准差（standard deviation, SD）之间的数值范围定义为正常范围，2个SD以外的数据定义为异常。指标在中心设定的统计周期内高于或低于2个SD值时，启动相应指标的异常数据分析路径。

数据质控指标　包括体外受精-胚胎移植（in vitro fertilization-embryo transfer, IVF-ET）临床数据质控参数指标和分析指标、胚胎实验室质控指标。

IVF-ET临床数据质控参数指标　①卵巢储备评估的分析指标：与辅助生殖技术相关的患者评估质量控制分析指标包括年龄、AFC、AMH和FSH水平等。②患者评估的分析指标：基于患者卵巢储备评估，将患者分为4类，即低反应人群、高反应人群、正常反应人群、亚正常反应人群。

IVF-ET临床数据质控分析指标　包括取消周期数、获卵数和MⅡ成熟卵率、临床妊娠率、种

植率、早期流产率、异位妊娠率、OHSS 发生率、多胎妊娠率、分娩率、活产率和累积活产率等（表 1）。

胚胎实验室质控指标　分为关键指标和一般指标（表 2，表 3）。

根据胚胎实验室评估指标的角度不同，胚胎实验室指标分为 3 类。①Ⅰ类：主要指技术水平的指标，如受精率及正常受精率、卵胞质内单精子注射卵母细胞退化率、IVF 多 PN 率、1PN 率、IVF 受精失败率、活检成功率、胚胎复苏存活率及胚胎复苏存活率等。②Ⅱ类：主要指胚胎质量的指标，如卵裂率、D3 胚胎形成率、D3 优质胚胎率、囊胚形成率、优质囊胚形成率和优质囊胚比率等。③Ⅲ类：主要指结局的指标，如 D5 囊胚移植率、β-HCG 阳性率、种植率和临床妊娠率等。

（黄国宁）

línchuáng rènshēn lǜ

临床妊娠率（clinical pregnancy rate）

临床妊娠周期数占所有移植周期数的百分比。通过超声检查观察到 1 个或多个孕囊诊断为临床妊娠，包括正常子宫内妊娠、异位妊娠、子宫内外同时妊娠，可仅见孕囊未见胎心。多个孕囊计为 1 例临床妊娠。超声检查孕囊是早期反映胚胎种植的指标，临床妊娠是胚胎种植后继续发育的标志。临床妊娠是胚胎培养室和临床监测患者评估、控制性促排卵方案选择、临床操作技能和各环节质量控制是否合格的综合性参考指标，定时监测可尽早发现临床或胚胎培养室培养系统中可能存在的问题，及时进行纠正。临床医师和胚胎学家更关注临床妊娠率，每移植周期临床妊娠率是体外受精技术最重要的数据质控指标。

表 1　体外受精-胚胎移植临床数据质控分析指标

体外受精-胚胎移植临床数据质控分析指标

周期取消率＝取消周期数/启动周期治疗的周期数×100%

全胚冷冻周期率＝全胚冷冻周期数/有可移植胚胎的周期数（治疗周期数−取消周期数−无可移植胚胎周期数）×100%

M Ⅱ 成熟卵率＝M Ⅱ 卵母细胞总数/ICSI 获卵数×100%

临床妊娠率（起始周期/取卵周期/移植周期）＝临床妊娠患者数/（起始周期/取卵周期/移植周期）患者数×100%

种植率＝孕囊数/总移植胚胎数×100%（单胚胎移植孕囊数仅计为 1）

早期流产率＝孕 12 周内自然流产周期数/临床妊娠周期数×100%

异位妊娠率＝异位妊娠周期数/临床妊娠周期数×100%

中重度 OHSS 发生率＝中重度 OHSS 周期数/新鲜刺激周期治疗周期总数×100%

多胎妊娠率＝多胎妊娠周期数/临床妊娠周期数×100%

分娩率＝分娩数（妊娠 28 周以后，包括死胎和死产）/移植周期数×100%

（起始周期/取卵周期/移植周期）活产率＝活产的分娩数/（起始周期/取卵周期/移植周期）周期数×100%

累积活产率＝获得活产的患者数/进入刺激周期的患者数×100%

1 次 COS 累积活产率＝获得活产的患者数/1 次 COS 患者数×100%

近似活产率＝获得活产患者数（包括所有新鲜周期移植和冷冻移植后，得到的所有活产数）/移植周期数×100%

表 2　胚胎实验室关键指标

胚胎实验室关键指标

IVF 正常受精率＝（D1 出现 2PN 及 2PB 卵母细胞数）/IVF 加精卵母细胞总数×100%

ICSI 正常受精率＝（D1 出现 2PN 及 2PB 卵母细胞数）/注射 M Ⅱ 卵母细胞总数×100%

ICSI 卵母细胞退化率＝ICSI 退化卵母细胞数/注射 M Ⅱ 卵母细胞总数×100%

IVF 受精失败率＝IVF 受精失败周期数/IVF 治疗周期总数×100%

活检成功率＝检测到 DNA 的活检样本数/总活检样本数×100%

胚胎复苏存活率＝存活卵裂胚或囊胚数/复苏卵裂胚或囊胚总数×100%

胚胎复苏完整率＝完整卵裂胚胎数/复苏卵裂胚胎总数×100%

卵裂率＝D2 卵裂胚胎数/正常受精卵母细胞数×100%

D2 胚胎形成率＝D2 4 细胞胚胎数/正常受精卵母细胞数×100%

D3 胚胎形成率＝D3 8 细胞胚胎数/正常受精卵母细胞数×100%

囊胚形成率＝（D5/D6 总的囊胚数）/正常受精卵母细胞数×100%

β-hCG 阳性率＝β-hCG 阳性周期数/（新鲜取卵/新鲜移植/冻融/冻融移植）周期数×100%

种植率＝孕囊数/移植（卵裂胚/囊胚）胚胎数×100%

临床妊娠率＝临床妊娠周期数/（新鲜取卵/新鲜移植/冻融/冻融移植）周期数×100%

注：极体（polar body，PB）。

表 3　胚胎实验室一般指标

胚胎实验室一般指标

IVF 多 PN 率＝>2PN 卵母细胞数/IVF 加精卵母细胞总数×100%

1PN 率（IVF）＝1PN 卵母细胞数/IVF 加精卵母细胞总数×100%

1PN 率（ICSI）＝1PN 卵母细胞数/注射 M Ⅱ 卵母细胞总数×100%

优质囊胚形成率＝优质囊胚数/正常受精卵母细胞数×100%

优质囊胚比率＝优质囊胚数/囊胚形成数×100%

D5 囊胚移植率＝至少有 1 个由正常受精卵发育来的 D5 可利用囊胚的周期数/囊胚培养周期数×100%

计算方法 每新鲜移植周期临床妊娠率=临床妊娠周期数/新鲜移植周期数×100%；每冻融移植周期临床妊娠率=临床妊娠周期数/冻融移植周期数×100%。其他计算方法：每起始周期临床妊娠率=临床妊娠患者数/起始周期患者数×100%；每取卵周期临床妊娠率=临床妊娠患者数/取卵周期患者×100%。

常规监测指标 临床妊娠周期数、移植周期数、取卵周期数、冻融周期数；患者年龄、子宫及子宫内膜评估、不孕年限、不孕因素、治疗周期；移植胚胎类型/数量/质量；方案、药物；试剂及耗材批次；培养箱温度、CO_2浓度；气体批次、冰箱温度、室内外环境；操作人员等。

为及时发现异常，建议根据周期数在保证足够样本量的基础上，设置相应的时间段分析移植周期临床妊娠率。

异常数据分析路径 影响新鲜或复苏移植周期临床妊娠率的因素很多，包括临床及患者自身情况、胚胎培养室等多方面。①患者因素：年龄、卵巢储备的评估、子宫/盆腔评估、不孕因素/年限、既往周期和移植胚胎类型（数量/质量）等。②方案因素：各方案的构成、启动促性腺激素时间、促性腺激素剂量/时间、扳机时机/剂量和黄体支持等。③药物因素：药物的批号、药物的剂量/剂型等。④操作因素：取卵操作（人和耗材）、移植操作（人和耗材）等。

指标参考值 以各胚胎实验室的既往数据为基础，以下数值仅供参考：2015 年中华医学会生殖医学分会提供体外受精（in vitro fertilization，IVF）和卵胞质内单精子注射（intracytoplasmic sperm injection，ICSI）新鲜移植周期平均临床妊娠率分别为52.00%和49.60%，冻融移植周期平均临床妊娠率为 50.08%。2012 年欧洲人类生殖与胚胎学会提供 IVF 和 ICSI 新鲜移植周期平均临床妊娠率分别为 33.80%和32.30%，冻融移植周期平均临床妊娠率为 23.10%。2014 年美国辅助生殖技术协会提供新鲜移植周期和冻融移植周期平均临床妊娠率分别为 47.56%和48.59%。2012 年英国临床胚胎学家协会指南建议，每新鲜取卵周期临床妊娠率的基准值卵裂期是 35%、囊胚期是 40%；每新鲜移植周期临床妊娠率的基准值卵裂期是 40%、囊胚期是 45%；每冻融周期临床妊娠率的基准值卵裂期是 30%、囊胚期是 35%；每冻融移植周期临床妊娠率的基准值卵裂期是 35%、囊胚期是 40%。

（黄国宁）

zhōuqī qǔxiāo lǜ

周期取消率（cycle canceled rate）

取消周期数占启动周期治疗的周期数的百分比。辅助生殖技术中，启动周期治疗的患者可能因各种原因取消周期，包括未取卵、取卵后无可移植胚胎形成或形成可移植胚胎后未行移植等。相关定义包括：①取消取卵周期数。在辅助生殖技术周期中从使用促性腺激素进行卵巢刺激开始，因各种原因未取卵的周期。②无可移植胚胎周期数。进行取卵手术，因各种原因未获得可移植胚胎的周期，包括未取到卵、未成熟、未行授精、未卵裂、无可移植胚胎等周期。③全胚冷冻周期数。形成可移植胚胎因各种原因未行移植而行全胚冷冻的周期。

常规监测指标 患者卵巢储备评估的分析指标（年龄、抗米勒管激素、窦卵泡计数和卵泡刺激激素等）、方案、药物及促性腺激素启动剂量等。

为及时发现异常，建议根据周期数在保证足够样本量的基础上，设置相应的时间段。

异常数据分析路径 周期取消率与患者卵巢储备、卵泡刺激素反应性、促排方案、药物剂量或不良反应发生等密切相关。周期取消率异常时，从以下方面进行分析：①患者因素。卵巢储备的评估、卵泡刺激素反应性、既往卵巢反应性、患者依从性等。②方案因素。降调时间/剂量、启动促性腺激素时间、促性腺激素剂量/时间、扳机时机等。③药物因素。药物的批号、药物的剂量/剂型、药物的不良反应等。④操作因素。监测时机、药物注射等。

（黄国宁）

quánpēi lěngdòng zhōuqī lǜ

全胚冷冻周期率（frozen cycle rate of whole embryo）

全胚冷冻周期数占有可移植胚胎的周期数（治疗周期数−取消取卵周期数−无可移植胚胎周期数）百分比。全胚冷冻周期指已形成可移植胚胎后因各种原因未完成胚胎移植术而将这些胚胎进行全部冷冻的周期。临床治疗过程中，部分周期因卵巢过度刺激综合征、扳机日孕酮过高、促性腺激素释放激素扳机、植入前遗传学诊断/植入前遗传学筛查、黄体期促排卵、微刺激等原因，常需要将新鲜周期形成的可移植胚胎全部冷冻，取消新鲜周期移植。全胚冷冻周期率反映患者评估、控制性促排卵方案选择及临床决策指标。

常规监测指标 患者卵巢储备评估的分析指标（年龄、抗米勒管激素、窦卵泡计数、卵泡刺激素等）、方案、促性腺激素剂量调整、扳机时机和剂量等。

为及时发现异常，建议根据周期数在保证足够样本量的基础上，设置相应的时间段。

异常数据分析路径 全胚冷冻周期率与患者卵巢储备评估、用药方案的选择等密切相关。全胚冷冻周期率异常时，从以下方面进行分析：①患者因素。卵巢储备的评估、既往卵巢反应性、患者的依从性等。②方案因素。各方案构成、启动促性腺激素时间、促性腺激素剂量/时间、扳机剂量/种类等。③其他因素。因卵巢过度刺激综合征风险冻胚标准、高孕酮标准及其他因素比例等。

（黄国宁）

huòluǎn shù

获卵数（number of retrieved o-vum） 一次取卵手术获得的卵母细胞总数。获卵是体外受精和胚胎培养的首要环节，获卵数直接关系到患者后续可供受精和培养的基础数量；获卵数包括赠卵数、未成熟及未行授精的卵数。取卵获得卵母细胞总数和成熟卵率反映患者评估、控制性促排卵方案的选择及临床取卵技术是否合格的重要指标。平衡卵巢过度刺激综合征发生风险及获得较高单个取卵周期活产率2个因素，理想的获卵数为10~15个。

常规监测指标 患者卵巢储备评估的分析指标、方案、促性腺激素剂量调整、扳机时机和剂量、取卵时间、穿刺卵泡数、卵母细胞数、取卵针批次、取卵负压、取卵操作医师和实验室操作者等。

为及时发现异常，建议根据周期数在保证足够样本量的基础上，设置相应的时间段。

异常数据分析路径 获卵数与患者卵巢储备、用药方案、取卵操作和耗材设备等密切相关。获卵率异常时，从以下方面进行分析：①患者因素。卵巢储备的评估、既往卵巢反应性、患者的依从性、特殊患者。②方案因素。垂体降调时间/剂量、启动促性腺激素时间、促性腺激素剂量/时间、扳机时机等。③操作因素。取卵者的经验、负压吸引器压力、穿刺针的批号等。

（黄国宁）

chéngshú luǎn lǜ

成熟卵率（mature ovum rate） 获得的成熟卵母细胞数占总获卵母细胞数的百分比。由于实验室操作的关系，常规体外受精方式无法准确评估卵母细胞成熟情况，卵胞质内单精子注射周期中评价成熟卵率（减数分裂Ⅱ中期卵母细胞总数/卵胞质内单精子注射获卵数×100%）更为准确。

常规监测指标 患者卵巢储备评估的分析指标、方案、促性腺激素剂量调整、扳机时机和剂量、取卵时间、穿刺卵泡数、卵母细胞数、取卵针批次、取卵负压、取卵操作医师和实验室操作者等。

为及时发现异常，建议根据周期数在保证足够样本量的基础上，设置相应的时间段。

异常数据分析路径 成熟卵率与患者卵巢储备、用药方案、取卵操作和耗材设备等密切相关。减数分裂Ⅱ中期成熟卵率异常时，从以下方面进行分析：①患者因素。卵巢储备的评估、既往卵巢反应性、患者的依从性、特殊患者。②方案因素。垂体降调时间/剂量、启动促性腺激素时间、促性腺激素剂量/时间、扳机时机等。③操作因素。取卵者的经验、

负压吸引器压力、穿刺针的批号等。

（黄国宁）

shòujīng lǜ

受精率（fertilization rate） 受精卵母细胞数占总卵母细胞数的百分比。体外受精过程中，根据加精后16~18小时是否出现原核（pronucleus，PN）或未见原核但发生卵裂判断受精结局。临床上将精子与卵母细胞结合后16~18小时观察到2个原核及2个极体定义为正常受精。正常受精率是检验胚胎实验室体外受精效果的重要指标，判断配子操作、卵母细胞和精子质量及受精操作体系是否适宜的关键指标。

体外受精受精率=（D1出现2PN卵母细胞数+1PN卵母细胞数+3PN卵母细胞数+0PN卵母细胞数）/体外受精加精卵母细胞总数×100%；体外受精正常受精率=（D1出现2PN及2极体卵母细胞数）/体外受精加精卵母细胞总数×100%；卵胞质内单精子注射正常受精率=（D1出现2PN及2极体卵母细胞数）/注射成熟卵母细胞总数×100%。

常规监测指标 ①2PN卵母细胞数、3PN卵母细胞数、体外受精加精卵母细胞总数、减数分裂Ⅱ中期卵母细胞数、卵母细胞形态、精液参数（包括活动力、浓度和形态学）、精子碎片和精子遗传学情况。②操作人员及操作流程相关指标。③培养箱（温湿度、气体浓度）、室内外环境（温湿度、挥发性有机物）；培养液及试剂耗材（品牌、批号、运输温度、存储温度以及使用有效期）。④患者年龄、不孕因素、不孕年限、既往不良治疗史、体重指数及其他不良生活习惯等。⑤特殊患者。

为及时发现异常，建议根据周期数在保证足够样本量的基础上，设置相应的近期动态时间（如3~15天）分析受精率及正常受精率。

异常数据分析路径　正常受精率异常时，按下列因素进行分析。

配子因素　主要包含卵母细胞因素和精子因素。

患者因素　主要包括患者年龄、不孕因素、不孕年限、既往不良治疗史、体重指数及其他不良生活习惯等。患者因素有可能通过影响卵母细胞质量或精子质量而影响正常受精率。配子因素中找不到原因时，应逐一排查与患者因素相关的统计指标是否存在异常。

培养系统因素　上述因素中未找到原因时，应逐一排查与培养系统因素相关的指标，如温度、湿度、气体浓度、挥发性有机物、培养液及试剂耗材等。

操作因素　主要包括操作流程及操作人员。体外受精和卵胞质内单精子注射操作流程有些共有，有些特有。①共有流程：人绒毛膜促性腺激素注射与活体采卵的间隔时间；人绒毛膜促性腺激素注射与授精的间隔时间；剥卵针管径大小；原核观察时间点。②体外受精特有流程：精卵共孵育时间；加精精子总数。③卵胞质内单精子注射特有流程：卵胞质内单精子注射注射针内径大小；活体采卵与卵胞质内单精子注射的间隔时间；剥除颗粒细胞与卵胞质内单精子注射的间隔时间；透明质酸酶浓度及处理时间；聚乙烯吡咯烷酮浓度；精子制动方法；极体位置。

其他因素　正常受精率异常波动，核查统计时间段内是否存在一些特殊患者（如卵母细胞成熟障碍，母方或父方染色体异常等）。

指标参考值　建议指标参考值以各胚胎实验室的既往数据为基础，以下数值仅供参考：2015年中华医学会生殖医学分会提供体外受精和卵胞质内单精子注射正常受精率的平均值分别为66.00%和73.83%；2017年维也纳共识建议外受精正常受精率的能力值≥60%，基准值≥75%；卵胞质内单精子注射正常受精率的能力值≥65%，基准值≥80%。

（黄国宁）

luǎnbāozhìnèi dānjīngzǐ zhùshè luǎnmǔ xìbāo tuìhuà lǜ

卵胞质内单精子注射卵母细胞退化率（oocyte degeneration rate after intracytoplasmic sperm injection）

卵胞质内单精子注射（intracytoplasmic sperm injection，ICSI）退化卵母细胞数占注射减数分裂Ⅱ期成熟卵母细胞总数的百分比。退化指卵母细胞在ICSI注射后或第2天观察受精时发生凋亡。ICSI卵母细胞退化率反映配子质量及胚胎学家显微注射操作技术的质量。

常规监测指标　①减数分裂Ⅱ期成熟卵数、ICSI退化卵母细胞数、卵母细胞形态；患者年龄、原发不孕比例、不孕因素、D3卵泡刺激素水平及人绒毛膜促性腺激素日雌激素水平。②操作人员及操作流程相关指标：剥卵针管径大小；ICSI注射针内径大小；透明质酸酶浓度及处理时间。③培养箱（温湿度、气体浓度）。④室内外环境（温湿度、挥发性有机物）。⑤培养液及试剂耗材（品牌、批号、运输温度、存储温度及使用有效期）。⑥特殊患者。

为及时发现异常，建议根据周期数在保证足够样本量的基础上，设置相应的近期动态时间（如3~15天）分析ICSI卵母细胞退化率。

异常数据分析路径　ICSI卵母细胞退化率异常时，按下列因素进行分析：卵母细胞因素；患者因素；操作因素；培养系统因素。

指标参考值　建议指标参考值以各胚胎实验室的既往数据为基础，以下数值仅供参考：2017年维也纳共识建议ICSI卵母细胞退化率的能力值≤10%，基准值≤5%。

（黄国宁）

tǐwài shòujīng duō yuánhé lǜ

体外受精多原核率（polypronucleus rate after in vitro fertilization）

>2原核（pronucleus，PN）卵母细胞数占体外受精加卵母细胞总数的百分比。多PN定义为卵母细胞受精后16~18小时出现>2个原核。正常受精率发生异常时，可作为补充信息纳入分析。体外受精多PN率主要与配子操作与培养条件有关。

常规监测指标　卵母细胞总数、>2PN卵母细胞数。

为及时发现异常，建议根据周期数在保证足够样本量的基础上，设置相应的近期动态时间（如3~15天）分析体外受精多PN率。

指标参考值　建议指标的参考值以各胚胎实验室的既往数据为基础，以下数值仅供参考：2017年维也纳共识建议体外受精多PN率<6%。

（黄国宁）

1 yuánhé lǜ

1原核率（one pronucleus rate，1PN rate）

1原核（pronucleus，PN）卵母细胞数占减数分裂Ⅱ中期卵母细胞总数的百分比。1PN指卵母细胞受精后 16～18 小时出现 1 个原核。1PN 率（体外受精）= 1PN 卵母细胞数/体外受精加精卵母细胞总数×100%；1PN 率（卵胞质内单精子注射）= 1PN 卵母细胞数/注射成熟卵母细胞总数×100%。1PN 率主要与胚胎学家的配子操作及培养条件有关。正常受精率发生异常时，1 原核率可作为补充信息纳入分析。

常规监测指标 减数分裂 Ⅱ 中期卵母细胞数、卵母细胞总数、1PN 卵母细胞数。为及时发现异常，建议根据周期数在保证足够样本量的基础上，设置相应的近期动态时间（如 3～15 天）分析 1PN 率。

指标参考值 建议指标参考值以各胚胎实验室的既往数据为基础，以下数值仅供参考：2017年维也纳共识建议体外受精 1PN率<5%，卵胞质内单精子注射1PN 率<3%。

（黄国宁）

luǎnliè lǜ

卵裂率（cleavage rate）

D2 卵裂胚胎数占正常受精卵母细胞数的百分比。反映培养系统是否适宜、卵母细胞微管及微丝功能是否正常、中心粒结构是否完整等的重要指标。保持正常的卵裂率可为临床提供更多的可利用胚胎，为患者成功妊娠提供保证。

常规监测指标 D2 卵裂胚胎数、正常受精卵母细胞总数；试剂及耗材批次；培养箱温度、CO_2浓度；气体批次、冰箱温度、室内外环境；操作人员等。

为及时发现异常，建议根据周期数在保证足够样本量的基础上，设置相应的近期动态时间（如 3～15 天）分析卵裂率。

异常数据分析路径 受精卵

对微环境的变化敏感，培养体系内温度、湿度、渗透压及 pH 的变化，培养环境中机械振动、噪声、光照及人为操作过程中的不良刺激等因素都会影响胚胎的发育潜能。卵裂率异常时，按以下因素进行分析：正常受精率、培养系统因素、患者和其他因素。

指标参考值 建议指标参考值以各胚胎实验室的既往数据为基础，以下数值仅供参考：2017年维也纳共识建议卵裂率的能力值≥95%，基准值≥99%。

（黄国宁）

yōuzhì pēitāi lǜ

优质胚胎率（high quality embryo formulation rate）

优质胚胎数占正常受精卵裂胚胎数的百分比。优质胚胎包括 D3 优质胚胎率、囊胚期优质胚胎。D3 优质胚胎一般来源于正常受精卵，受精后第 3 天胚胎细胞数为 7～9 个、细胞大小符合发育阶段、碎片程度<10% 和无多核化的胚胎。D3优质胚胎率 = D3 优质胚胎数/正常受精卵母细胞数×100%。D3 优质胚胎率可作为实验室内部的参考指标。D3 优质胚胎是否合适主要取决于是否与胚胎移植后的临床结局相匹配。中国不同生殖中心对优质胚胎的判断标准不统一，胚胎评分体系存在差异，评分结果带有主观性，D3 优质胚胎率的计算结果有差异。

常规监测指标 D3 优质胚胎数、正常受精卵母细胞数；试剂及耗材批次；培养箱温度、CO_2浓度；气体批次、冰箱温度、室内外环境；操作人员等。

为及时发现异常，建议根据周期数在保证足够样本量的基础上，设置相应的近期动态时间（如 3～15 天）分析 D3 优质胚胎率。

指标参考值 建议指标参考值以各胚胎实验室的既往数据为基础，以下数值仅供参考：2015年中华医学会生殖医学分会提供体外受精和卵胞质内单精子注射的 D3 优质胚胎率平均值分别为44.10%和42.82%。

（黄国宁）

nángpēi xíngchéng lǜ

囊胚形成率（blastocyst formation rate）

形成囊胚数占所有囊胚培养胚胎数的百分比。囊胚指受精后 114～118 小时，正常受精卵发育形成的胚胎，不考虑囊胚分期及质量。囊胚形成率 =（D5/D6 总的囊胚数）/正常受精卵母细胞数×100%。囊胚形成率反映胚胎活力及胚胎实验室囊胚培养技术的首要指标，也是监控囊胚培养各环节是否正常的质控指标。

常规监测指标 D5 及 D6 形成的囊胚数、正常受精卵母细胞数；试剂及耗材批次；培养箱温度、CO_2 浓度；气体批次、冰箱温度、室内外环境；操作人员等。

为及时发现异常，建议根据周期数在保证足够样本量的基础上，设置相应的近期动态时间（如 3～15 天）分析囊胚形成率。

异常数据分析路径 囊胚形成率异常时，根据下列因素进行分析：首先分析 D3 胚胎形成率是否异常，若异常按 D3 胚胎形成率异常分析路径进行分析；若 D3 胚胎形成率正常，分析培养系统因素、患者和其他因素。

指标参考值 建议指标参考值以各胚胎实验室的既往数据为基础，以下数值仅供参考：2017年维也纳共识建议囊胚形成率的能力值≥40%，基准值≥60%。

（黄国宁）

yōuzhì nángpēi xíngchéng lǜ

优质囊胚形成率（high quality blastocyst formation rate）

优质囊胚数占正常受精卵母细胞数的百分比。加德纳评分标准中 3 期及 3 期以上且内细胞团和滋养层评分不含 C 级的囊胚被定义为优质囊胚。优质囊胚形成率作为胚胎实验室一般质控指标，主要与胚胎活力及囊胚培养条件有关。

常规监测指标　优质囊胚数、正常受精卵母细胞数；试剂及耗材批号；培养箱温度、CO_2 浓度；冰箱温度、室内外环境；操作人员；患者平均年龄、原发不孕比例、不孕原因和平均不孕年限等。

为及时发现异常，建议根据周期数在保证足够样本量的基础上，设置相应的近期动态时间（如 3～15 天）分析优质囊胚形成率。

指标参考值　建议指标参考值以各胚胎实验室的既往数据为基础，以下数值仅供参考：2017 年维也纳共识建议优质囊胚形成率的能力值 ≥ 30%，基准值 ≥40%。

（黄国宁）

yōuzhì nángpēi bǐlǜ

优质囊胚比率（ratio of high quality blastocysts）

优质囊胚数占囊胚形成数的百分比。

常规监测指标：优质囊胚数、囊胚形成数；试剂及耗材批号；培养箱温度、CO_2 浓度；冰箱温度、室内外环境；操作人员；患者平均年龄、原发不孕比例、不孕原因、平均不孕年限等。

为及时发现异常，建议中心根据周期数在保证足够样本量的基础上，设置相应的近期动态时间（如 3～15 天）分析优质囊胚比率。

（黄国宁）

zǎoqī liúchǎn lǜ

早期流产率（early abortion rate）

孕 12 周内自然流产周期数占临床妊娠周期数的百分比。孕 12 周内自然流产（生化妊娠除外）称早期流产，辅助生殖技术的并发症之一，影响活产率的主要因素。

常规监测指标　患者评估（年龄、子宫及内膜评估、不孕年限、不孕因素、治疗周期和既往流产史特别是反复流产史等）、移植胚胎类型（数量/质量）、方案选择、辅助治疗、移植操作和黄体支持等。

为及时发现异常，建议根据周期数在保证足够样本量的基础上，设置相应的时间段分析早期流产率。

异常数据分析路径　影响新鲜或复苏移植周期早期流产率的因素很多，包括临床及患者自身情况、胚胎培养等。早期流产率异常时，从以下方面进行分析：①患者因素。年龄、卵巢储备的评估、子宫/盆腔评估、不孕因素/年限、既往流产史特别是反复流产史、移植胚胎类型（数量/质量）和遗传学因素等。②方案因素。各方案的构成、启动促性腺激素时间、促性腺激素剂量/时间、扳机时机/剂量和黄体支持等。③药物因素。药物的批号、药物的剂量/剂型等。④操作因素。移植操作（人和耗材）等。

（黄国宁）

yìwèi rènshēn lǜ

异位妊娠率（Ectopic pregnancy rate）

异位妊娠周期数占临床妊娠周期数的百分比。异位妊娠指有孕囊种植位置为子宫体腔以外，异位妊娠周期包括子宫外妊娠周期和宫内外同时妊娠周期；辅助生殖技术周期异位妊娠发生率约为 3%。

常规监测指标　患者评估（年龄、子宫及内膜评估、不孕年限、不孕因素、既往病史等）、移植胚胎类型（数量/质量）、辅助治疗和移植操作等。

为及时发现异常，建议根据周期数在保证足够样本量的基础上，设置相应的时间段分析异位妊娠率。

异常数据分析路径　影响异位妊娠率的因素很多，主要包括临床及患者自身情况和胚胎移植操作等。异位妊娠率异常时，从以下方面进行分析：①患者因素。年龄、子宫/盆腔评估、不孕因素/年限、既往病史（特别是既往异位妊娠、盆腔炎、盆腔手术史等）和移植胚胎类型（数量/质量）等。②方案因素。各方案的构成、启动促性腺激素时间、促性腺激素剂量/时间、扳机时机/剂量和黄体支持等。③药物因素。药物的批号、药物的剂量/剂型等。④操作因素。移植操作（人和耗材）等。

（黄国宁）

luǎncháo guòdù cìjī zōnghézhēng fāshēng lǜ

卵巢过度刺激综合征发生率（ovarian hyperstimulation syndrome rate，OHSS rate）

卵巢过度刺激综合征周期数占新鲜刺激周期治疗周期总数的百分比。OHSS 是辅助生殖技术控制性卵巢刺激过程中的一种医源性并发症，是评估体外受精治疗安全性的有效指标。临床常使用中重度 OHSS 发生率来评估辅助生殖技术的安全性。

常规监测指标　患者评估（卵巢储备评估参数、体重、体重指数）、方案选择、药物、移植胚胎类型（数量/质量）等。

为及时发现异常，建议根据周期数在保证足够样本量的基础上，设置相应的时间段分析 OHSS 发生率。

异常数据分析路径　影响 OHSS 发生率的因素很多，主要包括患者自身情况和临床方案等。OHSS 发生率异常时，从以下方面进行分析：①患者因素。年龄/体重/体重指数、卵巢储备、既往史和移植胚胎类型（数量/质量）等。②方案因素。各方案的构成、促性腺激素剂量/时间、扳机时机/剂量和黄体支持等。③其他因素。OHSS 标准、预防 OHSS 全胚冷冻标准、获卵数、人绒毛膜促性腺激素日雌激素水平等。

（黄国宁）

duōtāi rènshēn lǜ

多胎妊娠率（multiple pregnancy rate）　多胎妊娠周期数占临床妊娠周期数的百分比。1 次妊娠同时有 2 个或 2 个以上的胎儿时称多胎妊娠。多胎妊娠是辅助生殖技术最常见的并发症之一，母婴发生早产等不良妊娠结局显著增加，尤其是 3 胎以上多胎妊娠的不良结局明显高于单胎妊娠。

卫生部修订实施的《人类辅助生殖技术规范》（卫科教发〔2003〕176 号）中明确规定："对于多胎妊娠必须实施减胎术，避免双胎，严禁 3 胎和 3 胎以上的妊娠分娩。"多胎妊娠率的主要影响因素是移植胚胎数目。临床操作中需对多胎妊娠率进行严密监控，采取一切有效措施控制多胎妊娠率。

（黄国宁）

fēnmiǎn lǜ

分娩率（delivery rate）　分娩数（妊娠 28 周后，包括死胎和死产）占移植周期数的百分比。新鲜周期移植分娩率＝新鲜胚胎移植分娩数/新鲜移植周期数×100%；冻融胚胎移植分娩率＝冻融胚胎移植分娩数/冻融移植周期数×100%。

（黄国宁）

huóchǎn lǜ

活产率（live birth rate）　每启动周期、取卵周期或胚胎移植周期中取得至少 1 例活产的分娩数占启动周期、取卵周期或胚胎移植周期的百分比。活产数是每启动周期、取卵周期或胚胎移植周期中取得至少 1 例活产的分娩数。计算活产率时，必须说明分母（起始周期、取卵周期、胚胎移植周期）。

推荐使用：每新鲜移植周期活产率＝活产的分娩数/新鲜胚胎移植周期数×100%；每冻融移植周期活产率＝活产的分娩数/冻融胚胎移植周期数×100%。其他计算方法：每起始周期活产率＝活产的分娩数/起始周期数×100%；每取卵周期活产率＝活产的分娩数/取卵周期数×100%。

（黄国宁）

lěijī huóchǎn lǜ

累积活产率（cumulative live birth rate）　获得活产的患者数占进入卵巢刺激周期的患者数的百分比。一项远期数据质控指标。

计算方法有多种。一般累积活产的计算是在 1 个时间段内每位患者所有新鲜胚胎移植和所有冷冻胚胎移植后获得的活产；也可指 1 次药物刺激卵巢后取卵获得的全部胚胎经过鲜胚或冻胚移植后获得活产，不包括尚未获得活产且仍有冷冻胚胎者及已获临床妊娠但尚未获得活产者。随着时间的增加，新的活产增加，累积活产率也随之变化。

1 次控制性促排卵（controlled ovarian stimulation，COS）累积活产率＝获得活产的患者数/1 次 COS 患者数×100%；近似活产率＝获得活产患者数（包括所有新鲜周期移植和冷冻移植后，得到的所有活产数）/移植周期数×100%。（单胎、双胎或双胎以上活产均记为 1 次活产。）

（黄国宁）

liúchǎn lǜ

流产率（miscarriage rate；bortion rate）　流产的周期数占临床所有妊娠周期数的百分比。胚胎或胎儿尚未具有生存能力而终止妊娠，称流产。

流产分自然流产和人工流产。自然流产指妊娠不满 28 周、胎儿体重不足 1000g 而自行终止。辅助生殖技术中，孕 12 周内自然流产（生化妊娠除外）称早期流产，妊娠 12 周至不足 28 周称晚期流产。辅助生殖中有 15% 左右的患者会发生自然流产，可能与胚胎因素、母体因素（如年龄、内分泌状态、血栓前状态、盆腔/子宫异常、免疫因素、肥胖、辅助生殖技术治疗及药物）、男性因素和环境因素等有关，临床上约 50% 病因不明。早期流产是辅助生殖技术的并发症，也是影响活产率的主要因素。早期流产率＝孕 12 周内自然流产周期数/临床妊娠周期数×100%。

常规监测指标　患者评估（年龄、子宫及内膜评估、不孕年限、不孕因素、治疗周期、既往流产史特别是反复流产史等）、移植胚胎类型（数量/质量）、方案选择、辅助治疗、移植操作和黄体支持等。

为及时发现异常，建议根据周期数在保证足够样本量的基础上，设置相应的时间段分析流产率。

异常数据分析路径　影响新鲜或复苏移植周期流产率的因素

很多，包括临床及患者自身情况、胚胎培养等。流产率异常时，从以下方面进行分析：①患者因素。年龄、卵巢储备的评估、子宫/盆腔评估、不孕因素/年限、既往流产史特别是反复流产史、移植胚胎类型（数量/质量）和遗传学因素等。②方案因素。各方案的构成、启动促性腺激素时间、促性腺激素剂量/时间、扳机时机/剂量和黄体支持等。③药物因素。药物的批号、药物的剂量/剂型等。④操作因素。移植操作（人和耗材）等。

（黄国宁）

tǐwài shòujīng shòujīng shībài lǜ

体外受精受精失败率 （fertilization failure rate after in vitro fertilization）

体外受精（in vitro fertilization，IVF）受精失败周期数占 IVF 治疗周期总数百分比。IVF 受精失败指 IVF 周期中受精后 16~18 小时无证据显示卵母细胞有受精的现象。IVF 受精失败率可预示配子质量（精子功能、卵母细胞激活和配子受体等）、精子优化过程或受精浓度等可能存在问题。

常规监测指标 IVF 受精失败周期数，IVF 治疗周期总数；精液处理方式、精子活动力、浓度、形态学参数和精子遗传学情况；操作人员、加精浓度；试剂及耗材批号；培养箱温度、CO_2 浓度；冰箱温度、室内外环境；患者平均年龄、原发不孕比例、不孕原因和平均不孕年限等。

为及时发现异常，建议根据周期数在保证足够样本量的基础上，设置相应的近期动态时间（如 3~15 天）分析 IVF 受精失败率。

异常数据分析路径 IVF 受精失败率异常时，按下列因素进行分析：配子因素、操作因素、培养系统因素、患者因素、其他因素。

指标参考值 建议指标参考值以各胚胎实验室的既往数据为基础，以下数值仅供参考：2017年维也纳共识建议 IVF 受精失败率<5%。

（黄国宁）

huójiǎn chénggōng lǜ

活检成功率 （success rate of biopsy）

检测到 DNA 的活检样本数占总活检样本数的百分比。活检成功指样本在活检及装管或固定后能够成功被检测到 DNA。活检成功率能够检验胚胎学家活检操作及将样本转移的能力，最后通过样品的阳性 DNA 扩增得到证实。

常规监测指标 检测到 DNA 的活检样本数、总活检样本数；试剂及耗材批次；操作人员。

为及时发现异常，建议根据周期数在保证足够样本量的基础上，设置以月为单位分析活检成功率。活检成功率异常时，按操作因素、试剂耗材因素进行分析。

指标参考值 建议指标参考值以各胚胎实验室的既往数据为基础，以下数值仅供参考：欧洲人类生殖与胚胎学学会植入前遗传学诊断协会报道的数据，活检样本的活检成功率是 91%。2017年维也纳共识建议活检成功率的能力值≥90%，基准值≥95%。

（黄国宁）

pēitāi fùsū cúnhuó lǜ

胚胎复苏存活率 （survival rate after embryo thawing）

存活卵裂期胚胎或囊胚数占复苏卵裂期胚胎或囊胚总数的百分比。卵裂期胚胎复苏存活指复苏后≥50%卵裂球完整，囊胚复苏存活指解冻复苏后≥75%细胞完整。胚胎复苏存活率是反映胚胎实验室冷冻及解冻技术水平的重要指标，也是监控胚胎冷冻及解冻各操作环节最具预警性的质控指标。

常规监测指标 ①存活卵裂期胚胎或囊胚数、完整卵裂期胚胎数、复苏卵裂期胚胎或囊胚总数。②冷冻方法、冷冻时间，复苏胚胎冷冻前、解冻后及移植时的优胚率和复苏胚胎移植时细胞数是否增加。③操作人员及操作流程相关指标：冷冻/解冻液中相应成分及其浓度；冷冻液及解冻液处理时间。④培养箱（温湿度、气体浓度）；室内外环境（温湿度、挥发性有机物）；培养液及试剂耗材（品牌、批号、运输温度、存储温度以及使用有效期）。

为及时发现异常，建议根据周期数在保证足够样本量的基础上，设置相应的近期动态时间（如 3~15 天）分析冷冻胚胎复苏存活率。

数据异常分析路径 胚胎复苏存活率与胚胎质量、操作及复苏后的培养条件等环节的多个因素有关，任何环节出现异常均可影响复苏胚胎的存活率及完整率。存在异常时，按下列因素进行分析：①复苏胚胎因素。冷冻方法、冷冻时间、冷冻前复苏胚胎的优胚率等。②冷冻及解冻操作因素。复苏胚胎因素无异常情况下，应分析进行冷冻解冻操作相关的人员及操作流程有无更改情况。冷冻及解冻过程中涉及的操作流程更改主要是在冷冻及解冻液中相应成分及其浓度、冷冻液及解冻液的处理时间上的更改，这些更改可能与复苏胚胎存活率及完整率的数据异常波动有关。③培养系统因素。包括培养箱条件（温湿度、气体浓度）、室内外环境（温湿度、挥发性有机物）、培养液及试剂耗材（品牌、批号、运输温度、存储温度以及使用有效期）。④其他因素。操作者自身及操作者间的评分标准差异、特殊患者等。

指标参考值 建议指标参考值以各胚胎实验室的既往数据为基础，以下数值，即 2012 年阿尔法共识建议胚胎复苏存活率的能力值和基准值仅供参考（表1）。

（黄国宁）

pēitāifùsū wánzhěng lǜ

胚胎复苏完整率 （intact rate after embryo thawing） 完整卵裂期胚胎数占复苏卵裂期胚胎总数的百分比。卵裂期胚胎复苏完整指复苏后所有卵裂球完整。胚胎复苏完整率是反映胚胎实验室冷冻及解冻技术水平的重要指标，也是监控胚胎冷冻及解冻各操作环节最具预警性的质控指标。

常规监测指标 ①存活卵裂期胚胎或囊胚数、完整卵裂期胚胎数、复苏卵裂期胚胎或囊胚总数。②冷冻方法、冷冻时间，复苏胚胎冷冻前、解冻后及移植时的优胚率和复苏胚胎移植时细胞数是否增加。③操作人员及操作流程相关指标：冷冻/解冻液中相应成分及其浓度；冷冻液及解冻液处理时间。④培养箱（温湿度、气体浓度）；室内外环境（温湿度、挥发性有机物）；培养液及试剂耗材（品牌、批号、运输温度、存储温度以及使用有效期）。

为及时发现异常，建议根据周期数在保证足够样本量的基础上，设置相应的近期动态时间（如 3～15 天）分析冷冻胚胎复苏完整率。

数据异常分析路径 胚胎复苏完整率与胚胎质量、操作及复苏后的培养条件等环节的多个因素有关，任何环节出现异常均可影响复苏胚胎的存活率及完整率。

存在异常时，按下列因素进行分析：①复苏胚胎因素。冷冻方法、冷冻时间、冷冻前复苏胚胎的优质胚胎率等。②冷冻及解冻操作因素。复苏胚胎因素无异常情况下，应分析进行冷冻、解冻操作相关的人员及操作流程有无更改情况。冷冻及解冻过程中涉及的操作流程更改主要是在冷冻及解冻液中相应成分及其浓度、冷冻液及解冻液的处理时间上的更改，这些更改可能与复苏胚胎存活率及完整率的数据异常波动有关。③培养系统因素。包括培养箱条件（温湿度、气体浓度）、室内外环境（温湿度、挥发性有机物）、培养液及试剂耗材（品牌、批号、运输温度、存储温度以及使用有效期）。④其他因素。操作者自身及操作者间的评分标准差异、特殊患者等。

指标参考值 建议指标参考值以各胚胎实验室的既往数据为基础，以下数值，即 2012 年阿尔法共识建议胚胎复苏完整率的能力值和基准值仅供参考（表1）。

（黄国宁）

pēitāi xíngchéng lǜ

胚胎形成率 （embryo formulation rate） 细胞周期的细胞胚胎数占正常受精卵母细胞数的百分比。胚胎形成指受精后第 2 天或第 3 天卵裂形成 4 细胞期或 8 细胞期胚胎。D2 胚胎形成率＝D2 4 细胞胚胎数/正常受精卵母细胞数×100%；D3 胚胎形成率＝D3 8 细胞胚胎数/正常受精卵母细胞数×100%。D2 胚胎形成率及 D3 胚胎形成率是预示胚胎质量和活力、胚胎培养体系是否适合卵裂到预期阶段的重要指标。D2 胚胎形成率及 D3 胚胎形成率仅考虑胚胎发育阶段，无关胚胎级别，具有最高的预测价值且便于客观测量。

常规监测指标 D2 4 细胞胚胎数、D3 8 细胞胚胎数、正常受精卵母细胞数；试剂及耗材批次；培养箱温度、CO_2 浓度；气体批次、冰箱温度、室内外环境；操作人员等。

为及时发现异常，建议根据周期数在保证足够样本量的基础上，设置相应的近期动态时间（如 3～15 天）分析胚胎形成率。

异常数据分析路径 D3 胚胎形成率异常时，根据下列因素进行分析：首先分析卵裂率是否异常，若有异常，按卵裂率异常分析路径进行分析；若正常，分析培养系统因素、患者和其他因素。

指标参考值 建议指标的参考值以各胚胎实验室的既往数据

表 1　胚胎复苏存活率的能力值和基准值

时期	冷冻方法	能力值	基准值
卵裂期胚胎	慢速冷冻法	≥60%	≥85%
	玻璃化冷冻法	≥85%	≥95%
囊胚	慢速冷冻法	≥70%	≥85%
	玻璃化冷冻法	≥80%	≥95%

表 1　胚胎复苏完整率的能力值和基准值

时期	冷冻方法	能力值	基准值
卵裂期胚胎	慢速冷冻法	≥40%	≥55%
	玻璃化冷冻法	≥70%	≥85%

为基础，以下数值仅供参考：2017年维也纳共识建议D2胚胎形成率的能力值≥50%，基准值≥80%；D3胚胎形成率的能力值≥45%，基准值≥70%。

(黄国宁)

D5 nángpēi yízhí lù

D5 囊胚移植率（blastocyst transfer rate）

至少产生1个由正常受精卵发育来的D5可利用囊胚的周期数占囊胚培养周期数的百分比。反映胚胎培养体系的有效性，只适用于采用D5囊胚移植策略的生殖中心。D5囊胚移植率涉及太多临床相关变量（包括胚胎移植策略），胚胎实验室应自行设定相应的预期值。

常规监测指标：至少产生1个由正常受精卵发育来的D5可利用囊胚的周期数、囊胚培养周期数；试剂及耗材批号；培养箱温度、CO_2浓度；冰箱温度、室内外环境；操作人员；患者平均年龄、原发不孕比例、不孕原因和平均不孕年限。

为及时发现异常，建议根据周期数在保证足够样本量的基础上，设置相应的近期动态时间（如3~15天）分析D5囊胚移植率。

(黄国宁)

β-rén róngmáomó cùxìngxiàn jīsù yángxìng lù

β-人绒毛膜促性腺激素阳性率［β-human chorionic gonado-tropin（β-hCG）positive rate］

β-人绒毛膜促性腺激素阳性周期数占新鲜移植周期数（或冻融移植周期数或新鲜取卵周期数或冻融周期数）百分比。β-hCG阳性指胚胎移植后14天左右血液中β-hCG值超过正常值2次。血清或尿液β-hCG水平是最早反映胚胎种植的指标，也是检验胚胎培养

室在试剂耗材、培养系统、操作技能方面质量控制是否合格的综合性参考指标，极具预警性。对其定时监测可及时发现临床和胚胎培养室中可能存在的问题，防止问题扩大化。

常规监测指标　β-hCG阳性周期数、移植周期数、取卵周期数、冻融周期数；患者年龄、子宫及子宫内膜评估、不孕年限、不孕因素、治疗周期；移植胚胎类型/数量/质量；方案；试剂及耗材批次；培养箱温度、CO_2浓度；气体批次、冰箱温度、室内外环境；操作人员等。

为及时发现异常，建议根据周期数在保证足够样本量的基础上，设置相应的近期动态时间（如5~15天）分析β-hCG阳性率。

异常数据分析路径　影响β-hCG阳性率的因素较多，包括胚胎实验室、临床及患者自身因素等。若β-hCG阳性率异常时，胚胎实验室按下列因素进行分析：胚胎因素、操作因素、培养系统因素、患者因素、方案因素、其他因素。

指标参考值　建议指标参考值以各胚胎实验室的既往数据为基础，以下数值仅供参考：2014年美国辅助生殖技术协会提供新鲜移植周期及冻融移植周期β-hCG阳性率平均值分别为53.38%和59.74%。

(黄国宁)

zhòngzhí lù

种植率（implantation rate）

孕囊数占移植（卵裂胚或囊胚）胚胎数的百分比。种植率计算使用的是孕囊数，而非胎心，不涉及妊娠是否建立。种植率是检验胚胎实验室稳定性的重要指标。种植率低预示着胚胎实验室存在系

统性问题。卵裂胚的种植率势必会低于囊胚移植。种植率还受临床因素和胚胎移植策略的影响。

常规监测指标　孕囊数、移植胚胎数；患者年龄、子宫及子宫内膜评估、不孕年限、不孕因素、治疗周期；移植胚胎类型/数量/质量；方案；试剂及耗材批次；培养箱温度、CO_2浓度；气体批次、冰箱温度、室内外环境；操作人员等。

为及时发现异常，建议根据周期数在保证足够样本量的基础上，设置相应的近期动态时间（如5~15天）分析种植率。

异常数据分析路径　影响种植率的因素较多，包括胚胎实验室、临床及患者自身因素等多方面。种植率异常时，胚胎实验室按下列因素进行分析：胚胎因素、操作因素、培养系统因素、患者因素、方案因素、其他因素。

指标参考值　建议指标参考值以各胚胎实验室的既往数据为基础，以下数值仅供参考：2016年中国中华医学会生殖医学分会提供体外受精和卵胞质内单精子注射新鲜移植周期种植率平均值分别为36.53%和35.24%，冻融移植周期种植率平均值为35.79%。2014年美国辅助生殖技术协会提供新鲜移植周期及冻融移植周期种植率平均值分别为29.92%和33.51%。2017年维也纳共识建议卵裂胚种植率的能力值≥25%，基准值≥35%；囊胚种植率的能力值≥35%，基准值≥60%。

(黄国宁)

rén jīngzǐ cúnhuó shìyàn

人精子存活试验（human sperm survival test，HSST）

利用人类精子与供试品或其浸提液共孵育后精子活力的变化来间接

判断受试物对精子、卵母细胞或胚胎潜在毒性的试验。是人类辅助生殖技术质量控制试验的一种，作为人类体外辅助生殖技术中应用医疗器械生物的评价，由原中国国家食品药品监督管理总局发布，主要是对体外受精过程中使用的培养基、培养油及各种接触性耗材所做的质控试验，适用于评价与配子/胚胎直接接触的培养液及器具/耗材类产品可能产生的毒性风险，取材方便。

适应证　评价在人类辅助生殖技术中，医疗器械与精子直接接触的培养液类及器具/耗材类产品可能产生的毒性风险；评价与卵母细胞或胚胎直接接触的培养液类及器具/耗材类产品可能产生的毒性风险。

禁忌证　不适用于精子制动剂（造成精子运动能力明显下降）、透明质酸酶（影响精子膜，进而影响精子运动）、配子/胚胎冷冻复苏液（明显不利于精子运动）的检测。

操作方法　采用优化处理后活力保持在90%以上的人类精子，根据待测产品的功能和特性，在相应培养环节使用待测液体类产品或与器具/耗材类产品浸提液接触后，37℃继续培养24小时后，精子活力未见显著下降，作为可接受的指标。通过观察精子活力情况来评价待测产品的质量和潜在毒性。

注意事项　需用至少3份来自不同供者的合格精液进行试验。

（黄国宁）

tǐwài shǔpēi shìyàn

体外鼠胚试验（in vitro mouse embryo assay）　采用小鼠胚胎体外常规培养体系，在受精卵到囊胚的培养过程中，根据待检产品的功能和特性，在相应培养环

节使用待检液体类产品或器具类产品的浸提液，通过观察早期胚胎从受精卵到囊胚的发育情况来评价待检产品对胚胎发育的潜在毒性的试验。是人类辅助生殖技术质量控制试验的一种，作为人类体外辅助生殖技术中应用医疗器械生物的评价，由原中国国家食品药品监督管理总局发布，主要是对体外受精过程中使用的培养基、培养油及各种接触性耗材所做的质控试验。鼠胚试验在许多耗材、培养基毒性风险评价中具有临床意义。大多商品化培养基及耗材给出的质量指标都是鼠胚试验结果。鼠胚试验操作相对复杂，影响因素也较多，如小鼠的品系、鼠龄、获得胚胎的时间、胚胎的细胞数等都影响试验结果。

适应证　适用于与配子/胚胎接触的人类体外辅助生殖技术用医疗器械的安全性评价。

操作方法　体外鼠胚试验有1细胞方法和2细胞方法，无论使用哪种方法进行鼠胚试验，试验步骤都应尽可能地模拟该产品用于人类辅助生殖培养的操作程序。推荐使用1细胞胚胎方法。试验程序包括选择6~8周龄的雌鼠，给予药物超促排卵后，与同品系雄鼠合笼过夜，再进行鼠胚采集，随机分为阳性对照组、阴性对照组及供试品组行体外培养，记录各组囊胚形成数量。1细胞胚胎体外培养96小时，2细胞72小时后记录囊胚数量。

观察指标　囊胚形态观察。可接受准则：阳性对照组的囊胚形成率显著低于阴性对照组；阴性对照组的囊胚形成率≥80%。

注意事项　①该试验需在具备条件的洁净实验室内进行。②每组试验鼠胚来自3~5只小鼠，将每只孕鼠的胚胎随机分配

到各试验组进行试验，建议每个微滴中不超过20个胚胎。③供试品准备，试验过程中供试品接触方式、接触时间随供试品种类各有不同。根据体外培养的实际操作情况，让鼠胚在待测液体中孵育时间尽可能地接近实际培养时间。④收集胚胎用的小鼠，应具备遗传稳定、对药物敏感且敏感性均一的特点。⑤试验中使用的所有与胚胎接触的培养液和耗材都应是已经通过鼠胚试验检测的产品。

（黄国宁）

fǔzhù shēngzhí jìshù bìngfāzhèng

辅助生殖技术并发症（complications of assisted reproductive technology）　辅助生殖技术（assisted reproductive technology，ART）治疗不孕不育的过程中合并发生的一种或几种疾病。ART通过对卵母细胞、精子、受精卵和胚胎的操作，能提高妊娠的可能性，帮助不孕不育夫妻妊娠。传统意义上仅指人工授精和体外受精-胚胎移植（in vitro fertilization-embryo transfer，IVF-ET）技术。ART已在全世界范围内广泛应用，治疗各种原因所致的不孕不育症，但属于限制性使用技术，有具体的医学指征，同时需遵守"保护后代原则"等一系列辅助生殖伦理学原则、遵守相关法律规章制度、不违背公序良俗和社会公德。与其他的医疗干预措施一样，解决患者生育问题的同时也伴随有一定的风险和并发症，实施治疗操作时要注意预防并发症的发生，掌握好ART的有效治疗与安全性之间的平衡。

ART并发症包括ART治疗过程中的并发症及妊娠后并发症。ART治疗过程中的并发症主要包括：①取卵手术的并发症，如卵

巢损伤出血、损伤邻近器官（子宫、膀胱、肠管和血管等）、术后出现感染或盆腔脓肿等。②卵巢过度刺激综合征。妊娠后并发症包括：①生化妊娠、胚胎停育而流产。②异位妊娠或子宫内外同时妊娠。③妊娠滋养细胞疾病。④多胎妊娠（发生率高于自然妊娠）。⑤相关产科并发症包括妊娠高血压、妊娠期肝内胆汁淤积、妊娠期贫血、羊水过多、胎膜早破、胎盘早剥、宫缩乏力、早产、低体重儿和产后出血。⑥子代遗传性疾病及其他出生缺陷的发生。

远期并发症：尚不清楚是否与卵巢癌等其他肿瘤的发生风险增加有关。

（邓成艳　王含必）

luǎncháo guòdù cìjī zōnghézhēng

卵巢过度刺激综合征 （ovarian hyperstimulation syndrome, OHSS）

在外源性促性腺激素作用下发生的一种促排卵并发症。多个卵泡生长后在外源性或内源性人绒毛膜促性腺激素的作用下发生的包括黄体期卵巢增大、腹水、少尿、血液浓缩等综合征的全身性病理生理反应。是辅助生殖技术的主要并发症之一。根据疾病的严重程度，分轻度、中度、重度及危重型。根据发生的时期分早发型及晚发型。早发型 OHSS 通常发生于人绒毛膜促性腺激素（human chorionic gonadotropin, hCG）扳机后的 3~7 天，晚发型 OHSS 通常发生于妊娠后。

病因和发病机制　通常由诱导排卵或控制性药物刺激卵巢治疗引起。使用外源性促性腺激素、氯米芬、来曲唑等直接或间接刺激卵巢的药物后，诱发多个卵泡同步生长发育。诱导排卵或控制性药物刺激卵巢后导致成熟卵泡数量增加，过度合成类固醇激素

及某些细胞因子，启动级联反应导致 OHSS 发生。参与调控血管通透性的激素和因子包括雌二醇、组织胺、前列腺素、肾素-血管紧张素系统、白细胞介素-6、白细胞介素-2、白细胞介素-8 和血管内皮生长因子等。血管通透性增加使体液从血管内向血管外间隙渗透，蛋白液大量渗出，导致血管内低血容量和血液浓缩，伴水肿、腹水、胸腔积液、心包积液（罕见）及肾血流减少而少尿。

临床表现及实验室检查　表现为卵巢体积明显增大、腹胀、腹水、憋气、胸腔积液、少尿、血液浓缩和血栓栓塞等症状和体征。

轻度　轻度腹胀、不适，血清雌激素水平及孕酮水平升高，卵巢体积增大。

中度　上述临床症状加重，超声检查发现腹水，实验室检查可见血细胞比容 > 41%，白细胞 > 15 ×10⁹/L，低蛋白血症，卵巢直径 5~12cm。

重度　中度临床表现加重的基础上，临床诊断腹水、胸腔积液，严重呼吸困难，少尿甚至无尿。实验室检查血液浓缩，血细胞比容 > 45%，白细胞 > 25 × 10⁹/L，肌酐清除率 < 50ml/min，低钠和低钾血症，肝功能异常等，卵巢直径 >12cm。

危重型　表现为胸腔积液和/或心包积液，张力性腹水。实验室检查出现重度血液浓缩，血细胞比容 >55%，有时可出现成人呼吸窘迫综合征和血栓栓塞症状。

诊断和鉴别诊断　患者有药物刺激卵巢治疗史，治疗过程中有多个卵泡同步发育，高雌激素水平，结合临床表现及实验室检查结果可明确诊断。需与血栓，心、肺、胃肠道、肾等器官及系

统病变，附件扭转等并发症相鉴别。

治疗　轻度及中度 OHSS 可通过家庭护理治疗，定期门诊随访，观察病情变化。重度及危重 OHSS 需住院治疗。急性期对症处理，抽吸胸腔积液、腹水缓解症状，静脉补充蛋白质，监测相关生化指标，维持循环与电解质平衡。密切注意各种并发症的发生。必要时抗凝、利尿、多巴胺等治疗。发生卵巢扭转时，需行手术治疗。

预防　辅助生殖技术治疗过程中密切监测雌二醇水平及超声监测卵泡的数目、大小，有助于预测 OHSS 的发生。雌二醇浓度 >6000pg/ml 时重度 OHSS 的发生率明显增加。多囊卵巢患者发生重度 OHSS 的风险增加。

预防措施包括：合适的促性腺激素启动剂量，适时减量；慎用人绒毛膜促性腺激素；促性腺激素释放激素（gonadotropin-releasing hormone, GnRH）拮抗剂方案代替 GnRH 激动剂方案；使用 GnRH 激动剂扳机；高危患者适量补充蛋白质；使用降低血管通透性的药物；避免新鲜周期胚胎移植等。

（邓成艳　王含必）

pénqiāng gǎnrǎn

盆腔感染 （pelvic infection）

女性生殖器官、子宫处及盆腔腹膜的炎症。体外受精-胚胎移植（in vitro fertilization-embryo transfer, IVF-ET）治疗过程中实施的超声引导下，经阴道穿刺卵巢取卵后可能出现的感染性并发症，位于外阴、阴道内的病原体沿穿刺路径蔓延到盆腔等途径，引起盆腔炎性疾病，侵及盆腔器官，包括盆腔脓肿、卵巢脓肿、输卵管脓肿，发生率为 0.1%~3.0%。

病因和发病机制 感染发生可能的路径包括：有感染疾病史的患者体内潜在性的感染再激活；肠道创伤后的污染；阴道微生物的直接传播；盆腔炎症积液所致。穿刺取卵发生盆腔内出血是形成脓肿的常见原因之一。

临床表现 患者穿刺取卵后出现卵巢增大且常有腹痛感，炎症轻重、范围大小因人而异。炎症轻者无症状或症状轻微，常见阴道分泌物增多、下腹痛、不规律阴道流血和发热等；下腹痛为持续性，活动后可加重。病情严重者可有寒战、高热、头痛和食欲缺乏等症状。若有腹膜炎，腹痛明显、发热伴恶心、呕吐、腹胀。若有脓肿形成，可有下腹包块及局部压迫刺激症状；包块位于子宫前方可出现膀胱刺激症状如排尿困难、尿频，若引起膀胱炎，可出现尿频、尿急、尿痛等；包块位于子宫后方可有直肠刺激症状，腹泻、里急后重感或排便困难。

体征差异大，轻者无明显体征，妇科检查仅发现宫颈举痛、宫体压痛或附件区压痛。严重者呈急性表现，体温升高，心率增快，下腹有压痛、反跳痛及肌紧张，叩诊鼓音明显，肠鸣音减弱或消失。检查阴道内可见脓性分泌物；子宫颈充血、水肿或见脓性分泌物从子宫颈口流出，宫颈举痛阳性，子宫和/或附件区压痛明显，活动度差。三合诊能协助了解盆腔情况。

实验室检查 发现阴道分泌物白细胞增多。除非出现盆腔脓肿，否则阴道超声检测阳性率低。

诊断 根据病史、临床症状、体征及实验室检查可初步诊断。

鉴别诊断 需与以下疾病相鉴别。

急性阑尾炎 起病前常有胃肠道症状，麦氏点压痛为其典型体征，无明显宫颈举痛、盆腔触痛。

卵巢囊肿蒂扭转 可引起急性下腹痛伴恶心、呕吐。需询问是否有卵巢囊肿病史，进行妇科检查并借助 B 超可明确诊断。

异位妊娠 腹腔内出血时和盆腔感染有相似症状，严重者可出现休克，血人绒毛膜促性腺激素阳性、后穹隆穿刺抽出不凝血可鉴别。

巧克力囊肿破裂 多有巧克力囊肿病史，突然加重的腹痛，无炎症体征，妇科检查及超声检查或后穹隆穿刺抽出咖啡样液体可协助鉴别诊断。

治疗 一旦确诊盆腔感染，应终止 IVF-ET 后续治疗，首先积极治疗盆腔感染。治疗目的是减轻急性期症状，减少远期并发症。选择广谱抗生素或根据药物敏感试验选择最有效的抗生素，注意足量、足疗程治疗。盆腔脓肿时可行脓肿引流术。抗生素及保守治疗不满意的脓肿患者必要时手术治疗。术前注意外阴、阴道、子宫颈的清洁，充分冲洗术野。手术时尽量减少穿刺次数，避免损伤肠管，有助于减少手术后感染的发生。必要时预防性应用抗生素。

（邓成艳 王含必）

yìwèi rènshēn

异位妊娠（ectopic pregnancy, EP）

受精卵在子宫腔以外的部位植入后妊娠的疾病。又称宫外孕。根据受精卵种植部位的不同，可分输卵管妊娠、子宫颈妊娠、子宫角妊娠、卵巢妊娠、腹腔妊娠、阔韧带妊娠和大网膜妊娠等。输卵管妊娠最常见，占 95%~98%。EP 发生率约 1.9%，体外受精-胚胎移植治疗后 EP 发生率为 2.1%~9.4%。

病因和发病机制 需进行体外受精（in vitro fertilization, IVF）的女性本身发生 EP 的风险较高，包括既往输卵管手术史、EP 史、盆腔炎等。辅助生殖技术本身也可能增加 EP 发生的风险，如移植介质的体积和黏性有可能导致较高的流体静压力；移植胚胎数量的增多，异位妊娠或子宫内外同时妊娠的发生率也会增大。

临床表现 典型异位妊娠的三联症是停经、腹痛及不规律阴道流血，上述症状在 EP 破裂患者中最为典型。体格检查包括生命体征的评估、腹部及盆腔的检查。若未发生破裂和出血，体征是非特异性的，生命体征往往也比较平稳。

实验室检查 血人绒毛膜促性腺激素（human chorionic gonadotrophin, hCG）阳性，典型超声检查示子宫内未见孕囊，子宫外见孕囊样回声，或血 hCG > 2000IU/L，子宫内外均未见到孕囊要高度警惕异位妊娠的可能。多数可通过经阴道超声与血清 hCG 联合检查诊断。

诊断 有胚胎移植史，根据症状、体征及辅助检查，典型的异位妊娠较易诊断。IVF 人群中，利用超声、性激素检查，通常在出现 EP 临床症状前便可确诊。由于移植胚胎数量的增多，尤其要注意子宫内外同时妊娠的风险。

治疗 包括手术及非手术治疗。早确诊为非手术治疗提供了条件和时机。期待疗法：若血 hCG 值低，可能发生异位妊娠流产自愈，可期待治疗。药物治疗：若患者生命体征平稳、无异位妊娠破裂、血 hCG<5000IU/L、异位妊娠包块最大直径<3cm，无肝肾

功能损伤时可使用甲氨蝶呤治疗。

手术指征：血压不稳定；即将发生或已发生的异位妊娠包块破裂；药物保守治疗失败；患者不能或不愿依从药物保守治疗后的随访。若子宫内外同时妊娠，可治疗子宫腔外妊娠的孕囊，保留子宫腔内的孕囊继续妊娠。

预防 无理想有效的预防手段，早诊断、早治疗是关键。减少胚胎移植数目可降低子宫内外同时妊娠的风险。

(邓成艳 王含必)

duōtāi rènshēn

多胎妊娠 (multiple gestation)

一次妊娠子宫内同时出现 2 个或 2 个以上胎儿的现象。是人类妊娠中的一种特殊现象。自然妊娠时，多胎妊娠以双胎多见，三胎少见，四胎及四胎以上妊娠罕见。三胎及以上的妊娠称高序多胎妊娠。辅助生殖技术 (assisted reproductive technology，ART) 中，多胎妊娠率 30% 左右，随着提倡单胚胎移植，双胎妊娠率降至 20% 以下。其中一个原因是 ART 使单卵双胎发生率明显升高。自然妊娠中单卵双胎的发生率约为 0.4%，ART 中的发生率高达 3.2%。

双绒毛膜双胎胎儿畸形的发生率是单胎妊娠的 2 倍，单绒毛膜双胎结构异常的发生率是双绒双胎的 2 倍；单绒毛膜双胎由于胎盘存在血管交通吻合支的特点可导致孕产妇和围产儿多种特有的并发症，如在单绒毛膜双胎妊娠中先天性心血管病的发生率增加了 9 倍，发生双胎输血综合征的先天性心血管病发生率则增加 13~14 倍，双胎动脉反向灌注综合征、选择性胎儿生长受限及胎儿畸形等发生率也显著增加。

病因和发病机制 与药物刺激多卵泡排卵及移植胚胎数量密切相关。尽管诱导排卵的理想目标是单卵泡成熟，单卵泡成熟排卵约 70%，约 30% 超过 2 枚成熟卵泡排卵；体外受精-胚胎移植中一次移植 2 枚胚胎，双胎的发生率增加，同时胚胎的自我分裂现象增加了三胎及四胎的风险。

多胎妊娠中 98% 以上为双胎妊娠，1 个卵母细胞和 1 个精子受精后分裂形成 2 个胎儿，约占双胎妊娠的 30%。单卵双胎的遗传基因完全相同，故 2 个胎儿的性别、血型完全相同。根据单卵双胎的受精卵在早期发育阶段发生分裂的时间不同，可形成以下 4 种类型。

双绒毛膜双羊膜囊双胎 受精后 72 小时内分裂，形成 2 个独立的受精卵、2 个羊膜囊，羊膜囊间隔有两层绒毛膜、两层羊膜，胎盘为 2 个或融合为 1 个。此种类型占单卵双胎的 30% 左右。

单绒毛膜双羊膜囊双胎 受精卵在受精 72 小时至 8 天内分裂，胚胎发育处于囊胚期，已分化出滋养细胞，羊膜囊尚未形成。胎盘为 1 个，2 个羊膜囊，羊膜囊间隔只有两层羊膜。此种类型占单卵双胎的 68%。

单绒毛膜单羊膜囊双胎 受精卵在受精后 9~13 天分裂，此时羊膜囊已形成，故 2 个胎儿共存于 1 个羊膜腔内，共有 1 个胎盘。此种类型占单卵双胎的 1%~2%。

连体双胎 受精卵在受精 13 天后分裂，此时原始胚盘已形成，机体不能完全分裂成两部分，导致不同形式的连体双胎。发生率为单卵双胎的 1/1500。

绝大多数双卵双胎为双绒毛膜双羊膜囊双胎；复杂性多胎妊娠还包括单绒毛膜三羊膜囊三胎、双绒毛膜三羊膜囊三胎等。

临床表现 妊娠早期常妊娠反应重。妊娠早期血清人绒毛膜促性腺激素平均值常高于单胎妊娠。

诊断 超声是早期诊断多胎妊娠最主要的方法，孕 6 周时可观察到 2 个或 2 个以上的妊娠囊，随后 1~2 周，妊娠囊中可探及胎芽及搏动的胎心。

超声诊断双胎的同时判断绒毛膜性很重要，早期绒毛膜性的判定是最准确的判断单卵双胎类型的方法（准确率接近 100%）：孕 7~10 周孕囊的个数及孕 11~14 周双胎峰的出现。孕 7~10 周，如子宫腔内可见 2 个妊娠囊，为双绒毛膜双胎；仅见 1 个孕囊，单绒毛膜双胎的可能性极大。孕 11~14 周，根据有无"双胎峰"来判断绒毛膜性。分隔的胎膜与胎盘胎儿面接触处呈 T 形，提示单绒毛膜双胎。

治疗 共用 1 个胎盘的单卵双胎妊娠一般不实施减胎术，双卵双胎妊娠可考虑减胎术，三胎及以上妊娠必须减胎。高序多胎将给母亲及胎儿带来很大的风险，为改善多胎妊娠结局、减少孕产期母婴并发症，ART 治疗后的高序多胎必须采取多胎妊娠减胎术，采用人为方法减灭 1 个或多个胚胎，以改善孕妇及胎儿的结局。

预防 要严格掌握药物刺激卵巢治疗的适应证，诱导排卵时有超过 3 枚优势卵泡（卵泡直径≥14mm），建议取消周期治疗，并严格避孕，避免发生多胎妊娠。口服诱导排卵药物治疗时，采用来曲唑诱导排卵的多胎妊娠率低于氯米芬。

进行体外受精新鲜或冷冻胚胎复苏移植时，为减少多胎妊娠风险，尤其是对于质量较好的胚胎进行移植时，建议选择单胚胎移植以降低多胎妊娠风险。

（邓成艳　王含必）

gāoxù duōtāi

高序多胎（high-order multiple gestation，HOM）

一次妊娠子宫内同时出现 3 个或 3 个以上胎儿的现象。高序多胎妊娠风险增加，常见的有早产、妊娠高血压、胎膜早破等。其中早产发生率高达 76%～90%，早产使子代面临短期及长期的疾病及死亡的风险，如智力低下、脑瘫、坏死性小肠结肠炎、早产儿视网膜病变及呼吸窘迫综合征等。

病因和发病机制　高序多胎增加的原因是辅助生殖技术的广泛应用。药物刺激多卵泡发育及体外受精-胚胎移植中一次移植 2 枚胚胎，使双胎的发生率增加，同时胚胎的自我分裂增加了三胎及四胎的风险。

临床表现　常见妊娠早期妊娠反应剧烈。妊娠早期血清人绒毛膜促性腺激素平均值常高于单胎妊娠。超声是早期诊断多胎妊娠最主要的方法，孕 6 周时可观察到 2 个以上的妊娠囊，随后 1～2 周，妊娠囊中可探及胎芽及搏动的胎心。

诊断　随超声诊断水平的提高，妊娠早期可明确诊断多胎妊娠，子宫腔内同时可见 3 个或 3 个以上的胎心搏动。

治疗　高序多胎可给孕妇及胎儿带来很大的风险，为改善多胎妊娠结局、减少孕产期母婴并发症，辅助生殖技术治疗后的高序多胎多采取多胎妊娠减胎术，即采用人为方法减灭 1 个或多个胚胎，改善妊娠产科及其他方面的结局。

预防　口服诱导排卵药物治疗时，采用来曲唑促排卵多胎妊娠率低于氯米芬。进行体外受精或冷冻胚胎复苏移植时，为减少多胎妊娠风险，尤其是对于质量较好的胚胎进行冷冻胚胎复苏移植时，建议选择单胚胎移植以降低高序多胎妊娠风险。

（邓成艳　王含必）

dānluǎn shuāngtāi

单卵双胎（monozygotic twins）

1 个卵母细胞和 1 个精子受精后分裂形成 2 个胎儿的现象。约占双胎妊娠的 30%。单卵双胎的遗传基因完全相同，2 个胎儿性别、血型及其他各种表型完全相同。单卵双胎的发生率相对恒定，为 4‰，并与种族、遗传、年龄和产次等无关。

分型：根据单卵双胎的受精卵在早期发育阶段发生分裂的时间不同，可形成 4 种类型，见多胎妊娠。

临床表现：早孕反应明显。妊娠早期血清人绒毛膜促性腺激素平均值常高于单胎妊娠。

诊断：超声是诊断双胎妊娠的主要手段，孕 6 周时可观察到 2 个妊娠囊，经过 1～2 周，妊娠囊中可探及胎芽及搏动的胎心。早期绒毛膜促性腺激素的判定是最准确的方法。

治疗：单卵双胎易发生双胎输血综合征，双胎体重生长不一致的处理比较棘手，根据脐动脉多普勒血流的异常分 3 型，适时终止妊娠，可最大限度地减小对胎儿的伤害。

不同类型终止妊娠时机如下：①Ⅰ型。胎儿生长受限（fetal growth restriction，FGR）时，胎儿脐动脉血流多普勒波形正常。预后最好，存活率 90% 以上。若子宫内监测良好，建议 34～35 周终止妊娠。②Ⅱ型。FGR 时，胎儿脐动脉舒张末期血流持续性消失或反流，预后最差。任何一胎发生胎死子宫内的风险高达 29%。一般建议 30 周左右选择性终止妊娠。③Ⅲ型。FGR 时，胎儿脐动脉舒张末期血流间断性消失或反流。自然预后比Ⅱ型好，但胎儿发生不可预测的子宫内死亡和大胎儿出现脑损伤的概率升高。建议 32～34 周选择性终止妊娠。

（邓成艳　王含必）

duōtāi jiǎntāi shù

多胎减胎术（multifetal pregnancy reduction）

采用人为方法减灭 1 个或多个胚胎，改善多胎妊娠结局的治疗手段。辅助生殖技术中多胎妊娠甚至高序多胎妊娠难以避免，多胎妊娠减胎术是重要的补救办法。

适应证　①B 超证实三胎及三胎以上的持续临床妊娠（均有胎心搏动），按中国规定需选择性减胎至双胎或单胎。②产前诊断多胎妊娠中有遗传病、染色体病或结构异常胎儿。③子宫发育异常（如单角子宫）、瘢痕子宫、子宫颈功能异常（如子宫颈内口松弛、子宫颈锥切术后等），多建议减为单胎。④孕妇有逐渐加重的产科并发症或因其他较重的内外科疾病无法承受双胎妊娠等情况时需行多胎减胎术。

禁忌证　①全身或生殖泌尿系统炎症处于急性期者。②严重贫血、凝血功能异常者。③术前体温高于 37.5℃。④妊娠剧吐导致酸中毒未纠正者。

减胎时机与方式选择　手术时机的选择根据临床和孕妇具体要求综合决定。减胎技术操作已很成熟，妊娠早期、妊娠中期、妊娠晚期实施减胎术，总的流产率相似。四胎或以上的多胎妊娠，早期减胎后的流产率低。

一　先兆流产者应慎重选择减胎

时机；早期妊娠诊断为多胎妊娠需减胎，如夫妻一方有染色体异常、先天畸形儿分娩史及孕妇高龄，可保留至妊娠中期，根据产前诊断结果再选择性减胎。

多胎妊娠中存在自然减胎的可能，一般认为可将多胎减为双胎；高龄孕妇、瘢痕子宫、子宫畸形、子宫颈功能不全、三胎妊娠中含有单绒毛膜双胎或孕妇合并其他疾病等，应减为单胎。具有高危因素（反复胚胎停止发育、遗传病家族史或分娩遗传病胎儿风险）的多胎妊娠，可在孕中期初步除外胎儿畸形等异常后，择期行经腹途径的选择性多胎妊娠减胎术。

术前准备　包括患者和术者准备。

患者准备　①详细采集病史、体格检查。②术前完成血尿常规、肝肾功能、心电图、凝血、感染相关检查和阴道清洁度检查。③超声明确胎儿数量、绒毛膜性、胎儿情况、羊水量、胎囊在子宫腔中的位置、胎盘位置和脐带情况以及是否存在胎儿异常的相关检查。④术前一天准备：肠道准备，22：00后开始禁食、禁水；经阴道途径时，需阴道冲洗；术前一天及手术当天手术前，再次超声检查胎儿数量、绒毛膜性、胎儿存活情况、羊水量、胎囊在子宫腔中的位置、胎盘位置和脐带情况。

手术人员准备　①手术小组成员术前讨论，明确手术方式、可能的手术时间、麻醉方法，评估手术风险及处理对策。②术前向孕妇及家属提供详细的病情咨询，告知胎儿预后，解释减胎的必要性、手术方法和过程、可能发生的手术及麻醉风险，知情同意后，签署相关知情同意书。

手术方法　包括以下几个方面。

麻醉和体位　采用局部麻醉或静脉全身麻醉。根据情况选择膀胱截石位或仰卧位。根据情况选择插置尿管并保留，或不插尿管，术前嘱孕妇排空膀胱（估计手术时间很短的情况下）。

穿刺胚胎的选择　综合考虑以下各方面因素选择减灭的胚胎。①孕早期选择位置最低的胚胎（最接近子宫颈的胚胎）。②相同位置的情况下选择胚芽较小、发育较慢或孕囊形态不规则的胚胎。③便于操作或已确定异常的胚胎。④孕中期需通过超声确定各胎儿妊娠囊的位置、胎儿大小、胎盘附着部位、脐带附着处及绒毛膜性等，相同情况下，建议选择近子宫颈的胚胎。

手术途径　包括经腹及经阴道两条路径。经腹减胎是在实施超声显像引导下经腹壁穿刺子宫壁进入子宫腔减灭胎囊。经阴道减胎是在阴道超声探头引导下，由阴道穹隆部进针，经子宫壁穿刺到要减灭的胚胎。

手术方式　妊娠7~12周经阴道或经腹减胎术，穿刺针刺入胎心搏动区，根据减灭的操作过程分4种方法。①胚芽抽吸法：胚芽大小为0.5~1.0cm（孕7~8周）时采取该术式。②机械绞杀法：胚芽大小为1.0~1.5cm或抽吸胚芽失败时采取该术式。③胚体旋转法：适用于妊娠7~9周。④药物注射法：胎心注入氯化钾，胚芽大小≥1.5cm时采取该术式。

经腹药物注射适用于孕中期、孕晚期非单绒毛膜双胎；孕15周以上的多胎妊娠可采用经腹射频消融减胎术，特别对单绒毛膜多胎出现其中一胎严重结构异常、严重选择性生长受限、双胎反向灌注序列征Ⅰb以上、双胎输血综合征Ⅲ期或Ⅳ期，由于单绒毛膜多胎血管吻合支的广泛存在，毒性物质可通过胎盘血管影响正常胎儿，不适用传统氯化钾注射法，可采用射频消融减胎术；其他方法有血管栓塞、单极电凝、脐带激光凝固术、胎儿镜下脐带血管结扎术和脐带血管双极电凝术等。超声显示胎心搏动消失，5~10分钟后再次观察确认被减胎儿无心跳，提示减胎成功。

术后处理　①术后给予抗生素预防感染及肌内注射孕酮支持3天。②术后24小时复查B超，确定被减胚胎仍无胎心搏动或胎体已破碎。若发现被减胚胎的胎心又复跳，立即再次行减灭术。③孕中期、孕晚期多胎妊娠减胎术后给予宫缩抑制剂；注意早产、胎膜早破、胎盘早剥和羊水渗漏等并发症。④减胎成功后继续产科随诊，注意是否有并发症：出血、感染、流产和早产以及凝血功能障碍等。⑤孕中期减胎术后的胎儿监护：常规观察胎动、胎心率，术后1周内监测胎儿大脑中动脉收缩期峰值流速是诊断胎儿贫血与水肿的有效的非损伤性方法，脐动脉血流频谱和羊水量；术后3~4周行磁共振成像检查，评估存活胎儿有无低血压性脑损伤。⑥分娩后处理：检查胎盘、脐带及死胎，确认胎盘绒毛膜性质与手术效果，随访新生儿。

（邓成艳　王含必）

zǎochǎn

早产（premature birth）　妊娠周数满28周但不足37周（孕259天）时中断妊娠的现象。娩出的新生儿称早产儿，体重1000~2499g。辅助生殖技术后妊娠，即使是单胎妊娠，早产的发生率也高。

病因：不明。早产是多种病因引起的综合征，可能与高龄、妊娠期并发症（如胎盘异常、子痫前期、胎儿宫内窘迫等）、多胎妊娠、精神因素（焦虑或抑郁）和胎儿畸形等有关。

诊断：首先需准确核实孕周，判断是否属于早产范畴。再根据宫缩、子宫颈管缩短及子宫颈扩张程度，结合病史、高危因素、体格检查及实验室检查结果，综合评估早产风险。早产分先兆早产和早产临产。先兆早产指妊娠37周前孕妇出现规律或不规律宫缩，伴有子宫颈管的进行性缩短，但子宫颈尚未扩张。早产临产指妊娠37周前孕妇出现规律宫缩（每20分钟4次或每60分钟8次），同时子宫颈管进行性缩短（子宫颈缩短≥80%）或子宫颈扩张>2cm，伴随的阴道出血和/或胎膜破裂会增加早产可能性。

鉴别诊断：妊娠晚期子宫敏感度、收缩性逐渐增高，常在劳累后发生收缩，休息后宫缩消失。早产需与假阵缩的宫缩相鉴别。假阵缩的宫缩间歇时间长且不规律，持续时间短且不恒定，宫缩强度不增加，常在夜间出现、清晨消失。

早产临产的治疗包括糖皮质激素、宫缩抑制剂、广谱抗生素的应用及母胎监护等。糖皮质激素促胎肺成熟的同时也促进胎儿其他组织发育。产前硫酸镁的使用不仅能抑制宫缩、降低早产儿的脑瘫发生率，还能降低早产儿的脑瘫严重程度。孕激素可起到抑制宫缩的作用。钙通道阻断剂、前列腺素抑制剂及肾上腺素β受体激动药都可发挥抑制宫缩的作用。不可避免的早产，延长妊娠的风险大于胎儿不成熟的风险时，选择及时终止妊娠。早产新生儿进入新生儿重症监护室救治。

（邓成艳　王含必）

qǔluǎnhòu chūxiě
取卵后出血（bleeding after oocyte retrieval）

阴道超声引导下的阴道穿刺取卵引起阴道出血及盆腔出血的现象。阴道穿刺点的出血多可直视观察到，一般不会引起严重并发症。穿刺损伤盆腔内脏器及血管，引起盆腔内出血是较为严重的并发症。出血发生率约0.2%。

病因：包括盆腔粘连、穿刺针受力后弯曲改变方向及技术操作不熟练等。

临床表现：穿刺取卵后患者出现下腹部明显疼痛，可伴有恶心、呕吐和冷汗等症状。尤其注意进行性加重的腹痛，是否有血尿表现。检查血红蛋白是否进行性下降。盆腔器官损伤出血后可出现腹膜刺激征，表现为腹肌紧张、下腹部压痛和反跳痛。内出血较多时甚至出现休克表现，如血压下降，脉搏细弱、加快等。

诊断：经阴道超声引导下穿刺取卵后出现上述症状、体征，超声可协助诊断。

治疗：阴道壁或子宫颈穿刺点少量出血可压迫止血。少量盆腔内出血时可给予止血药对症治疗，卧床休息，严密观察生命体征，一般可自行停止，无须手术治疗。发生大量盆腔内出血时输液或输血，立即手术治疗止血，后续体外受精治疗暂停。

预防：须注意穿刺针的整个穿刺过程，特别注意避开子宫下段两侧的血管。尽量减少卵巢穿刺的次数。

（邓成艳　王含必）

luǎncháo niǔzhuǎn
卵巢扭转（ovarian torsion）

体外受精-胚胎移植中，由于多个卵泡的同步发育，卵巢体积明显增大，随体位突然改变导致增大的卵巢向一个方向旋转又不能及时回转时，卵巢门扭转数圈导致血供障碍、引起急腹症的现象。

病因和发病机制：体外受精治疗中卵巢体积明显增大后，体位发生急剧变化，再加上空间范围相对大时，易诱发卵巢扭转。尤其输卵管或卵巢系膜过长时更易发生。扭转的蒂部包括输卵管、卵巢系膜及卵巢韧带。发生扭转后静脉血不能回流，动脉继续供血，导致卵巢充血、肿胀。进一步扭转使动脉血流闭塞后，导致卵巢最终缺血坏死。

临床表现：多在卵巢体积明显增大时，体位改变后发生下腹剧痛。腹痛突然发作，先局限一侧，无放射性疼痛，疼痛剧烈时伴有恶心、呕吐。腹部检查时一侧下腹部有压痛、反跳痛、腹肌紧张，往往扭转蒂部触痛明显。扭转发生后也可有体温升高、白细胞增加等表现。超声检查仅见体积增大的卵巢。

诊断：根据体外受精-胚胎移植的控制性药物刺激卵巢病史，急骤发生的下腹痛，盆腔检查发现腹膜刺激征表现，且有明显的触痛点，超声检查见增大的卵巢，提示有卵巢扭转可能。明确诊断需腹腔镜下，根据血供阻断情况，可见扭转的卵巢呈紫红色改变，长时缺血坏死后呈黑色。

治疗：确诊卵巢扭转后应积极手术治疗，尽可能挽救尚未坏死的卵巢组织。手术中若发现卵巢仍未坏死，可通过解除扭转，恢复卵巢血供保留卵巢。若卵巢已坏死，先钳夹扭转的蒂部，然后切断，切勿先缓解和回复扭转，以防血栓脱落，进入全身血液循环中。

预防：发现卵巢体积过大时，尽量避免剧烈运动，如跳跃、翻滚等，若需转身、起立等改变体位时尽量将动作放缓，避免动作过快过猛。

（邓成艳　王含必）

pèizǐ yǔ pēitāi lěngdòng bǎocún jìshù

配子与胚胎冷冻保存技术

（cryopreservation of gamete and embryo）将配子与胚胎使用一定的方法处理后，置于超低温的条件下长期保存，以供以后复苏后进行使用的技术。体外受精治疗技术中，一次获得的精子和卵母细胞数量可能明显超过当次治疗的需求，获得的胚胎也不能全部进行胚胎移植，因此需将精子、卵母细胞或胚胎冻存。该技术在生殖医学领域被广泛地应用。

研究简史　直接将活细胞降温到冰点以下，会导致细胞的明显损伤，失去生命力。配子和胚胎直接冷冻的方法没有应用价值。1949 年，英国生物学家克里斯托弗·波热（Christopher Polge，1926～2006 年）发表在《自然》（*Nature*）杂志上的文章指出，甘油可作为冷冻保护剂，精子经过甘油冷冻后复苏仍具备活动能力，使人们认识到了"冷冻保护剂"的存在，为畜牧业和医学，尤其是生殖医学开辟了新天地，开启了冷冻活细胞的新纪元。

1950 年后，人们对冷冻保护剂进行了大量研究，英国科学家邦吉（Bunge）和舍曼（Sherman）等将甘油用于人类精子的冷冻，进行了冷冻精液用于人工授精。1953 年，《自然》杂志报道了第 1 个接受冷冻精子并成功分娩的病例。

20 世纪 60～70 年代，物理和生物学界对活组织冷冻进行了大量的研究。美国科学家梅热（Mazur）在 1963 年观察了细胞的冷冻过程，尤其是 0℃以下细胞发生

的变化及冰晶形成的过程，是配子和胚胎冷冻的理论依据。其在 20 世纪 90 年代指出，胚胎冷冻方法可分平衡冷冻法和非平衡冷冻法两大类，即通常所说的程序冷冻保存和玻璃化冷冻保存。

注意事项　配子与胚胎冷冻保存技术，包含很多环节与注意事项。①流程：考虑拟冻存配子与胚胎的选择、冷冻前处理、添加冷冻保护剂、降温、冻存、复温、去除冷冻保护剂、复苏后处理和临床使用。②技术：冷冻保护剂种类和浓度的选择、冷冻保护剂处理时间和温度，都是影响冷冻复苏效果的重要因素，减少或避免冷冻损伤，减少冷冻保护剂毒性作用，复苏后的配子和胚胎能达到与未冷冻状态相近或相同的受精能力、发育能力，为生育治疗提供保障。③管理：包括冷冻配子或胚胎的每个载体内容纳的标本数量、在液氮罐内的位置、文件记录、出入库的人员管理，都是冷冻保存的重要内容。

意义　人类配子和胚胎的冷冻保存技术日臻成熟，精子、卵母细胞、胚胎的冷冻保存后复苏率接近 100%。各种含冷冻保护剂的冷冻液和复苏液的应用，为不孕不育夫妻的受孕提供了有力的保障。

（孙正怡）

lěngdòng bǎohùjì

冷冻保护剂　（cryoprotectant）

进行胚胎冷冻保存时，为保存胚胎的生物学活性而使用的保护细胞抵抗冷冻损伤的化合物。具有高度水溶性、对胚胎低毒性的特点。胚胎在较高的温度下长时间地暴露于高浓度的冷冻保护剂中，冷冻保护剂对胚胎的代谢产生不良影响。

作用　①促使细胞脱水，防止细胞内冰晶形成。细胞外液中

加入冷冻保护剂后，细胞外渗透压增加，细胞内的水经过细胞膜渗透到细胞外，细胞内溶液的冰点降低，随温度缓慢下降细胞内的水并不会形成冰晶，而细胞外随着降温逐渐形成冰晶，导致细胞外渗透压增加，细胞进一步脱水。②减弱高渗透性环境对胚胎的伤害。细胞暴露于高渗透压的环境时，细胞内水逐渐渗至细胞外，其中细胞内蛋白质、RNA、DNA 等生物大分子的结合水也可能脱离，冷冻保护剂可置换水分子，维持生物大分子的功能。③除在降温过程中通过提高细胞外的渗透压促进细胞的脱水，在复温过程中也有重要作用。通过在复苏液中添加适当的冷冻保护剂（通常为小分子糖类如蔗糖），提高细胞外的渗透压，减少细胞内外渗透压差，防止复苏时水过快地进入细胞内，导致渗透性休克。

分类　根据生物和化学特性分为渗透性冷冻保护剂、非渗透性冷冻保护剂和其他冷冻保护剂。

渗透性冷冻保护剂　通常为水溶性强的小分子物质。又称细胞内冷冻保护剂。冷冻过程中可较快速进入细胞，降低细胞内外之间渗透压差，减缓细胞内水渗出造成的细胞体积皱缩程度和速度，减少冰晶的形成，还可与细胞内生物大分子（蛋白质、DNA、RNA）结合，替代生物大分子本来的结合水（水外套），避免生物大分子的形状发生变化。根据化学特性又分为二甲基亚砜和醇类（乙二醇、丙二醇和甘油），共同特性是：①具有良好的水溶性。②相对分子质量小，多在 63～97。③能自由穿过细胞膜，迅速渗透进入细胞内。④对细胞毒性弱。

非渗透性冷冻保护剂　冷冻

复苏过程中不能渗透穿过细胞膜内的化学物质，只起提高细胞外渗透压的作用。又称细胞外冷冻保护剂。通常为小分子糖类如单糖、双糖或三糖等，蔗糖、海藻糖、棉籽糖、葡萄糖和果糖等，都可作为非渗透性冷冻保护剂。作用机制：①分子量大，不能穿过细胞膜，加入细胞外液后，产生细胞膜内外的渗透压差异，水从细胞内渗出到细胞外，细胞内水减少而体积缩小，发生皱缩；细胞内水减少，渗透压增加，冰晶形成受到抑制。②复温解冻时，预防细胞发生渗透性休克。复温时，复苏液中通常不含渗透性冷冻保护剂，进入细胞内的冷冻保护剂需从高浓度的细胞内到低浓度的细胞外，使细胞恢复正常生理功能。水进入细胞内的速度远大于冷冻保护剂离开细胞的速度，短期内大量的水快速进入细胞内，造成细胞体积膨胀，发生渗透性休克。复苏液中加入适当浓度的非渗透性冷冻保护剂，可使细胞外保持适当的渗透压，减缓水进入细胞内的速度。

其他冷冻保护剂　除渗透性和非渗透性冷冻保护剂，冷冻复苏的液体中还可添加其他大分子物质，起到维持溶液胶体渗透压、减轻细胞物理性损伤的作用；大分子物质能够提高冷冻液的黏滞系数，有利于玻璃化状态的形成，抑制冰晶的产生。该类大分子物质分子量大，摩尔浓度低，对渗透压没有明显的影响。该类冷冻保护剂常用的有白蛋白、聚蔗糖、聚乙烯吡咯烷酮、右旋糖酐和羟乙基淀粉等。

(孙正怡)

lěngdòng sǔnshāng

冷冻损伤 （cryodamage）　冷冻和复苏过程中对精子、卵母细胞和胚胎造成的物理和化学伤害。活体细胞内存在复杂的结构和众多细胞器，冷冻和复苏过程中，细胞内的冰晶形成、渗透性损伤、渗透性休克导致冷冻受损；降温、复温过程中出现的从生理温度降至非生理状况的超低温，又从超低温复温至生理温度，大幅温度变化或波动，严重影响胚胎的存活及生物活性，甚至导致胚胎死亡。

根据形成机制分为冰晶、冷休克、溶质效应、破碎损害、重结晶和渗透性休克。

冰晶　胚胎冷冻复苏过程中产生的冰晶是最重要的冷冻损伤。随温度下降，细胞内的水在温度降至冰点以下结冰，形成细胞内冰晶。微小的细胞冰晶对细胞没有明显的损伤作用；大的细胞内冰晶，冰晶越大，造成的损伤也越大，大冰晶的机械作用损伤细胞膜及其他细胞器的膜性结构，挤压细胞内部的各种细胞器和细胞骨架造成致命性伤害，导致细胞裂解。如果不采取适当的冷冻方法，随温度下降，温度下降到-60～-15℃细胞发生死亡，是冰晶开始形成的温度，冷冻或复苏过程中，细胞经过这一阶段时非常危险。

冷休克　温度下降对细胞结构和功能造成的损伤。又称冷休克损伤或寒冷损伤。冷休克的发生可能与细胞膜蛋白质和细胞骨架在低温下发生改变有关。损伤有细胞和种属特异性，人类精子和胚胎的冷冻过程中，损伤并不突出。人卵母细胞、卵巢或睾丸组织冷冻中或其他哺乳动物的精子冷冻中，损伤造成的影响比较突出。

溶质效应　细胞外水溶液渗透压的提高，对细胞造成一定的损伤。冷冻过程中，为减少冰晶损害，通常采用较高浓度的细胞外溶液，胚胎内的细胞暴露于渗透压较高的环境中，随细胞外离子浓度的增高、渗透压的增高，溶液的一些物理、化学参数如气体溶解度、黏滞度和 pH 等也会发生改变，偏离细胞通常的生理环境，加重细胞的受损程度。

破碎损害　冰的密度小于水，水形成冰晶后体积增加。水溶液中，随温度下降到冰点以下，伴随着冰晶的出现，冰水混合物的总体积增加，大多数冷冻容器在温度降低的过程中容积会有微弱的减小，容器内的细胞在压力的作用下，导致结构受到机械性的损害，主要在-130℃时发生。

重结晶　冷冻的细胞复温过程中形成冰晶的情况。细胞快速降温冷冻时，细胞内的水来不及渗出到细胞外，在细胞内形成冰晶。冷冻的速度越快，生成的冰晶越小。细胞内生成非常小的冰晶不会危害细胞的功能。冰点下的一定温度范围内，水的结晶状态和液体状态间存在动态平衡，细胞的温度上升到一定的温度时（通常复温至-100℃以上），如果复温速度过缓，细胞内原来存在的细小冰晶可重新将周围的液态水吸附至其表面，导致结晶体积增大。细小冰晶增大为大冰晶的过程常与复温速度有关。重结晶在-100℃时进行得很慢，-50℃以上时进行得较快。复温过程中，缓慢解冻常导致重结晶，造成细胞死亡。

渗透性休克　细胞在冷冻前经过了高浓度溶液的脱水阶段，经过脱水处理后进行降温。降温过程中，细胞外液冰晶形成，导致细胞内渗透压更高，可达2000～3000mmol/L，胚胎直接置于相当于人体组织液渗透压的等渗培养液中，导致细胞外的水快速进入细胞，而细胞内冷冻保护剂的渗透速度远比不上水进入的速度，造成细胞体积急剧增大甚至破裂，这种损伤称渗透性休克，发生在冷冻胚胎复温时。

(孙正怡)

chéngxùhuà lěngdòng bǎocún

程序化冷冻保存 (programmed cryopreservation)

利用计算机程序控制降温速率，实现对细胞生物学活性进行冷冻保存的技术。

应用 该技术可应用于体外受精中原核期到囊胚期胚胎的冷冻保存，也用于精子和卵母细胞的冷冻保存。由于玻璃化冷冻方法的结局更优，卵母细胞和胚胎冷冻保存使用程序化冷冻保存的中心已经很少。程序化冷冻保存所需的缓慢恒定的降温速度对冷冻复苏成功非常重要，难以手工实现，电脑控制降温过程的程序冷冻仪是程序化冷冻保存不可缺少的核心设备。

操作步骤 ①首先将胚胎放入含有一定浓度渗透性冷冻保护剂的冷冻液中。开始阶段，随水渗出细胞外，细胞因脱水而出现明显的皱缩。随着时间的推移，细胞外的渗透性冷冻保护剂逐渐进入细胞内，细胞停止收缩，转而逐渐膨胀，直至恢复接近原来的大小。②将胚胎转移至含非渗透性冷冻保护剂的冷冻液中进一步增加细胞外的渗透压，使细胞持续脱水，体积进一步减少。有利于在随后的冷冻过程中，尽量减少冰晶的形成。③脱水后的胚胎开始程序化降温过程，逐渐降度至冰点以下，此时需进行植冰。植冰是冷冻溶液的温度下降至其冰点以下的某个温度时（通常为−7~−5℃），采用人工的方法诱发冷冻液内（细胞外）冰晶形成的

操作，防止溶液在降温中发生的过冷状态。通常使用的植冰方法是将棉签、止血钳等物品在液氮中彻底冷却，然后迅速在冷冻容器外接触数秒钟，冰晶形成后能够看到溶液部分变为白色不透明。将容器放回冷冻仪后，冰晶会从植冰点处逐渐扩散到整个溶液。④植冰后，冰晶逐渐增多，冰晶的形成能有效地去除溶液中的水，水的移除使溶液中所有组分的浓度增加；细胞内的水只能由内向外渗，并继续在细胞外形成冰晶。经过缓慢的降温后，随温度的下降，越来越多的冰晶形成，溶液的浓度也不断增加。细胞充分脱水后，细胞内液呈极其黏稠的状态。这种状态能保持其溶液的离子和分子分布，即玻璃化状态，进入液氮后可维持该状态不变，避免细胞内发生冰晶损伤。⑤降到足够的低温后，就可将冷冻容器从冷冻仪取出，直接放入液氮保存。

(孙正怡)

bōlíhuà lěngdòng bǎocún

玻璃化冷冻保存 (vitrification cryopreservation)

将细胞内液态直接转化为玻璃状固态的超快速冷冻保存方法。避免冰晶形成而对细胞和细胞器质膜产生损伤。

研究简史 1949年，英国生物学家克里斯托弗·波热（Christopher Polge，1926~2006年）在精子的冷冻保存中就使用玻璃化冷冻保存。"玻璃化"的英文vitrification来自拉丁语vitreous，意思是"玻璃样的"。玻璃化后固态物质内分子和离子的分布情况与原始的液体相同，这种固态物质可视为高度黏稠和低温的液体。1985年，美国科学家拉尔（Rall）和法希（Fahy）使用玻璃化冷冻

保存成功地冷冻了小鼠的胚胎，文献发表于当年的《自然》(Nature) 杂志。随后拉尔对玻璃化冷冻保存的胚胎的若干因素进行了细致研究，提出了许多改进的建议。人们采用玻璃化冷冻保存成功地保存了许多动物的胚胎，包括牛、大鼠、小鼠、山羊、绵羊、兔及人的胚胎。1999~2005年，日本生物学家桑山（Kuwayama）分别对人类卵母细胞、原核期胚胎、卵裂期胚胎和囊胚用玻璃化冷冻方法进行了成功的尝试，成为辅助生殖技术中玻璃化冷冻保存的基础。

原理 程序化冷冻保存的实质是使冷冻标本的细胞外液形成冰晶，细胞内液充分脱水浓缩后降温，从而在细胞内微环境形成玻璃化的状态。玻璃化冷冻保存采用了更高浓度的冷冻保护剂处理细胞，快速降温使细胞内外液体均达到玻璃化状态。对于细胞，两种冷冻方法的本质相同。2000年以来，采用玻璃化冷冻保存的生殖中心逐渐增多，玻璃化冷冻保存成为胚胎冷冻方法的主流。玻璃化冷冻保存的结局不低于程序化冷冻保存，甚至优于程序化冷冻保存。

玻璃化是液态的物质在一定的降温速率下，直接转变成玻璃状固体状态的过程，内部没有晶体结构。保存胚胎的溶液玻璃状态内部没有冰晶形成，能保持其溶液状态的分子和离子分布。培养液玻璃化的过程中没有形成冰晶，冷冻和复苏的过程中冷冻液也不会在液态和晶体形态之间转换，避免了冰晶对细胞的物理、化学损伤，可获得更好的冷冻效果。溶液要实现玻璃化状态，需更高的液体黏滞系数、更快的降温速率和更小的液体总体积。

冷冻保护剂 玻璃化冷冻保存过程中，需同时采用渗透性保护剂和非渗透性保护剂。

渗透性保护剂 玻璃化冷冻保存使用的渗透性冷冻保护剂浓度较高，常联合使用两种渗透性冷冻保护剂，减少对细胞的毒性影响，并通过不同的机制保护细胞减少冷冻损伤。常用的渗透性冷冻保护剂有二甲基亚砜、乙二醇、丙二醇、甘油和乙酰胺等。二甲基亚砜的渗透速度最快，甘油最慢；乙二醇的毒性最低，丙二醇次之。

非渗透性抗冻保护剂 目的在冷冻时脱水，复苏时防止水过快进入细胞，最常用的为蔗糖。

其他冷冻保护剂 人胚胎玻璃化冷冻保存中常应用白蛋白和聚蔗糖。

操作方法 为降低高浓度冷冻保护剂对细胞的毒性作用，玻璃化冷冻保存通常使用两步平衡法：①将胚胎放入含较低浓度冷冻保护剂（通常使用高浓度溶液浓度的一半）的平衡溶液中，渗透性冷冻保护剂充分渗入细胞内，胚胎细胞逐步脱水，此过程中可看到细胞体积从缩小到重新扩大的变化。②将胚胎置入含较高浓度冷冻保护剂的玻璃化溶液中，经较短时间平衡后，将胚胎装入冷冻容器，投入液氮。③复苏过程与程序冷冻复苏方法类似，采用较快的升温速度复温。然后将胚胎依次放入含数个浓度的非渗透性保护剂（蔗糖）的复苏液中，使渗透性保护剂逐步从胞内渗出，水逐渐渗入细胞内，胚胎恢复正常的生理状态。

注意事项 冷冻保存的胚胎不需充分脱水就可实现玻璃化冷冻保存，所需的冷冻保护剂浓度明显高于平衡冷冻法，保护剂对

胚胎的毒性可能会增加，脱水后细胞内过高的溶质浓度也会对胚胎细胞造成渗透性损伤。①为减少冷冻保护剂对胚胎的不利影响，使用的保护剂必须严格筛选。②满足冷冻效果的前提下，尽量缩短平衡时间和降低平衡时的温度，减少保护剂的毒性作用，通常细胞在高浓度冷冻保护剂中停留的时间限制在几十秒，如果操作温度高，时间更需严格掌握。③由于不能保证全部冷冻液中无任何冰核存在，玻璃化法冷冻保存的复温过程中，如果升温较慢，和程序化冷冻保存一样，玻璃化冷冻保存的液体也会发生重结晶，复苏也采用快速复温的方法。

(孙正怡)

lěngdòng zàitǐ
冷冻载体（cryo-container）

冷冻保存技术中，用于承载配子和胚胎及相应冷冻液体的容器。用于冷冻操作的降温过程，并置入低温中长期保存。冷冻载体的设计除无菌、稳固可靠、耐低温，还需考虑到身份标识和长期管理的需要。

为在冷冻过程中实现理想的玻璃化状态，需通过减小冷冻体积、加快降温速率，因此冷冻载体的有效容积均较小，从数微升到几百微升不等。程序化冷冻保存与玻璃化冷冻保存使用的冷冻载体不同。冷冻载体从胚胎是否直接接触液氮，分开放式载体和封闭载体。

开放式载体：载体上的胚胎及其周围的冷冻液能直接接触液氮。降温速度更快，易于实现玻璃化，但存在污染的风险。液氮通过对空气高压压缩分馏形成，本身无菌，空气中、液氮罐内或冷冻容器表面的一些微生物可一直"冷冻"保存在液氮中，通过

液氮传播到冷冻标本；某些病毒性疾病（如乙型肝炎、丙型肝炎或获得性免疫缺陷综合征）患者的胚胎会存在病毒污染，可经过液氮污染其他胚胎。污染风险是开放性载体的固有缺陷。常用的形态为窄小的薄片，经过冷冻保护液处理后的标本，放置到薄片靠近尖端的部分，然后浸入液氮，再套上保护性的细管。除薄片状的开放性载体，常见的还有微小的尼龙环、小钩状、网状等形式。

封闭载体：将标本封装好后再行玻璃化冷冻保存或通过不接触液氮的方式实现玻璃化冷冻保存后再封装。优点是从根本上杜绝了污染的风险；缺点是封装的过程可能会延长胚胎在玻璃化液体内的操作时间，导致一直以来接受度不高，使用的中心很少。通常为各种材质制作的毛细管，将标本吸入后，两端封闭再浸入液氮。为提高降温速度，封闭载体尽量选择导热速度快的材质，如石英玻璃等，尽量减低管壁的厚度。

(孙正怡)

rénlèi jīngzǐkù
人类精子库（human sperm bank）

以治疗不育症及预防遗传病和提供生殖保险等为目的，利用超低温冷冻技术，采集、检测、保存和提供精子并进行相关研究的公益性机构。储存的精子提供给有遗传性疾病、ABO溶血、Rh血型不合等不宜生育者或捐精志愿者本人使用，对优生及提高人口素质等起到积极作用。

入选的供精者精液参数要略高于正常值：精液液化时间<60分钟，精液量≥2ml，精子浓度≥$60×10^6$个/毫升，精子存活率≥60%，其中前向运动精子≥60%，

正常形态精子≥30%，前向运动精子冷冻复苏率≥60%。为保证冷冻精液的使用安全，精液冻存6个月后需再次对供精者进行人类免疫缺陷病毒检测，检测阴性且证实没有获得性免疫缺陷综合征相关临床表现，冷冻保存的精液方可外供使用。

(刘贵华)

gōngjīngzhě shāixuǎn
供精者筛选 (sperm donor screening)

对供精者进行健康检查及精液检查，评估其是否符合捐献精子标准的过程。精子库通过"申请→面试→3次以上精液筛选→血液检查→签署供精者知情同意书成为供精者→每次精液筛选→冷冻→复苏测试→合格入库"流程筛选合格的精液进行冷冻。

筛查内容：①精液质量，精液液化时间<60分钟，精液量>2ml，精子浓度>60×10⁶个/毫升，精子存活率>60%，前向运动精子冷冻复苏率≥60%。②实验室检查，包括支原体、淋球菌、衣原体、乙型肝炎、丙型肝炎、梅毒、人类免疫缺陷病毒、血常规、血型、葡糖-6-磷酸脱氢酶、TORCH病原体（弓形虫、风疹病毒、巨细胞病毒、单纯疱疹病毒Ⅰ型/Ⅱ型）、染色体核型和地中海贫血，捐精结束6个月后抽血复查血人类免疫缺陷病毒。③病史筛查和体格检查，对捐精者既往病史、精神病史、性传播病史、家族遗传病史和心理状态进行评估，体格检查由专门的医师进行，包括皮肤、外生殖器等。

(刘贵华)

luǎnmǔ xìbāo lěngdòng bǎocún
卵母细胞冷冻保存 (oocyte cryopreservation)

低于－196℃温度下保存卵母细胞的技术。包括程序化冷冻保存或玻璃化冷冻保存。分成熟卵母细胞和未成熟卵母细胞冷冻保存技术。

1986年，美国学者陈（Chen C）使用二甲基亚砜作为冷冻保护剂，采用程序化冷冻保存，成功地冷冻、复苏了人卵母细胞，并诞下婴儿，之后人们采用的冷冻保护剂主要是丙二醇和蔗糖。卵母细胞冷冻保存技术适应证少、技术不成熟，截至2004年，全世界报道的卵母细胞冷冻后出生的婴儿不足百名。传统的程序化冷冻保存复苏的卵母细胞存活率低，受精率低。玻璃化冷冻保存卵母细胞，胚胎复苏存活率得到了很大的提高，作为常规的临床技术使用。

作用 卵母细胞的冷冻保存对某些情况有不可替代的作用。①保存女性生育力：年轻女性恶性肿瘤需化疗或放疗前，因治疗有可能导致卵巢功能衰竭。卵母细胞冷冻适合年轻无性伴侣女性及部分患恶性疾病儿童的生育力保存。②辅助生殖治疗过程中的需要：取卵当日如男性因各种原因不能提供精子，将女性卵母细胞冷冻储存。③便于卵母细胞捐赠。

注意事项 ①卵母细胞为单个细胞，表面积小于分裂期胚胎的细胞总面积，而卵母细胞的体积明显大于分裂期胚胎的单个细胞，因此卵母细胞的表面积与体积的比值更小，卵母细胞中含有大量的水，细胞膜的渗透性低于分裂期胚胎。冷冻的过程，渗透性冷冻保护剂进入细胞膜和水渗出细胞膜的速度均慢，在同样的时间内脱水不及分裂期胚胎充分，易形成细胞内结晶。卵母细胞的一些特殊结构易于受到冷冻的影响，影响卵母细胞的生理功能。

②卵母细胞与分裂期胚胎内细胞的重要区别是皮质颗粒。皮质颗粒是哺乳动物卵母细胞内特有的结构，皮质颗粒内含有多种糖类和蛋白酶。成熟卵母细胞的皮质颗粒排列在卵母细胞细胞膜下，受精后皮质颗粒以胞吐方式将内容物释放到透明带内侧，发生透明带反应，阻止多余的精子进入卵母细胞。冷冻、复苏过程中，皮质颗粒功能易受损，冷冻后的卵母细胞进行自然受精，易出现多精受精。皮质颗粒功能受损的机制不明确。多数进行卵母细胞冷冻复苏的机构，采用单精子注射的方式受精。③第二次减数分裂中期的卵母细胞，纺锤体对低温非常敏感，细胞骨架也易受损会导致细胞死亡。经过冷冻复苏的卵母细胞发生孤雌激活的比例有所升高。

(孙正怡)

pēitāikù guǎnlǐ
胚胎库管理 (management of cryopreserved embryo)

为保障不孕不育夫妻的利益和胚胎的安全，对冷冻保存中的胚胎及相应设备、容器进行的管理活动。

冷冻胚胎记录表 冷冻胚胎要建立详细的记录表，包括但不限于：夫妻双方的姓名、病例号、电话、出生年月、诊断、取卵日期、冷冻日期、冷冻胚胎发育阶段、冷冻胚胎形态学评分、冷冻管（麦管）编号、每管内所含冷冻胚胎的数目及质量、冷冻胚胎在储存罐中的具体位置及标记、冷冻液生产厂家、批号、实施冷冻的工作人员的姓名以及冷冻过程中的特殊事项等。记录表内容除放置在病历内，生殖中心实验室需保留内容相同的备份。

冷冻载体标识 冷冻载体表面上有基本的标识，以防冷冻管位置变动或脱落导致无法识别。为防止标记脱落，建议使用可在液氮中长期使用的标签给冷冻管做标记或用专用的冷冻记号笔在冷冻管上书写。

胚胎冷冻保存的数据库 条件具备的机构应建立胚胎冷冻保存的数据库，既可便于使用，也可增加保存记录的安全性。已有了很多商品化的胚胎冻存数据库软件。

液氮罐 辅助生殖技术中，胚胎的储存采用低温保存的手段，采用液氮储存。液氮是提供低温的常用物质，沸点 -195.6℃，用于存储液氮的液氮罐是生殖中心实验室中必备的设备。液氮罐通常为铝合金或不锈钢制造，分内外两层，即内胆和外壳，出厂前通过抽气口抽真空，两层之间保持真空。液氮罐最重要的指标是考虑保温性能，用每周液氮的蒸发量来衡量，另外也要考察液氮罐的口径、重量、内部储存容器的容量等。

液氮保存罐长期存放在实验室内，需每周关注各个液氮罐的蒸发量，蒸发量突然增加或液氮罐表面有露水、结霜等现象说明液氮罐保温性能发生变化，要及时淘汰。使用中注意保护真空抽气口，避免碰撞，若发生漏气，罐内外层之间的真空度下降就失去保温性能。液氮运输罐应注意不要在阳光下暴晒过久。另外，建议：①实验室质量控制体系中包括定期对液氮罐进行检查，定期补充液氮，并记录在案。检查的频率根据液氮罐的尺寸、容量和设计特点决定。②每个液氮罐均建议配有低液氮平面报警器。③每天常规下班后由安全员巡视，检查各液氮罐。④备用液氮罐供紧急情况使用，备用罐与实验室最大尺寸液氮罐相同，且一直装满液氮，不储存样品。⑤液氮罐使用 10 年后需进行更换。

胚胎标本核查和清理 生殖中心每年会积累大量的冷冻胚胎，定期对冷冻罐内的标本进行核查和清理，决定是否继续冷冻（患者来续交费用）或丢弃（患者签署丢弃的知情同意书）。

（孙正怡）

索　引

条 目 标 题 汉 字 笔 画 索 引

说　明

一、本索引供读者按条目标题的汉字笔画查检条目。

二、条目标题按第一字的笔画由少到多的顺序排列，按画数和起笔笔形横（一）、竖（丨）、撇（丿）、点（、）、折（乛，包括丁乚く等）的顺序排列。笔画数和起笔笔形相同的字，按字形结构排列，先左右形字，再上下形字，后整体字。第一字相同的，依次按后面各字的笔画数和起笔笔形顺序排列。

三、以拉丁字母、希腊字母和阿拉伯数字、罗马数字开头的条目标题，依次排在汉字条目标题的后面。

条 目 外 文 标 题 索 引

内 容 索 引

说 明

　　一、本索引是本卷条目和条目内容的主题分析索引。索引款目按汉语拼音字母顺序并辅以汉字笔画、起笔笔形顺序排列。同音时，按汉字笔画由少到多的顺序排列，笔画数相同的按起笔笔形横（一）、竖（丨）、撇（丿）、点（、）、折（乛，包括丁乚𠃌等）的顺序排列。第一字相同时，按第二字，余类推。索引标目中夹有拉丁字母、希腊字母、阿拉伯数字和罗马数字的，依次排在相应的汉字索引款目之后。标点符号不作为排序单元。

　　二、设有条目的款目用黑体字，未设条目的款目用宋体字。

　　三、不同概念（含人物）具有同一标目名称时，分别设置索引款目；未设条目的同名索引标目后括注简单说明或所属类别，以利检索。

　　四、索引标目之后的阿拉伯数字是标目内容所在的页码，数字之后的小写拉丁字母表示索引内容所在的版面区域。本书正文的版面区域划分如右图。

a	c	e
b	d	f

本卷主要编辑、出版人员

责任编辑　郭　琼

索引编辑　王小红

名词术语编辑　王晓霞

汉语拼音编辑　潘博闻

外文编辑　顾　颖

参见编辑　周艳华

责任校对　张　麓

责任印制　张　岱